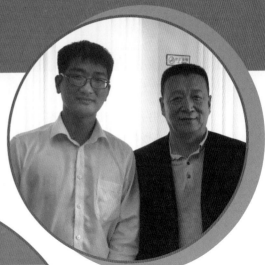

作者与上海市第六人民
医院副院长张长青教授

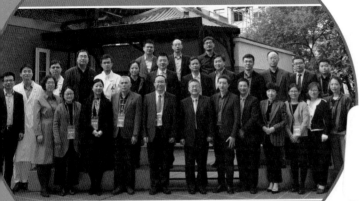

作者在复旦大学附属中山医院
参加学术会议

U0217266

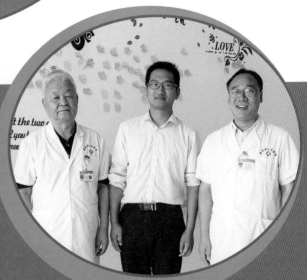

作者与河南省修武县人民医院
原院长毛彦普及院长薛向生

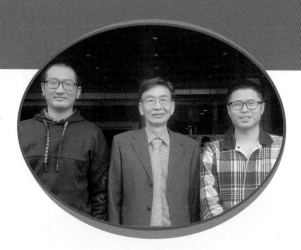

作者与广东省医学会会长
姚志彬教授（左二）等

作者与河南省肿瘤医院
陈小兵教授

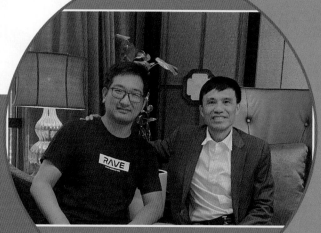

作者与暨南大学附属第一医院
病理科主任陆元志教授

肿瘤治疗

如何不走弯路

王曙光　著

陈小兵　主审

北京科学技术出版社

图书在版编目（CIP）数据

肿瘤治疗如何不走弯路 / 王曙光著. — 北京：北京科学技术出版社，2024.5
ISBN 978-7-5714-3809-8

Ⅰ.①肿… Ⅱ.①王… Ⅲ.①肿瘤－治疗 Ⅳ.① R730.5

中国国家版本馆CIP数据核字（2024）第068893号

策划编辑：何晓菲	电　　话：0086-10-66135495（总编室）		
责任编辑：张慧君	0086-10-66113227（发行部）		
责任校对：贾　荣	网　　址：www.bkydw.cn		
图文制作：北京永诚天地艺术设计有限公司	印　　刷：北京中科印刷有限公司		
责任印制：吕　越	开　　本：710 mm × 1000 mm　1/16		
出 版 人：曾庆宇	字　　数：267 千字		
出版发行：北京科学技术出版社	印　　张：21.5		
社　　址：北京西直门南大街 16 号	插　　页：2		
邮政编码：100035	版　　次：2024 年 5 月第 1 版		
ISBN 978-7-5714-3809-8	印　　次：2024 年 5 月第 1 次印刷		

定　　价：65.00 元

作者简介

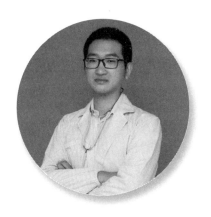

王曙光 / 浙江海盐人，肿瘤全程管理专家，上海市生物
医药行业协会精准医疗专家委员会委员。曾工作于上海知名三甲医
院，在国内率先探索肿瘤全程管理，擅长肺癌、乳腺癌、结直肠癌
等实体肿瘤的诊疗策划和综合治疗管理；成立了肿瘤全程管理专家
库，入库高级职称专家 400 余人，每年帮助上千名肿瘤患者。

序 一

我院曾昭冲教授要我为王曙光医生所写的科普读物《肿瘤治疗如何不走弯路》作序，我有点为难。因为我已是 94 岁老人，通常不接外来任务，浏览 300 多页的著作并做出评论也有些吃力。然而，我最后还是决定写几句，因为在科技呈井喷式发展的当下，科普成为时代的需要。

我欣赏本书肿瘤全程管理的理念，因为癌症是内、外环境失衡导致的机体紊乱，以部分细胞遗传特性明显改变为特征，是多基因参与、多阶段形成的全身性、慢性和动态变化的疾病。既然是全身性疾病，就不能只看局部、忽视整体；既然是慢性病，就需要关注手术、放化疗、靶向治疗等后继管理；既然是动态变化的疾病，就需要在不同时段给予不同的处理和治疗。

本书作者总结了多年来在肿瘤全程管理工作中遇到的案例，讲解了肿瘤治疗的多个层面，如医生的选择、医患关系、患者心态，以及管理专家与医生合作来实现肿瘤全程管理等，以帮助患者获得较好的治疗效果。作者还从专业角度对常见肿瘤的诊疗要点和治疗相关知识做了阐述并提出个人见解，本书对肿瘤专业人员也有参考价值。我相信无论是对于患者、家属，还是对于医生和科研人员，本书都有助于激发抗癌勇气，了解治癌真相，少走弯路。

为此书作序，还有一层意思，就是呼吁更多一流的医生投入医学科普中，以惠及大众，为建设"健康中国"增砖添瓦。

汤钊猷

中国工程院院士

2024 年 3 月

汤钊猷，男，生于 1930 年 12 月，中国工程院医药卫生工程学部首批院士之一，复旦大学附属中山医院终身荣誉教授，复旦大学肝癌研究所名誉所长，国际著名肝癌研究学者，肝癌"早诊早治"奠基人；曾任国际抗癌联盟理事、中华医学会副会长、上海医科大学（现为复旦大学上海医学院）校长。

序 二

　　我上大学选择医学专业就是因为古人云"不为良相，便为良医"，毕竟没有一门学科像医学这样与生命息息相关。毕业后我顺利进入一家公立三甲医院，希望能大展抱负。然而，工作多年后发现，肿瘤患者在后线治疗时常常无药可用，病情只能一步步地恶化，终末期肿瘤患者还会出现各种并发症，医生却无从下手。接触临床时间长了，我深刻反思了大医院的流水线作业，因此萌生了探索肿瘤全程管理的想法，同时我开始做医学科普，并呼吁对早期肿瘤开展筛查，比如对肺部小结节进行良恶性鉴别，争取将肺癌扼杀在萌芽期。我开始研究哲学，我根治不了晚期肿瘤，但我不希望患者绝望地离开世界。我开始劝说终末期肿瘤患者放弃激进治疗，并由我指导做临终关怀。我从来没有想过要消灭肿瘤，我只想努力劝大家在健康时珍惜自己的身体，在生病时掌握基本的求医策略。

　　我对患者非常真诚和直接，从来不隐藏自己，患者初接触我时会觉我比较"凶悍"，也许一开始对我印象并不好，因为患者和家属想听的话很多不是客观的。我不会迎合患者和家属讲一些他们爱听的话，我认为客观分析病情才是对患者负责，患者和家属慢慢会发现我是真心对待他们。有些患者的经历不幸被我言中，再回来找我时他们几乎对我言听计从。还有，肿瘤患者太多，我没有太多时间对每位患者都反复强调避免求医过程中的弯路，必要的提醒我会发在微信朋友圈或公众号，让患者自己去思考和辨别。其他的专家也支持我，因为我从来不给别的专家添麻烦，当我推荐患者到其他专家那里治疗时，我会提前做好医患之间的沟通工作，包括病情解释和治疗方案规划等，这样给专家省去了大量的沟通事务，并且通过我的前期工作，患者的依从性非常好，专家的方案可以顺利实施。我、患者、其他专家都是一条战线上的战友，我的加入让很多事情变得顺利，甚至为患者节省了大量不必要的支出，所以我觉得肿瘤全程管理这个事业是光明的，我要坚持做下去。

为了更好地推广肿瘤全程管理理念，在知名肿瘤科普"大咖"、中国抗癌协会理事陈小兵教授的支持下，在病理学家陆元志教授的鼓励下，我整理了我发在微信朋友圈或公众号的文字，汇编成《肿瘤治疗如何不走弯路》。本书的主要受众是肿瘤患者和家属，我从医患双方的角度探讨肿瘤该怎么治疗，目的是让他们了解肿瘤是什么及我国的医疗现状，学会怎么求医问药，避免走弯路。

本书以患者为中心，解决了肿瘤患者和家属在治疗上的很多困惑。同时，书中很多观念比较新颖，仅仅代表我个人的思想。总之，我希望本书给陷入困境的肿瘤患者和家属带来帮助，帮助患者和家属克服困难前进。

最后，千言万语汇成一句话，祝大家健康、快乐！

王曙光

2024 年 1 月 4 日

目　录

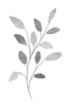

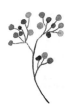

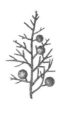

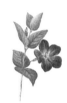

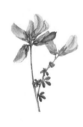

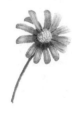

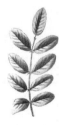

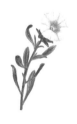

307　附　录

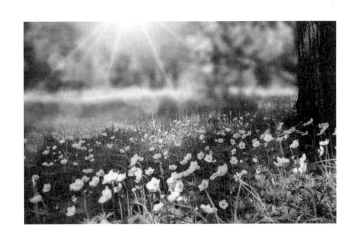

第一部分

求医的学问

第一章　肿瘤治疗概况

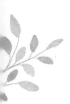

肿瘤到底是什么？

肿瘤分为良性肿瘤与恶性肿瘤。良性肿瘤指的是不会侵犯、转移，短期内也不会迅速增大的肿瘤，比如脂肪瘤、子宫肌瘤、乳腺纤维腺瘤等。良性肿瘤只要不压迫正常组织继而造成人体伤害，可以不做特殊处理，只定期随访。比如，子宫肌瘤是女性易患的良性肿瘤，如果躯体没有症状且子宫肌瘤直径在 5 cm 以下，一般不用处理，因为更年期后随着雌激素分泌减少，子宫肌瘤可能会缩小。如果良性肿瘤的体积太大或长在特殊位置，压迫了邻近的器官或组织，就需要手术。比如，乳腺纤维腺瘤是良性肿瘤，如果未孕女性得了乳腺纤维腺瘤且其长到一定体积，就需要手术，否则将来哺乳时可能会影响乳汁分泌；不再生育的女性如果乳腺纤维腺瘤体积很小，可以选择随访。

恶性肿瘤俗称"癌症"，分为恶性实体肿瘤和恶性血液肿瘤。恶性实体肿瘤是指看得见、摸得着的肿瘤，比如肝癌、胃癌、乳腺癌等；恶性血液肿瘤是指白血病、多发性骨髓瘤等造血系统肿瘤。恶性肿瘤容易转移扩散，最终造成多器官衰竭，严重威胁人的健康和寿命。

如果大家还不理解良性肿瘤与恶性肿瘤的区别，我再打个比方：假设人体的各个器官类似汽车的零部件，良性肿瘤就像是一个零部件坏了，修一下就好；恶性肿瘤则像是一个零部件坏了，继而造成很多零部件跟着坏了，汽车就容易报废。怎么发现汽车零部件出问题了？定期保养和检查呗，平常喜欢飙车、不爱护汽车的司机更要定期去保养汽车，而人体跟汽车一样，也需要定期接受检查。

那么医学上怎么区别良恶性肿瘤呢？病理诊断是"金标准"，不过从影像学报告上也能看出一二。例如，胸部 CT 显示肺部肿块呈短毛刺状，就可能是恶性肿瘤（当然也有可能是结核或者炎症，要询问病史，通过体格检查、肿瘤标志物检测，乃至穿刺来确诊）。如高度怀疑恶性肿瘤，可做 PET-CT 检查，PET-CT 是一种非常精准的影像学检查技术，它能发现微小的肿瘤病灶。另外，我们在很多体检套餐中也能看到肿瘤标志物检测，肿瘤标志物是肿瘤的代谢产物，如果肿瘤标志物超过正常值范围，那就需要做进一步的检查。但是，即使肿瘤标志物超标了也未必表明一定患有肿瘤，因为它的假阳性率比较高，往往令人虚惊一场。

2017 年 8 月 4 日

> 注：本书没有特别指明良恶性的肿瘤都指恶性肿瘤。

肿瘤治疗到底是怎么回事？

肿瘤发病机制复杂，治疗方式多种多样，再加上患者不懂肿瘤该怎么治疗，所以有些患者会听从小道消息而放弃正规治疗，甚至被江湖骗子欺骗。其实，虽然肿瘤治疗手段多，技术要求高，但基本的治疗原理是一样的。

就让我用农田除草来比喻肿瘤治疗吧。人体好比一望无际的农田，农田上种着各种农作物。各种蔬菜地好比人体的器官，比如白菜地是人的肺，冬瓜地是人的肝，茄子地是人的胃。杂草好比肿瘤（正常的农田长庄稼而不应该长杂草），长在白菜地的杂草叫肺癌，长在冬瓜地的杂草叫肝癌，长在茄子地的杂草叫胃癌。零星长几株杂草问题不大，问题大的是杂草丛生让农田变成了荒地。杂草可能先从白菜地里长出来，若农民伯伯没有注意到，杂草就会越长越多，蔓延到冬瓜地，这叫作肺癌肝转移。杂草生命力顽强，长得比农作物快，除草不及时就会造成农田变成荒地，农作物就会死掉，好比器官衰竭。农民除草的方法包括锄草、打农药、放火焚烧、改变土壤性质等，这些手段好比医生用手术、化疗、放疗、免疫治疗等方法治疗癌症。锄草的适应条件是杂草的范围较小，好比肿瘤还没有转移，农民伯伯还来得及锄草。假如白菜地、冬瓜地、茄子地都长了杂草，农民来不及锄草，那就要打农药。打农药是一种简便、快速的除草和除虫手段，但是也会污染农作物，而且农药的特异性不是百分之百，打农药也会影响农作物的生长，有利有弊。

农民除草首先要找出哪块蔬菜地长杂草了，长了多少，有没有蔓延到其他蔬菜地，然后再制订相应的除草策略。治疗肿瘤也要讲究策略，首先要找到原发灶，然后评估临床分期和器官的功能，再进行治疗。农田面积大，农民人手有限，需要农民有策略地除草。如果白菜地长出了几行杂草，农民可先行人工锄草；如果杂草长得过于茂盛，很多杂草种子都遗留在蔬菜地里，很可能锄完草后杂草很快又会长出来，所以这时需要打农药，这就是术后辅助化疗；如果杂草的生长范围较大，先打一遍农药，然后对于打完农药还没有死的杂草再通过人工锄掉，这叫作新辅助化疗后手术。选择什么样的除草方案需要农民伯伯评估，选择什么样的肿瘤治疗方案则需要医生评估。农田面积大，这边清理好那边又长杂草了，农民伯伯顾了白菜地顾不了冬瓜地，所以当各种蔬菜地都长满杂草，人工锄草肯定不再有效，而应根据草的种类选择打农药。农药的选择好比化疗药的选择，不同农药对应的是不同种类的草，刚开始打农药有效果，时间长了就无效了，这就是耐药。农药就这么几种，耐药前还没有把杂草除干净那就麻烦了，后面只能眼睁睁看着农田变荒地。

聪明的农民会思考，为什么精心照顾农作物，农作物仍长得不理想，而杂草却长得那么茂盛，是不是这块土地适合长杂草，或者是不是土壤的性质发生了变化。的确如此，农田边有个化工厂，经常往农田排污水，农作物当然长不好。排出的污水是酸性的，蔬菜不能在酸性的土壤中正常生长，但是适应酸性土壤的杂草却长得异常茂盛。那么农民就想用碱性土壤去中和酸性土壤，让土壤适应农作物生长，而不适应杂草生长。改变土壤性质是一项很复杂的技术，农民伯伯毕竟不懂那么多知识，尚无法实施这项技术，就比如科学家和医生还没有完全明白肿瘤微环境和免疫治疗的奥秘，尚无法完全搞清楚肿瘤的发病机制。

患者拒绝手术好比拒绝锄草，拒绝化疗好比拒绝打农药；农民伯伯肯定根据农田的荒芜程度有策略地制订除草计划，而不会放弃锄草和打农药。另外，要想农田不荒芜，就要定期去视察（好比定期做体检）。若农田局部长出几株杂草，农民拔了就是了，但是，若农民几个月不去看看农田（几年不做体检），可能会长出一片杂草。还有，不要在农田旁建化工厂，土地受污染就会导致农作物长不好，好似不良生活习惯和环境污染长期刺激人体，造成肿瘤暴发。土地是可以长农作物也可以长杂草的，就看农民伯伯怎么维护、是不是聪明勤劳。理论上每个人都可能得肿瘤，就看人能不能及早发现，也就是说重在预防，若预防无效就要争取早治疗。首诊很重要，需要专家制订方案，实施精准治疗。

如前所述，知道了怎么在田里除草也就知道了怎么治疗肿瘤，那么肿瘤治疗的原则是什么呢？家属对肿瘤不同阶段的治疗目标要明确：对于早期肿瘤，需要行手术根治，使其尽可能不复发；对于晚期肿瘤，需要延长缓解时间，提高患者的生存质量。肿瘤治疗的步骤包括确诊、规划、治疗、康复。确诊包括影像学检查与病理学确诊：影像学检查的目的是弄清楚肿瘤长在哪个地方和确定临床分期（早期还是晚期），主要判断还能不能实施手术；病理学确诊主要是为肿瘤治疗提供依据，同时也能看出肿瘤的恶性程度。对于早期肿瘤，选择直接手术，早期肿瘤患者通常做完手术后定期接受复查就可以了；对于中期肿瘤或者局部晚期肿瘤，需要评估术前是否行新辅助治疗，术后怎么辅助治疗（一般是手术联合放化疗或靶向治疗，联合治疗清除肿瘤细胞的效果更好）；对于晚期肿瘤，直接进入内科综合治疗，晚期肿瘤患者不适合手术，因为肿瘤细胞已经扩散了，手术做不干净，而且手术的创伤可能会进一步加重人体的负担，造成免疫力低下及肿瘤进一步进展。治疗晚期肿瘤主要靠化疗、靶向治疗、免疫治疗等手段，大家很排斥的化疗其实在晚期肿瘤治疗中占有绝对重要的地位。晚期肿瘤的初始治疗叫作一线治疗，一线治疗的原则是让患者得到最大的获益，也就是说什么治疗方案使患者获益最大，我们就优先选择。

至于肿瘤复发，应分清楚是寡转移还是多发转移。对于寡转移肿瘤，需要局部治疗加全身治疗，尽可能清除肿瘤组织，达到二次根治；对于多发转移肿瘤，只能全身治疗，尽可能延长患者生存时间。这几个要点清楚了，肿瘤治疗的思路就厘清了。那么肿瘤具体是怎么治疗的？用什么方案？医生是根据肿瘤治疗指南选择的。指南是权威医生们根据临床随机对照试验的阳性结果制定的，肿瘤治疗指南就是肿瘤规范化治疗的标准。国内外有很多版本的指南，比如美国国家综合癌症网络（NCCN）指南、中国临床肿瘤学会（CSCO）指南，这些指南保证了肿瘤的规范化治疗。不过，指南每年都在更新，比如较早时候晚期肺癌的最佳治疗方式是化疗，那么指南规定的一线治疗就是化疗，随着靶向药物研发成功，肺癌靶向治疗对病情控制得更好，所以现在针对具有经典基因突变的肺癌优先选择靶向治疗。那么其他的肿瘤呢？有些情况是靶向治疗优先，有些情况是化疗优先，反正怎么治疗生存数据最好，指南就怎么规定。肿瘤的一线治疗失败后就开始二线治疗，二线治疗失败后就开始三线治疗，直到指南内的所有方案用尽。

对肿瘤患者开展肿瘤全程管理，能够保障患者的生存质量和及时发现肿瘤复发。

2020 年 5 月 24 日

精准求医需要厘清哪些问题？

近年来，基于基因组学的探索和对靶向药物的开发，医学界最热门的话题就是精准医疗。广义的精准医疗不单单指治疗方案的精准，更在于求医过程的精准，即精准求医。了解求医程序或清楚求医目的往往使患者及家属事半功倍。精准求医需要患者及家属厘清以下问题。

（1）明确肿瘤类别，即到底是什么癌。因为不同的癌症有不同的治疗方法和治疗目标。有些癌症治疗效果好，比如某些亚型的乳腺癌、甲状腺癌等；有些癌症治疗效果差，比如胰腺癌、胆管癌、小细胞肺癌等。

（2）搞清楚肿瘤的临床分期。肿瘤到底是早期还是晚期的？能不能手术？如果不能手术的话，积极治疗的预后如何？积极治疗的意义在哪里？

（3）搞清楚大概的治疗费用。评估患者家庭的经济情况，结合患者的社会背景、治疗欲望再选择治疗。在这里，我必须强调，我希望患者和家属认真与医生交流，在治疗欲望和经济条件方面务必不要欺瞒医生，因为我遇到一些患者家属，口头上表示要给患者积极治疗，让医生拿出最好的方案，但当医生给予积极的信息支持和制订患者就诊计划时，家属做事又虎头蛇尾，那还不如一开始就明确告诉医生患者的治疗欲望，医生退而求其次为患者制订保底的治疗方案，这样患者和家属在经济上可以承受得住。

除了要厘清以上3个关键问题，我还要特别强调：可以手术的患者一定要争取接受手术，手术是唯一能根治肿瘤的方法。手术后是否需要辅助治疗，比如放化疗、靶向治疗等，要请肿瘤内科和放疗科的医生共同判断并拿出具体方案。及时的术后辅助治疗可以避免或者推迟肿瘤的复发，甚至一些局部晚期肿瘤也能达到根治。对于部分晚期肿瘤，正确的综合治疗可以让患者与肿瘤共存。对于不能手术且恶性程度极高的胰腺癌、胆管癌患者，以及化疗无效的终末期肿瘤患者，可以选择临床试验或姑息治疗，也可以在经济允许的情况下行基因检测，或许能匹配到靶向药物。靶向治疗的副作用往往比化疗小。

总之，搞清楚了以上问题，才能有针对性地精准求医。另外，非常值得强调的是，肿瘤治疗一定是基于病情和经济情况出发，不顾一切或盲目治疗是缺乏理智的，"谈癌色变"而不加以分析就放弃治疗是愚蠢的。

2019 年 7 月 11 日

晚期肿瘤有没有必要治疗？

恶性肿瘤是一种灾难性疾病，晚期肿瘤要不要治疗主要取决于患者的治疗意义和家庭经济条件，此外还涉及人伦道德。在我看来，对于早、中期肿瘤一定要努力治疗，不要怕花钱；晚期肿瘤患者好好接受治疗也能延长生存期和提高生存质量，患者要根据经济条件尽量治疗。

晚期肿瘤指的是临床分期在ⅢB期及ⅢB期以上的肿瘤（肿瘤分为Ⅰ~Ⅳ期，每期又分为 A 和 B 分期，如ⅠA、ⅠB、ⅡA、ⅡB 等）。ⅢB 期的患者经过新辅助治疗（手术前的治疗）后，如果肿瘤"降期"（缩小或者局限）了，还是可以考虑手术的。至于Ⅳ期肿瘤患者，肿瘤存在远处转移，他们往往与手术彻底告别了，不能手术意味着不能根治。在临床上我只遇到过一例Ⅳ期的宫颈癌患者被根治，初诊时她就有骨转移，不能做手术，只做了放化疗，最后肿瘤完全缓解，时间过去应该有七八年了吧。那么，Ⅳ期肿瘤患者通常不能被根治，我们为什么还要给予治疗？目的就是提高生存质量，延长生存时间。不过我也理解有些Ⅳ期肿瘤患者不选择积极治疗，因为治疗费用很高，治疗的效果可能不好，治疗的副作用也可能很大。在肿瘤治疗上利弊是共存的，我一直强调家属需要辨证思考，然后做出选择。晚期肿瘤患者的生存期几个月到几年不等，我们不用考虑未来几年后的事情，只需要考虑眼下，把眼下每一步都走好就是最好。有些晚期肿瘤患者特别心累，他们会想如果肿瘤转移灶缓解了，自己还能不能手术，如果那个时候做了手术还能活多久等问题。但是转移灶能不能缓解谁知道呢？这是以后的事情，不需要现在考虑。有些家属老是问患者还能活多久，这个问题说不好的，尤其是具体到千差万别的个案，患者只有抱着活一年赚一年的心态才能把余生过好。

有一个概念为"终末期肿瘤"，终末期肿瘤指的是"晚期的晚期"，即积极治疗都失败了，没有指南规定的方案了。终末期肿瘤的治疗费用昂贵，治疗效果很差，即使是积极治疗患者也很受罪，患者可以选择到宁养院姑息治疗。大家请注意，放弃治疗终末期肿瘤患者并不是对患者不管不顾，而是仍需要给予营养支持和癌痛管理。每个人的价值观不一样，选择也会不一样，我尊重每个人的选择。不可否认，终末期肿瘤患者继续治疗是被允许的，但是医疗不仅是疾病问题也是社会问题，对普通家庭而言，不顾一切的治疗最后可能会人财两空。

不可否认，在极少数情况下，肿瘤治疗可能未达到以人为本的目的。肿瘤治疗也是一个哲学问题，部分医生也在反思晚期肿瘤患者的治疗方向是否有错误。我认为机械地套用治疗指南是不对的，其实针对晚期肿瘤患者首先要解决的是要不要治疗的问题：哪些情况干脆就不治疗了，哪些情况还可以积极治疗？终末期肿瘤患者如果想要努力搏一把，医生和患者该怎么努力？

2017 年 12 月 14 日

医生推荐的临床试验是什么？

有患者去大医院治疗，医生会推荐临床试验。参加临床试验是当小白鼠吗？当然不是。动物实验才有可能用小白鼠，临床试验已经过了小白鼠实验阶段，在动物实验成功后才会在人体试验。临床试验一共分为4期，下面我给大家详细介绍一下。

（1）1期临床试验是药理学研究，主要为了明确药物耐受性、药代动力学，探索药物的剂量和初步疗效。1期临床试验主要招募健康人，部分特殊情况下，比如肿瘤药物试验，是让患者参加。很多大医院有1期临床试验病房，对于住在1期临床试验病房的患者，医生会全天候监测，然后把得到的数据记录下来，用于评价这种药物在人体有什么副作用、最大的耐受剂量等；如果参加试验的人员是肿瘤患者，还会看看初步的临床效果。1期临床试验中患者万一出现不适就会停止给药，所以还是比较安全的。

（2）2期临床试验是探索性的，在1期临床试验成功后才会启动2期临床试验（所以理论上2期临床试验肯定比1期临床试验更安全）。2期临床试验招募的志愿者都是患者，主要是探索初步疗效，确定给药剂量和给药方案，评价可能在下一步临床研究中设定的研究终点、治疗方案（包括合并给药）和目标人群。2期临床试验一般是单臂试验，也就是不设置对照组，患者不会服用安慰剂。我个人建议根据指南已没有合适治疗方案的患者去参加，也许会有临床获益。至于安全性，一般可以放心，因为1期临床试验已经验证过安全性了，既然患者已经无药可治了，那么患者参加这些新药试验，万一有效不就延长生存期了嘛。

（3）3期临床试验是确证性的，是在2期临床试验成功后开展的，所以它的安全性和疗效性肯定比 2 期临床试验高。3 期临床试验主要是确证疗效和安全性，也包括药物延时暴露试验，为药物获得上市许可提供足够的证据，一般为有足够样本量的随机盲法对照试验。3 期临床试验会设置试验组和对照组，有患者担心自己会不会被随机安排在对照组服用安慰剂。我告诉大家，放心吧，肿瘤药物的 3 期临床试验是有伦理要求的，一般对照组是标准方案加安慰剂，而试验组是在标准方案的基础上加一种新药，所以理论上无论在对照组还是试验组，患者都在接受抗肿瘤治疗。而且，在 1 期、2 期临床试验成功的基础上开展 3 期临床试验，药物的安全性、有效性都比较有保障。医生和临床观察员都会严格按照入组标准和排除标准筛选患者。另外，国外已经上市的药物如果要进入中国，需要做一个药物等效性试验，也是安排在 3 期临床试验中。只有在 3 期临床试验成功后，药物才会被批准在中国上市，大家才会在市面上买得到。

（4）4 期临床试验是上市后的研究，是为了考察广泛使用条件下（使用人群及周期）药物的疗效和不良反应（注意罕见不良反应），评价普通人群或特殊人群使用该药的受益与风险，改进给药剂量，发现新的适应证。4 期临床试验是开放试验，一般不需要对照组，患者会在不知不觉中参加了临床试验。比如，有一款药物叫沙利度胺（又叫"反应停"），很多妊娠期女性会有妊娠反应，服用了沙利度胺就不会有妊娠反应了，但是生下来的孩子短胳膊短腿，俗称"海豹儿"。"海豹儿事件"被上报到有关部门，明确这款药物有致畸副作用后，妊娠期女性就禁用沙利度胺了。又比如西地那非（又叫"伟哥"），它其实是一款治疗心血管疾病的药物，后来发现这款药物有助于男性勃起。发现这个新适应证就是 4 期临床试验的功劳，然后马上用这个适应证开展 3 期临床试验，试验成功后就可以用来治疗勃起障碍了，这一新适应证的发掘，给这款药物带来了"第二春"。

要不要参加临床试验，需要关注安全性和有效性，以及指南内有没有其他正规方案。关于安全性我觉得大家不用太担心，因为有临床试验退出机制，但是从理论上来说，肯定是 3 期临床试验的安全性优于 2 期临床试验，2 期临床试验的安全性优于 1 期临床试验，有效性也是以这样的次序排布。可放心参加 3 期临床试验，不过具体情况要参考指南内的标准方案后再决定。如果患者经济很紧张，而标准治疗非常昂贵，那么我建议参加临床试验，因为它是免费的；如果 3 期临床试验试验组的新药非常好，就是已经有非常亮眼的 2 期临床试验数据了，特别是在国外已经上市的药物，我建议参加。至于 2 期临床试验要不要参加，除了看经济条件，还要看有没有标准治疗。若是没有标准治疗方案或者后线治疗，我建议参加。至于 1 期临床试验，我个人建议肿瘤患者实在没有办法了才去参加。

参加临床试验有相应的权利和义务，下面我来讲解一下。权利就是患者可以享受到新药，而且治疗和检查费都由厂家承担，有专人负责跟踪患者的病情，患者在第一时间可以接受检查和住院。患者也有退出临床试验的自由，不需要理由就可以退出，但是一般情况下，只要治疗有效且能耐受，患者都不愿意退出；肿瘤进展或药物无法耐受，医生自然让患者退出。在参加临床试验的过程中，若出现了药物相关的并发症（当然这是概率非常小的事件），厂家也会负责给患者治疗。

权利和义务是相辅相成的，患者享受了权利也要承担义务。患者要接受严格的筛选，因为不是人人都可以参加临床试验，必须符合入组标准和排除标准，包括适应证、年龄、其他基础病、体能状态等。参加临床试验的患者在临床试验期间不能再接受其他治疗；也可能会面临一个药物洗脱期，就是患者在参加临床试验不久前用药了，这个药物可能会影响这次临床试验的客观性，那么患者要经历药物洗脱期，也就是等待一段时间，等待期不接受任何治疗。一般是和上次用药相隔2~3周，药物洗脱期长短需要根据具体的试验要求，且有明确的时间规定。在洗脱期内，肿瘤也有可能进展。一线治疗不涉及洗脱期，因为一线治疗就是刚确诊肿瘤时首先用的方案。临床试验多数是招募晚期肿瘤患者，需要有一个可测量病灶，可测量病灶的大小一般在2 cm以上。患者是不可以私自处理掉这个病灶的，医生就是根据这个病灶的缩小或增大程度来判定治疗是有效还是无效（治疗失败），如果治疗失败患者就必须退出临床试验。

　　总之，临床试验有利社会也有利患者个人。参加一个合适的临床试验，不仅省治疗费用，还有可能得到世界上最先进的治疗。

2022 年 9 月 14 日

肿瘤治疗的核心是什么？

　　癌症不是单一的疾病，它可能是多种疾病的综合体，到目前为止人类也不清楚癌症的发病机制。既然癌症的发病机制都没有搞清楚，那么现阶段所有的癌症治疗方式都是治标不治本，所有的癌症可能都会复发，连昂贵的靶向治疗也只是控制一段时间而已。

　　这样说来，癌症没有绝对标准的治疗方式，我们通常认为的标准方案，比如早期癌症选择手术、中期癌症选择手术加放化疗、晚期癌症选择化疗和靶向治疗等，都是基于临床研究数据分析而定的。在这些临床研究数据出来后，癌症治疗权威们制定了各种版本的治疗指南，医生们按照这些指南去实施治疗。正因为治疗指南是行为上的统一而不是绝对的病因学治疗标准，所以指南每年也在更新。比如，在我上大学时晚期肺癌的一线治疗是化疗，在我毕业后晚期肺癌的一线治疗是靶向治疗（除非没有驱动基因），后来又有数据支持将靶向药物提前到早、中期使用。所以，患者不用纠结医生的方案有细微差异。又比如化疗的一线方案有好几种，医生的处方也会不一样。世界上没有两片一样的叶子，也不存在病情完全一样的患者，个体与个体之间癌症治疗的有效性都有差异，患者没有必要去纠结谁对谁错，只要能够提高生存质量、尽量延长生命，这就是一个好方案。只要遵循治疗指南，出现医疗事故的可能性就不会高，但我们没有必要拘泥于指南。我一直认为一个好的医生应辨证地看待指南，全面为患者考虑。

肿瘤是一种需要终身治疗的疾病，肿瘤治疗讲究连贯性。很多患者没有发现肿瘤复发，耽误了最佳治疗时机，预后就很差。很多患者到处求医，医生也没有搞清楚患者的病情，只是疲于应付当下的问题，很难为患者长远考虑。基于学科分工的不同，医生们站在各自学科的立场给予治疗，也缺失了治疗的整体性和连贯性。此外，患者缺乏医疗知识导致很难有效配合医疗行为的推进，很难提高医疗效率，很难避免过度医疗，等等。

综上所述，只有基于多学科团队（multidisciplinary team，MDT）协作的肿瘤全程管理才是肿瘤治疗的核心。肿瘤全程管理包括全面了解患者的情况和治疗意愿并开展精准医疗、多学科团队会诊、评估疗效、预防或减轻副作用、随访跟踪、复发监控、心理干预和饮食干预等。显然，制度内的医生无法满足患者的这些客观需求，需要专业水平极高的第三方医疗服务机构来主导。这也是目前无法大规模推广肿瘤全程管理的主要问题，但是问题的存在不意味患者不需要肿瘤全程管理。我认为医疗和医疗服务不一样：医疗是需要政府主导、全民普及；医疗服务是由机构主导及患者买单。不同层次的患者对医疗服务的需求不一样，现阶段肿瘤全程管理应该纳入医疗服务范畴。

肿瘤是灾难性疾病，也是社会问题。肿瘤不是必须选择治疗，而是需要全面评估患者病情、家庭经济、社会背景后再做选择。不加以选择的放弃是对生命的漠视，不加以选择的治疗是失去理智。基于肿瘤治疗的复杂性与专业性，肿瘤全程管理是治疗的核心。

2019 年 1 月 5 日

如何辨证看待肿瘤治疗指南？

肿瘤患者死亡风险高，为了尽量减轻治疗的并发症和提高治疗的有效率，医生依据肿瘤治疗指南治疗患者。但是，指南是不是对每个人都管用？当然不是，指南很多时候是滞后性的，也不一定适用于每位患者。比如，有些肿瘤患者的治疗效果很差，甚至无效，但是他们接受的治疗方案是指南推荐的。少数医生非常死板，忽视了患者的特殊情况，只要是指南外的方案一概拒绝，其实这样操作大多数患者是获益的，而病情特殊的患者可能无法获益。一个好的医生要在保证患者安全的前提下，反思为什么要这么治疗，这个治疗能否使该患者获益。肿瘤治疗特别强调精准医疗，主要手段是多学科团队协作和各种检测。针对病情特殊的患者，我们最好申请多学科团队协作以及基因检测。

虽然肿瘤治疗指南形成的核心是生存数据有获益，但是数据是入组患者的平均数据，不具体到个案，所以高手医生会在指南的框架下结合个案调整治疗。比方说，曾经指南规定对于 *RAS* 野生型的结直肠癌患者可以用西妥昔单抗治疗，但是该患者 *HER-2* 基因强阳性，当下的指南没有说针对 *HER-2* 基因强阳性的结直肠癌患者怎么办。医生是否能够反思，在 *HER-2* 基因强阳性的情况下，即使 *RAS* 相关基因阴性，西妥昔单抗是不是可以优先使用呢？把西妥昔单抗改成贝伐珠单抗是不是更合理呢？所以，通常情况下指南是权威的，但是对于一些罕见疾病或者合并了复杂疾病的特殊案例也不是万能的。

我认为客观上，在无更好选择的情况下有些药物可以谨慎地超适应证试用。适应证是国家批准的，但肿瘤有时候是有共性的，对于机制上有共性的肿瘤，且家属有迫切治疗欲望的，在交代清楚风险后不妨试试超适应证用药或者临床试验。比如，有些医生会给一些患者推荐指南之外的治疗，因为这些患者已经没有常规治疗办法了，只能再行基因检测看看有没有相关突变靶点。如果患者不治疗很快就要死亡，那么医生可试试靶向药物，从小概率中找机会。不过，超越指南治疗，医生面临的法律风险很大。

很多版本的指南是以美国 NCCN 指南为参照，NCCN 的研究对象主要是白种人，人种是有差异的，所以该指南能不能普遍适用于黄种人？比如，关于不可手术的Ⅲ期肺癌的一个研究叫 PACIFIC 研究，该研究入组的肺癌患者主要是无驱动基因突变的白种人，而大多数不抽烟的黄种人是有驱动基因的，像 *EGFR*、*ALK* 这些基因又是免疫治疗的超进展基因，那么同步放化疗后黄种人可不可以像白种人一样用免疫治疗维持呢？又比如肝癌，国外的肝癌主要是由酒精引起的，中国的肝癌主要是由乙型肝炎引起的，病因都不一样，那么治疗方法应不应该有差异呢？指南之外我们还有没有治疗手段？肯定有。也有医生排斥指南之外的方案，认为指南不推荐的就是疗效差。

　　某些时候，指南推荐的方案治疗性价比可能不是很高，比如晚期肝癌，一线治疗可以是索拉非尼、仑伐替尼、A+T［抗血管生成药联合免疫治疗（如 PD-1 抑制剂）］等。从数据来看，A+T 的数据稍微好一点（记住是稍微），但是费用比前两者明显昂贵。关于肿瘤治疗，我们首先要考虑药物耐受性，然后是生存获益，最后是性价比，所以对于肿瘤患者需要进行肿瘤全程管理。肿瘤是疾病问题也是社会问题，应把每一个细节都考虑到。

2021 年 4 月 29 日

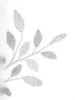

如何对肿瘤治疗进行经济分配？

　　大病不仅造成身心痛苦，更会透支家庭的经济，而且多数癌症患者发病在中年以后，属于上有老下有小的年龄段，生活和经济压力都很大。因此，我经常呼吁治疗癌症不要走弯路，走弯路是过度透支家庭经济的重要因素之一。

　　我从肿瘤全程管理的经济学角度强调一下医疗费用的规划。假如亲人不幸得了肿瘤，我们要了解大致的治疗程序和费用，家庭经济能够支持患者做到几线治疗。我们需要重新分配家庭资产，将其划成几份：生活费、赡养父母的费用、子女教育的费用、求医看病的费用。然后，尽量做到专款专用。我个人认为能手术的患者一定要争取根治术，能手术就说明不是晚期，不是晚期就有根治的机会；晚期肿瘤的一、二线治疗基本都可以通过医疗保险报销，从伦理道德出发医生也要积极治疗患者，而后线治疗一定要根据患者的家庭经济条件及患者的生存欲望量力而行。

在治疗上，有些进口药和国产药的价格相差好几倍，但是疗效是差不多的，这个时候就不应该迷信进口药；不要排斥临床试验，选择一个好的临床试验可以大大减轻肿瘤患者家庭的负担且使患者得到非常好的治疗效果；合理选择肿瘤辅助用药，有些肿瘤辅助用药是没有必要使用的；在饮食上不要迷信保健品，没有正规医生会认可冬虫夏草、灵芝的效果。此外，要做好生活和经济上的规划，保险是必不可少的，尤其是有肿瘤家族史的家庭最好要买一份重大疾病保险，因为很多肿瘤药物是自费的，没有保险真心看不起病。保险首先要买消费型的重大疾病保险，普通家庭为劳动力买保险要优先于为子女买保险。很多人给子女买了大额保险，用得到也要几十年后，未来不确定的因素太多，但是当下的劳动力才是家庭的顶梁柱，保障顶梁柱才是家庭的头等大事。

要积极参加肿瘤全程管理，让专业的人做专业的事，才能省心又高效。总之，大家一定要理性求医、合理规划、未雨绸缪。

2019 年 12 月 22 日

第二章　一些关于就诊的忠告

肿瘤治疗必须去大城市吗？

肿瘤患者的家属很关心是在当地治疗还是到大城市治疗。我认为可行手术的肿瘤患者有条件可以到大城市治疗，常见晚期肿瘤患者可以在当地治疗，罕见肿瘤或病情复杂的患者须到大城市的三甲医院治疗。

一些地方医院对常见晚期肿瘤的治疗方案都很熟悉，患者没有必要一窝蜂地跑到北上广的大医院治疗，大城市的肿瘤专科医院因肿瘤患者数量太多往往导致检查慢和等待久，病理科尤其不堪重负，很难排上队。早期肿瘤患者等待一段时间再住院，等待期间肿瘤可能进展不大，但中期肿瘤患者可能会被耽误病情。对于个别种类的肿瘤，比如胰腺癌、胆囊癌等，手术复杂且疾病进展快，需要到大医院找专家抓紧治疗。疾病治疗没有最好的专家，总体上大医院的医疗水平都差不多，选择有缘的医生非常重要，那些非要找"最好的医生"的患者或家属、纠结的患者或家属、自己主意太多的患者或家属，患者的治疗结果大多不如意，最后他们都会后悔。

当地治疗的费用与在大城市治疗相比怎么样？以上海为例，一般在上海治疗的费用和在当地治疗差不多，有时候甚至更低，因为在上海治疗很规范，大多数医生是按必要的检查项目进行检查，总体费用就降低了。此外，部分小医院因为治疗经验不足或者治疗不规范，可能存在过度治疗。不过，外地治疗费的报销比例低，家属需要到医保部门了解报销的项目和比例。

如果选择外地治疗，住院前要在老家医保部门办理好异地医保结算，每个地方的具体政策都不一样，办理的难易度也不一样。比如，东北的患者需要到当地大医院开转诊单，如果没有转诊单就不能报销，或者通过目标医院的急诊入院才能报销。浙江患者可以事先在老家办好异地就诊或者直接去就诊：事先办好异地医保的，出院时可以当场报销；直接去异地住院的患者，出院后拿着发票、出院小结及复印的病历回老家医保部门报销，但是需要自己先垫付医疗费。浙江患者到异地看病还有一个便利是，只要异地医保结算过一次，在 2 年内再去异地看病都不用再度办理，包括在不同的医院治疗，比如你在老家医保部门办异地医保结算时申请的是复旦大学附属中山医院，但是 2 年内你到上海的其他医院治疗，都会给你当场报销。还有，到大城市治疗的交通费、住宿费和便捷性也要算进来，这就需要家属通盘考虑。

关键的是，除了到哪里治疗外，选择治疗或不治疗不要自己主观决定，最好先请专家（肿瘤全程管理专家）评估，把治疗方案、治疗费用、预后情况评估出来后再决定。

2019 年 2 月 18 日

就医前需要了解医院的概况吗？

　　上海市第六人民医院的骨科太有名了，以至于很多老百姓认为上海市第六人民医院就是个骨科医院，个别肿瘤患者不愿意去那里治疗。其实，上海市第六人民医院是综合性医院，有 6 个国家临床重点学科和 3 个国家重点学科，内分泌科有 2 位院士，全院的硕、博士导师有 250 多位。除了骨科多项技术首创外，上海市第六人民医院是中国超声医学的发源地，20 世纪 50 年代著名的周永昌教授开创了中国超声医学事业，因此他被誉为"中国超声医学的先驱"。除了上海市第六人民医院外，上海交通大学医学院附属第九人民医院也面临同样的问题。上海交通大学医学院附属第九人民医院的口腔科和整形科太知名了，导致大家以为它是一家专科医院，而实际上它在其他学科领域也是全国领先的。所以，大家看病的时候一定要先了解医院的背景和概况，避免错过一些好医院和好科室。

　　我个人觉得在具体求医上，科室的重要性大于医院的影响力。现代医学分工越来越细，应该由哪个科室干的活就应该找哪个科室。比如，我认为化疗是很简单的治疗，结果发现某知名医院普外科专家制订的化疗方案不够专业。为什么外科医生不熟悉常规的化疗方案？原因在于习惯分工了，这些权威专家在治疗的深度上具有前瞻性，但在治疗的涉猎面上可能还不如地市级医院的专家。大医院的床位周转率高，平常患者在外科手术后一周内就出院了，术后需要化疗的患者又交给肿瘤内科去负责，导致外科医生对内科治疗很生疏，时间久了连化疗方案都不熟悉了。

　　科室定了后就要选择目标医生，因为肿瘤科医生都有自己擅长的方向。肿瘤科是个大科室，肿瘤科的医生把所有肿瘤的治疗方案全部记清楚是很费力的，所以肿瘤相关的亚学科发展很迅速。一般情况下，呼吸科医生治疗肺癌普遍比肿瘤科的医生更擅长，乳腺科医生治疗乳腺癌可能也比肿瘤科医生更擅长。为什么？实际上就是因为人的精力分配问题，呼吸科医生治疗肿瘤只研究肺癌，他们熟知 NCCN 指南、CSCO 指南、欧洲肿瘤内科学会（ESMO）指南的肺癌章节。但是，综合医院的肿瘤科医生面对这么多类型的肿瘤，而且指南更新频率那么快，医生们不容易记住，所以大医院肿瘤科的医生普遍有亚学科方向，有些人擅长治疗消化道肿瘤，有些人擅长治疗头颈部肿瘤。患者找肿瘤科医生看病的时候，需要了解该专家擅长的是哪个方向，而不要单单去看他是不是主任医师或教授。

有些医生主要精力放在科研工作上，经常发高质量的论文，更容易获得较高的职称。但是人的精力真的非常有限，一心扑在科研上的医生通常没有精力去钻研临床业务。大多数患者不了解这些，如果只追着职称高的医生看病，可能也会错失其他优秀医生。

求医问药的路上有很多门路，也可能会有很多弯路，光靠医院和医生不行，还要靠家属有医疗意识，家属要做到不偏听偏信、不迷信权威。所以，求医应该有科学的方法，医疗也应该学科化发展，这就是我热衷医疗科普的原因。

2019 年 3 月 10 日

影像学检查需要去大医院吗？

某一天，我的一个朋友急急忙忙来找我，说他岳母做了乳腺 B 超，报告单上定级为4A。朋友问我4A级是不是恶性的，我说从报告来看恶性概率很大。我补充道："淡定，B超检查主观性比较强，很多时候不一定准确，请去大医院再做一遍，如果还有疑问，就做一个乳腺磁共振或者乳腺钼靶，分级仍旧很高就要穿刺。"我让朋友到上海的医院约检查，但是他怕自己约不到当天的，所以我就陪他去了门诊。做B超时我也一起进了检查室看专家操作，对比原来的报告单，肿块根本没有边缘毛糙，连位置和大小也不一样了。所以，大家记住：B超医生的水平差异非常大，做B超的关键是找有经验的B超医生，在不了解当地医生水平怎么样的情况下，选择到大医院做B超比较靠谱。

B超、CT、磁共振等影像学检查最好去大医院做。放射科医生的工作就是通过CT或者磁共振做出疾病的诊断，以前我觉得放射科是辅助科室，现在越来越佩服有经验的放射科医生了，顶尖的放射科医生主要集中在大医院。肿瘤科医生其实很"刻板"，可以不需要太多的创新，只要熟悉指南和专家共识，基本上就是相对优秀的了。更优秀的肿瘤科医生需要学会思考，吃透指南后举一反三形成自己的观点："指南为什么这样规定，给我的启示是什么？"而放射科医生主要靠经验，经验丰富的放射科医生就像有一双火眼金睛，但是放射科医生的读片水平差异比较大。

另外，影像学检查的设备也有差异，比如CT机有很多型号，有64排、128排等。大医院实力雄厚，可以买到先进的设备，比如PET-CT，一台机器的价格就需要8000万，很多小医院是买不起的。

必要的时候，做影像学检查宁可舍近求远去大医院。

2020年8月4日

好医院和好医生是怎样的呢？

很多人求医看病首先看两个要素：医院等级和专家职称。其实这两个参数不是绝对客观。国内有很多版本的医院和科室排行榜，我认为前几十名科室没有多大差别，但考虑到患者迷信权威，我也会推荐名气大的科室，比如看血液病我会说上海交通大学医学院附属瑞金医院好，看骨科我会说上海市第六人民医院好，看脑外科我会说复旦大学附属华山医院好，看口腔科我会说上海交通大学医学院附属第九人民医院好。但是其他医院就治不了病吗？显然不是，其实大型综合性三甲医院的医生水平差别不大。

当今的医疗传承不光是师傅带徒弟的模式了，医生的学习途径是多种形式的，尤其是行业协会的存在让医生可以经常性参与学术交流，上海大医院的很多医生有出国交流的机会，很多技术和观念与世界先进水平同步。另外，市场经济下的人才流动非常方便，哪个医院给专家的待遇好或发展空间大，专家也会去哪个医院，比如上海市东方医院曾经是一家名不见经传的二甲医院，因为浦东新区的政策扶持和院长的大胆改革，引进了大批一流专家，现在已经是一家著名的三甲医院了。除了人才之外，设备也没有太大的差别，上海的三甲医院实力雄厚，买设备不遗余力，大多数检查项目是互认的。如果一定要说区别，我觉得科研有区别，但是治病跟做科研是两码事。

做一个好医生说难也难，说不难也不难。肿瘤科医生首先要熟悉肿瘤治疗指南，要及时跟踪每年的指南更新（指南是保证规范化治疗的前提）；然后要追踪患者，不停反思病案；指南也有滞后性，医生对患者病情的发展要不停反思，摸索疾病治疗的内在逻辑。临床经验丰富主要指对治疗的并发症有预见性，一旦出现并发症可以正确应对。另外，医生对患者应有耐心，多为患者考虑，包括心理上和经济上。在上海的三甲医院，副教授以上专家的水平差异不大，主要是看做事认真不认真、有没有耐心，有没有同理心。

那么笔者眼里的好医生是怎样的呢？我认为医生的态度很重要，医生应对患者有耐心和同理心，对诊断和治疗认真；不闭门造车，能够不断学习最新的治疗指南，在病情分析上能举一反三。好医院又是怎样的呢？等候检查的时间应合适。若患者数量太多，医生忙不过来，治疗就变成了工厂流水线式，患者感受不到人文关怀，治疗效果也很差。比如，某些医院放疗需要等待一两个月，可能等到治疗时连原来定位的靶区都发生变化了。此外，好的医院科室管理先进，医生之间关系和睦，治病救人配合度高。

我挺反感"论文医生"，什么是"论文医生"？就是过分注重发论文而忽视临床工作的医生，虽然他们职称高、荣誉多，但是临床水平仍旧不足。

总之，希望患者都做聪明人，少走弯路，别纠结医生是不是教授，其实荣誉和职称只是一种导向，而导向可以有很多参数；也别纠结是不是知名大医院。

2019 年 7 月 28 日

如何挑选合适的手术专家？

关于做手术，首先，我个人一般不支持患者只找院领导、科主任或者知名大专家，因为他们的行政任务和学术活动比较繁忙，有时候可能不会亲自做手术；其次，很多排名把科研比重摆得太大，科研做得好的医生反而不会看病了；最后，"大咖"医生已经功成名就了，不喜欢做一些冒险性手术，况且在临床实战中，大专家失手也时有发生。

那么怎么选定手术专家？普通老百姓怎么知道医生水平到底怎么样？除了向专业人士咨询外，还可以通过好大夫在线网站、微医 APP 上的评价去寻找。另外，愿意做科普的专家一般是好专家，我们不是说这类专家的技术一定是最好的，最起码这类专家是热情的、有情怀的。手术专家最好找 40~50 岁的副主任医师，他们经验最丰富。手术讲究的是熟能生巧，我们要找"手术匠"，部分年轻教授的手术水平可能很普通，他们是科研主导型医生，重心在科研上。年纪太大的教授又过黄金年龄了，可能不擅长新型手术方式，而且体力有时候会跟不上。外科医生需要耗费的体力与手术项目有关，胃肠道肿瘤手术做起来容易，而如果是胰腺癌手术，那体力透支很严重，如果请个年纪非常大的医生，体力可能支撑不住。手术前找医生需要做功课，一旦确定目标医生了，就要信任并配合医生。

很多时候，本地医院的医生也会推荐上级医生，一般都是推荐自己熟悉的医生，比如他在复旦大学附属中山医院进修时和张教授比较熟，他就推荐张教授，但是张教授一定是科室里技术最熟练的手术医生吗？不一定。此外，我认为医生的性格也很重要，严谨又坚定的医生跟患者沟通会相对顺利，治疗推进也会比较顺利。还有，领衔多学科团队的专家做手术，手术做好了之后会通过多学科团队会诊制订综合方案，治疗会更全面。

我再次强调一下，患者没有必要把医生神化，其实外科医生也是技术工，手术做得好靠经验积累，跟是不是主任医师和教授没有绝对关系，就像我也没有听说过干泥瓦匠非要土木工程系毕业的，那些小学未毕业的泥瓦匠造房子也造得很好。一定要记住是找合适的医生，而不是一定要找有"咖位"的医生。在肿瘤治疗上，医生的水平只是一方面，家属的辨证能力和处事方式同样决定了患者预后的好坏。

2021 年 5 月 31 日

为什么不能只追着大牌医生看病？

据我观察，那些缺乏分析能力的人多数一心要找大牌医生治疗，这类患者预后一般都很差。大牌专家的效率普遍很低，一个礼拜一次门诊，平常又找不到他，就算等到门诊时间也未必挂得上号，这样就容易耽误病情。我最近遇到的一个患者就是从发现到确诊花了一个多月，等待手术又花了一个月，前后两个月！令人不幸的是，这个肺癌患者的肿瘤恶性程度非常高，在等待过程中肿瘤转移到了肺门淋巴结，肿瘤变成ⅢA期，虽然还能手术，但是手术后复发的概率就变得非常高了。

这些迷信大牌专家且提前不做好功课的患者往往花费更多，等候时间更长。一般来了医院挂不到号又要等几天，加上住宿，费用大大增加。而且，很多时候大牌专家并没有耐心解释病情，患者也根本没有搞清楚病情。

求医看病是很考验智商的事情，千万不能走极端只认大牌专家。我认为大牌医生的价值主要体现在调动行业资源，运用自己的资源整合行业规范，带动行业发展，而不是专注于个案分析。很多临床研究需要大牌医生领导和推动，这才是他们的本职工作。甚至我认为大牌医生的职业重点不在于门诊看病，而在于推动临床规范及领导临床研究。我举个例子，英国阿斯利康公司研发了一款靶向药，叫吉非替尼，但是该药只对某些肺癌患者有效，一开始没有人知道是什么原因，以为是药物稳定性有问题，导致这款药一度退市。吴一龙教授是肺癌领域的大牌医生，他发现中国人用该药的有效率明显高于西方人，后来他带领团队通过基因检测发现了内在规律，原来该药只对 *EGFR* 基因突变的肺癌有效，这根本上改变了肺癌的治疗模式，延长了无数肺癌患者的生命。

我们的患者也不要太占用大牌医生的时间（他们经常没有时间处理具体病情）。患者要清楚意识到医生有分工（包括影响力带来的角色分工）。我们需要尊敬大牌医生，但不迷信大牌医生，如果只追着他们看病，患者将追悔莫及，因为他们的学术和行政任务已经非常繁忙，以至于没有足够精力投入临床。所以，看病要找临床一线医生！

我再强调一下，上海各大医院的水平差异更多体现在科研上，那些冒着生命危险非找大牌医生、非等名头最响医院的床位的行为都是非常愚蠢、非常耽误病情的。

2021 年 9 月 8 日

肿瘤治疗需要多学科团队会诊吗？

某天，一个半年前做过卵巢肿瘤手术的患者给我发来消息说报告单上显示肿瘤复发了。我也很吃惊：这么快复发了？我心想，以后凡是行外科手术的患者，不管肿瘤什么分期，都需要去肿瘤内科、病理科和分子诊断科评估预后。肿瘤治疗有时候在不同科室的医生眼里会有争议，因此需要多学科团队会诊。特别值得警惕的是，有些外科医生天天忙于做手术，没有时间更新知识，在综合治疗的观点上有可能比内科医生落后，所以早期肿瘤患者也并不是做完手术就万事大吉了。

肿瘤手术后要及时复查，无论是恶性肿瘤还是交界性肿瘤，术后复查都非常重要。既往所有的肿瘤治疗（包括手术）都不是完全病因学的治疗，即使医生讲的根治术，其实也不是患者认为的根治，根治不是指一定不会复发了。肿瘤治疗后必须随访和复查，很多患者轻视复查，后来发现复发时已经全身转移了。比如，胃肠道间质瘤是交界性肿瘤，对化疗是不敏感的，虽然恶性程度低，但是术后容易复发，而手术只是治疗的开端，术后需要根据病理和分子分型来预测复发概率，评估是否需要辅助靶向治疗。及时发现复发，如果是寡转移还能二次手术，等到大面积转移，就只能按晚期肿瘤治疗了。

多学科团队会诊也会明确肿瘤治疗的方向，杜绝误诊。我曾有一位患者最初疑似感染，在当地医院住院一个多月，但用抗生素治疗无效，于是家属送患者到上海的医院治疗。我详细看了材料：午后发热，肺门淋巴结和纵隔淋巴结肿大，CT 增强后肿大淋巴结不强化，边缘环形强化。我组织了多学科团队会诊，大家认为是结核，最后我把他推荐给了上海市肺科医院收治，穿刺病理结果为结核。这个患者治疗了一个多月但无效，所以方向错误就是徒劳。至于怎么认定治疗方向？请找专业的管理专家，尤其在方案的选择上，专业人士的意见非常重要。

2019 年 5 月 15 日

晚期肿瘤患者还能做手术吗？

肿瘤患者若出现明显症状基本都到了中晚期，大多数早期肿瘤患者不会有躯体症状，只有通过体检才能被发现。比如，有肺结节的患者经常问我他怎么没有任何感觉；有患者出了车祸，恰好在检查时发现了早期肿瘤；有患者得了肺炎，查 CT 时突然发现肺癌病灶已经几厘米了。肿瘤和年龄也有一定关系，有学者做过统计，一般 80 岁以下的人群，年龄越大患肿瘤的风险越高，但是也不是绝对的。有些肿瘤的遗传因素占比重，容易低龄发病，而有些肿瘤是特殊环境下引发的。环境的破坏和生存压力的增加导致肿瘤发病的年龄越来越小。我见过的最小的晚期肿瘤患者才 9 岁，是一个小男孩，父亲在家抽烟，小孩常年接触二手烟，最终得了晚期肺癌。

晚期肿瘤患者已经失去手术机会了，家属千万不要硬求医生手术。我遇到过一个肺癌患者，已经全身骨转移了，但是患者非要做手术，最后医生居然也给患者做了，手术做完没过多久就出现了头颅转移。晚期肿瘤手术做不干净的，就像十个手指都烂了，你切掉一个手指有什么用？手术造成免疫力进一步下降，其他转移部位的肿瘤会加速进展。既然患者失去手术指征了，那为什么还会手术？目前我遇到的主要有三类情况。第一，少数医生不规范治疗，不管三七二十一先给患者做手术了，这种情况属于极少数，但是我遇到过几例。第二，家属强烈要求做，有些医生也会不坚持原则，但是这种情况也属于少数。第三，没有完善检查，没有发现转移，比如做了 PET-CT 的肺癌患者没有做头颅磁共振，没有发现头颅有转移，这个比率相对高，甚至知名专家也会犯这种错误。不能做的手术却做了，预后怎么样呢？通常不好！肿瘤加速转移，患者的生存期明显不如不做手术的。

不过，晚期卵巢癌患者是可以接受手术治疗的。对晚期卵巢癌可行肿瘤减灭术，通过手术减少肿瘤负荷，再通过内科治疗延长生存期。还有一种情况也比较特殊，就是部分晚期肿瘤患者可以做姑息性手术，比如肿瘤太大造成了肠梗阻或压迫邻近组织造成癌痛，且无其他手段可以改善，这时做手术主要是为了减轻不适。总之，肿瘤治疗是有原则的，打破原则是愚蠢而非勇敢的。

2020 年 1 月 12 日

治疗中晚期肿瘤可拖延吗？

患者和家属都非常重视手术，很担心手术不成功，所以都想找大专家做手术，而且希望越快做手术越好。但是，我认为有些不急迫做手术的早期肿瘤患者没有必要到处托人，他们这样做导致有些很急迫做手术的中晚期患者不得不想办法快点住院，"打招呼、开后门"对其他患者不公平，但万不得已只能这样做。

有一个胸外科的专家跟我说，他的许多门诊患者来不及做手术，我相信该专家的人品，他一定是把病情急迫的患者优先安排手术，把不急迫的患者往后放放。尤其是一些微浸润的肺结节，往后放放再观察观察，找个合适的时间实施手术对医院和患者来讲都是好事，这种情况下家属最好不要把焦虑和压力施加给医生。但是，患有临界期肿瘤（比如局部晚期肿瘤）的患者按程序等待治疗可能会错失手术机会。

如果一个局部晚期肿瘤患者来找我，我会当即给他预约 PET-CT，向他交代好晚上不要进食，第二天一早去完成检查，同时帮他协调病理加急，等病理和临床分期确定好后他就可以接受化疗了。如果他自己排队就诊，会耽误两周，临界期肿瘤患者等待两周很有可能会失去根治机会，但是实际工作中某些医生不管患者病情有多严重，可能就几句话："预约排队，回家等病理结果出来再来住院。"

凡是我管理的患者，我都会尽快完成检查，比如穿刺的时候我会交代多穿刺一点组织，以便同时做基因检测和病理免疫组织化学。大家也要相信肿瘤管理专家，专家说马上要手术，就不要耽误了。几天前，我遇到一个肝癌术后两年的患者，她在大半个月前发现了肺部占位。我看了片子认为肺部占位是原发灶，但是四川大学华西医院的专家认为是肝癌复发，既然有争议那我就让她再查查。这种情况直接行肺部穿刺固然好，但是位置比较深，穿刺有出血风险，我建议她做胸部增强 CT，同时也做头颅增强磁共振。她后来做了 PET-CT，PET-CT 显示肺部占位有代谢活性，而且已经转移至左侧支气管肺门淋巴结了，不过其他部位（包括肝）没有代谢活性，也就是说我之前判断肺部占位为原发灶是对的。考虑到已经有淋巴结转移，属于ⅢA 期了，手术范围大，我建议行外科评估，能手术就直接手术，保守点就行新辅助治疗后手术，后面再辅助靶向治疗。术后辅助靶向治疗不是常规方法，但是比较积极且贴近患者实际。因为我和患者的儿子是朋友关系，我不停催我的这位朋友赶紧让患者住进当地的大医院，住进去再治疗，他却想再等其他专家看看。患者家属不知道托了什么人，拖到很久终于看上专家，那个专家看了片子说年后正月十五后安排手术，但可能专家太忙了，没有详细看材料，交流也不充分，患者家属这才急了，我赶紧给他联系复旦大学附属中山医院的专家。考虑到已经大半个月过去了，如果这位患者等到正月十五以后来住院做手术，前后间隔这么长时间，对患者来讲多了风险，我很担心她因此失去手术机会。

大家记住，不管在哪里治疗，ⅢA 期的肿瘤患者应赶紧住院，因为门诊申请检查很慢。ⅢA 期肺癌可以直接手术，而ⅢB 期就属于晚期了，ⅢB 期肺癌不能直接手术，但是未来可不可以手术？通过新辅助治疗，肿瘤分期降了就可以手术，所以这种情况下若等床位时间较长，ⅢB 期肿瘤就有可能进展为ⅣA 期，最后彻底失去手术机会，不能手术就意味着生存时间不长。很多家属没有经验，白白浪费时间；有些专家也确实拖沓，一来二去肯定就耽误了。

2019 年 1 月 30 日

肿瘤患者可以放弃正规治疗吗？

有一个患者家属看了我写的科普文后加上了我的微信，加了之后悄悄观察我朋友圈的动态，直到一个月后又主动联系我，告诉我他父亲患有小细胞肺癌且有肝转移。我建议他父亲去做化疗，但是他说化疗后会呕吐，患者很排斥化疗，后来他们住到了山里，患者只吃草药。我告诉他不要让患者只吃草药，要去化疗，医生有办法应对呕吐和血象问题，然后看能不能用免疫治疗。网络总归是缺乏信任的，最后不了了之。

陆军军医大学西南医院的教授给他们联系了临床试验，但他也说不清是什么临床试验。在晚期小细胞肺癌领域，几十年来治疗上没有突破，但近几年来 PD-1 单抗治疗终于延长了小细胞肺癌患者的生存期，所以我让他再去确认是不是我说的药，如果是，强烈建议他们去参加。而且我告诉他 PD-1 抑制剂是一种对小细胞肺癌有效的新药，但他认定参加临床试验就是去当小白鼠，他拒绝让患者当小白鼠。这个患者就这样一次又一次地错过治疗机会，直到肿瘤全身转移。等到所有的结果都在我的预料中，他们才恍然大悟：医生讲的才是对的。他拜托我赶紧给他父亲看病。

我到了医院，调出影像一看：肝部弥漫性转移，头颅 10 多个占位，其他生化指标也一塌糊涂。那还怎么搞？家属现在迫切要求化疗，但是患者的血象和肝功能已经不允许化疗了。他问我 PD-1 抑制剂还能不能上，花钱买也可以。我告诉他 PD-1 抑制剂单药治疗有效率低，就算起效也可能要 2 周以上，而患者的生存期只有几天了。

对于这个案例，我觉得有几点可以反思：老百姓普遍认为草药抗癌效果胜过放化疗；过度夸大放化疗的副作用；对肿瘤治疗一知半解，主观臆断，实在教训深刻。

2018 年 8 月 28 日

可以相信替代疗法吗？

治疗肿瘤需要依据，但很多原因暂时可能也搞不清楚。根据肿瘤指南治疗一般不会出大问题。至于指南外的治疗，有效性很低，尤其是终末期肿瘤，指南内已经没有可行的办法了，这类患者的治疗难度非常大（还要不要治疗，我觉得应该分情况看待）。有些患者把正规方案用尽了，但状态还可以，我觉得他们可以参加新药临床试验（其中经济条件特别好的家庭也可以全球寻医）或者求助于营养支持、癌痛管理、心理安抚等。我特别反对患者尝试一些民间疗法，因为带来的风险是不可控的，千万不可本末倒置，尤其是在有正规治疗的情况下放弃正规治疗而寻找旁门左道。

晚期肿瘤患者后线治疗的有效性低且副作用大，但是这些治疗方法和药物好歹是被批准过的，比起民间疗法其有效率仍旧要高得多，也靠谱得多。我个人认为那些鼓吹替代疗法的人已经没有底线，那些所谓的替代疗法根本没有多少普适性。有些骗子在网上大肆渲染个案，鼓吹他人行替代疗法，我想问问他们，如果真的那么有效怎么不获诺贝尔奖？怎么不通过正规途径使这些疗法上市？总结下来，他们的行骗行为无非两条：一，极力抹黑医生，让患者不相信医院；二，他们宣称，医生已经不管患者了，患者不能等死，要积极自救，至于怎么自救，买他们的东西。

人体实在太复杂，尤其是终末期肿瘤患者，他们的自我调节能力很差，各种脏器都出现了问题，治疗带来的副作用极大，很多时候不去折腾反而可能活得更久。采取所谓的替代疗法，造成的痛苦将更大。对终末期肿瘤患者而言，主要是要做好营养支持和癌痛管理。

2019 年 12 月 12 日

肿瘤治疗要不要依靠传统医学？

当今社会，老百姓提起传统医学马上会分为两派，一派是相信传统医学，一派是反对传统医学，但是很少有人站在客观角度去评价传统医学。我认为传统医学有精华也有糟粕，传统医学对跌打损伤或筋骨拉伤的治疗效果不错，而在癌症治疗上，我个人认为"土方子"的抗癌机制不明，但用传统医学的整体思维去排兵布阵治疗癌症是真谛。

我的观念是可以相信传统医学，但不要迷信传统医学，在传统医学治疗之外还要想其他治疗办法，否则很有可能贻误病情。患者服用"土方子"后要定期检查肝肾功能，否则可能疾病没有治好，却损伤了肝肾功能。这些年，我见过数不清被传统医学耽误的肿瘤患者，所以我反对单纯用传统医学治疗。读者不要给我扣帽子，我不反对传统文化，反对的是老百姓迷信传统医学，耽误了疾病治疗。

时代在进步，科学也在与时俱进，传统医学中的按摩、养生、休闲都可以尝试，但只用传统医学一种方式治疗重大疾病有待商榷。药物的作用机制很复杂，有受体与配体结合，有血药浓度要求，有药代动力学原理，而"土方子"成分复杂，不太可能精准量化，即使存在有效成分，这些成分能否达到起效浓度不得知，是否有副作用不得知，所以换句通俗的话——很多医生不知道"土方子"有没有效果、有没有副作用。

现代医学相当于已经有飞机、大炮了，可以精准打击敌人，如果仍旧只拿弓箭上战场，显得可笑。如果患者想用传统医学治疗，我希望大家找正规的途径，一定要警惕打着传统医学旗号的骗子。有一次我去开封游玩，发个定位吸引来了好几拨患者家属。其中有几个郑州的患者家属来开封找我，他们在求医过程中走了弯路。一个膀胱癌患者术前没有评估好，手术没有做干净，术后做了 3 个周期的化疗，就去找了网上很火的刘某某，放弃化疗开始吃草药，3 个月后复查，已经肝转移了，病情进展得很严重。家属走了很多弯路，显得心力交瘁，他问我怎么办，我看了患者的治疗史后认为后线治疗没有好办法，只能继续化疗。很多时候，老百姓对医学的认识有偏颇，有些患者明明靠靶向药物控制着病情，同时开个"土方子"喝喝，患者就斩钉截铁地讲自己是用"土方子"治好的。我个人到目前为止没有看到过一例纯靠"土方子"治疗好的癌症患者。

　　我再强调一下：不要迷信传统医学，治疗肿瘤一定需要科学依据，在现代医学的基础上不排斥以传统医学作为辅助，但不可本末倒置。到目前为止都没有足够证据证明肿瘤患者仅用传统医学治疗就有效果。

2019 年 2 月 14 日

如何辨证看待传统医学与现代医学？

　　每次都有患者问我要不要吃草药，我能怎么说呢。肿瘤患者吃草药有没有效果？我个人是没有看到过只服用草药就有好效果的案例。我不反对传统医学，我反对的是只靠"土方子"治疗。

　　鲁迅小说中有吃人血馒头的描述，为什么要吃人血馒头？因为得了肺痨，老百姓认为吃沾着人血的馒头可以治疗肺痨。小说讽刺了当时老百姓的愚昧与冷血，但是我今天想讲的是由这个故事引出的国人医疗观以及传统医学与现代医学的差异。

　　肺痨是什么？就是肺结核。这个疾病当时是不治之症，而现在，肺结核是一个相对容易治疗的疾病，绝大多数肺结核可以彻底治愈。这说明医学在进步。过去的很多绝症目前已经被攻克，这是现代医学的进步。现代医学是以解剖学、生物学、生理学等学科为基础建立的医学体系；传统医学是以哲学与经验医学为基础建立的医学体系，广义上包括少数民族医学、巫术等。传统医学是不是科学呢？我认为传统医学有科学成分，但传统医学的很多治疗方法几千年来未曾改变，而科技肯定是随着时代在进步的。

我们要认识到，要促进人类的健康，需要协调人与大自然的关系，"天人合一"才是对人类最有利的疾病治疗观，我把它定义为宏观医学，而微观医学就是我们的临床医学。传统医学中存在宏观医学内涵，所以传统医学不是毫无道理，但是具体到个体治病上效果可能不明显。

老百姓之所以推崇传统医学，其一，因为传统医学有几千年历史，几千年来科技没有像近现代这样突飞猛进，生活方式也没有像当代这样发生颠覆性的改变。过去的"疾病谱"相对简单，主要靠调理或人体自愈。其二，过去老百姓对疾病治疗的期望没有像现在这样高。其三，传统医学的治疗手段不依靠仪器检查，而是望闻问切加草药，花费不大，老百姓更容易接受。要知道很多疾病并不能治愈，现代医学的各种检查和药物都非常昂贵，特别是晚期肿瘤积极治疗也就是延长几个月到几年的时间且治疗过程相对痛苦，到头来人财两空，让家属难以接受。其四，现在有一大批骗子，打着传统医学的旗号敛财。不过有人要说了："现代医学中的靶向药很贵，有些新上市的靶向药一个月需要几万块钱。"但是靶向药通过了大规模、多中心、双盲对照的临床试验，起码效果是明确的，而"土方子"的效果是不确切的。

我不是要抹黑传统医学，而是让患者不要迷信任何一种治疗。以前医学落后，只能靠传统医学，现在医学相对发达了。至于现在的患者越来越多，主要是因为很多疾病原来没有被发现，现在检查手段多了就被查出来了。古人的寿命多少，现代人的寿命多少？比比看，一目了然。人活得久了疾病自然也会多。另外就是工业发展破坏生态环境、破坏地球。我们更应该注重人和自然协调发展，吃草药不代表你爱国，说传统医学有缺陷也不代表不爱国，实践是检验真理的唯一标准。

所以，一定要有正确的治疗观，看病时先要评估患者的疾病情况、治疗方法、预后、花费等，再确定经济上能不能承受、要不要治疗等。我希望大家不要迷信传统医学，要相信现代科学。治疗肿瘤应以现代医学的方法规范化治疗，以传统医学的哲学思维去理解整体论，不排斥传统医学辅助治疗，但切勿本末倒置。

2020 年 10 月 6 日

第三章 一些关于治疗的忠告

化疗期间的血象管理内容有哪些?

化疗期间血象怎么看? 主要看中性粒细胞、血小板、红细胞和血红蛋白。

中性粒细胞的绝对值,正常为(1.8~6.3)$\times 10^9$/L,如果低于 1.5×10^9/L 就是中性粒细胞减少,如果低于 1.0×10^9/L 就是中性粒细胞缺乏。中性粒细胞缺乏容易引起感染,患者需要输入粒细胞集落刺激因子。粒细胞集落刺激因子有国产和进口、短效和长效之分。国产的效果也很不错,如果经常处于中性粒细胞缺乏的状态,就干脆打长效的。血小板的正常值为(100~300)$\times 10^9$/L,如果低于 75×10^9/L 就要输入重组人血小板生成素注射液(特比澳),因为血小板低会引起出血,患者身上的紫癜其实就是出血。特别强调的是,血小板成熟周期为 14 天,所以一定要提前干预,我习惯在血小板低于 90×10^9/L 时就干预。红细胞正常值是男女有别的,成年女性的红细胞正常值为(3.5~5.0)$\times 10^{12}$/L,成年男性的为(4.0~5.5)$\times 10^{12}$/L。红细胞成熟周期为 120 天,所以长时间化疗的患者红细胞水平才会低,红细胞水平低就会出现缺氧、疲劳，低于 $3.5×10^{12}$/L 时可以输入重组人促红素注射液（益比奥）。成年男性的血红蛋白正常值为 120~160g/L，成年女性的为 110~150g/L，低于正常值下限就是贫血。在临床上，如果血红蛋白低于 60g/L，属于重度贫血，患者会出现面色苍白、头晕、乏力、心悸、胸闷、耳鸣、眼花、失眠、健忘等一系列的症状。重度贫血时就需要输血，但一般对于轻微的贫血不主张输血，因为输血有风险，比如艾滋病在窗口期是检查不出来的，万一这些人献的血被输入患者体内，患者就会感染艾滋病；又比如输血会产生抵抗，输血的次数多了，会抑制患者自身的造血系统。肝、肾功能指标数值偏高时就使用保护肝、肾的药物，按照我的经验，如果谷丙转氨酶、谷草转氨酶数值偏高 3 倍以内，使用保肝药很快可以逆转；如果偏高太多，使用保肝药效果不好，那就要停止化疗。同样，肌酐太高我们也要停止化疗。

特别强调，食物并不能给化疗患者"补血"，不用纠结吃什么东西给患者"补血"。想要升高白细胞的水平只能靠注射粒细胞集落刺激因子，但是粒细胞集落刺激因子一定不要与化疗药在同一天使用，一般提前 24~48 小时注射，因为同时注射会进一步抑制骨髓。我就遇到过有医生为了提高床位周转率，患者刚化疗好，马上给患者使用特比澳，结果患者的血小板水平一直不恢复，最后降到个位数。

2022 年 9 月 15 日

门诊化疗的优缺点有哪些？

在某些大型肿瘤专科医院和知名三甲医院，化疗是在门诊完成的，患者就像在挂盐水一样，挂完就回家。对医院来说，门诊化疗提高了效率，但是对患者来讲就比较受罪。尤其是输入化疗药前会进行预处理，一般会使用激素或者镇吐药，而使用这些药物有严格的时间和剂量要求，患者家属经常会搞错。特别是有些药物的外包装一样，但是规格不一样，比如说服用阿瑞匹坦（意美），第一天服用大规格的，后两天服用小规格的，但是不仔细看包装根本看不出是不同规格。如果患者住院化疗，这些事务性的工作都由护士处理，就不会搞错。

患者在门诊化疗时反应很大，反而在二级医院住院化疗会相对比较舒服。很多患者担心在二级医院化疗会不会影响效果，我可以明确告知不会影响效果，因为化疗方案确定了，患者只要在正规医院的肿瘤科化疗，护士都会操作的。如果患者不放心下级医院的方案，那可以请上级医院制订好方案，再拿着方案去找下级医院执行，所以我反复强调患者化疗时应按照就近原则，哪里方便就去哪里化疗。化疗时每隔两个疗程就要复查，复查可以选择大医院。

化疗会造成骨髓抑制和肝肾功能损伤，所以化疗期间每周应做 2 次血常规和 1 次肝肾功能检查。很多家属担心患者的血被抽干了，患者也很害怕抽血，其实大可不必害怕，因为抽出来的主要是血浆，血细胞不多，而且骨髓会造血的。如果患者不复查血象，等到下次化疗时再检查，万一血象不合格，那医生就不敢给患者用化疗药了，而患者的治疗就会被推迟。及时发现血细胞水平偏低，医生可以提前干预，才不会耽误化疗。

穿刺会不会引起肿瘤扩散?

最近,我遇到一位 30 岁的山东籍女性患者,她因牙龈肿物在当地医院做了病灶切除。术中冰冻病理显示为良性,术后大病理显示为恶性,经山东大学齐鲁医院病理会诊,考虑口腔横纹肌肉瘤,但是没有注明分型。我让她来上海交通大学医学院附属第九人民医院明确病理诊断并治疗,因为只有病理诊断明确后才能指导下一步的治疗。我帮她预约了今天上午的口腔颌面肿瘤外科专家门诊,专家也是要求重新进行病理会诊,下午病理结果出来了,经病理会诊考虑为骨肉瘤。

虽然病理诊断很重要,但是患者普遍不愿意穿刺,他们听信谣言,认为穿刺会让肿瘤扩散,其实穿刺导致肿瘤扩散的可能性微乎其微。我很纳闷有些医生居然迁就患者不做穿刺,仅凭肿瘤的形态诊断,马也有失蹄的时候啊,所以国外医生怀疑是恶性肿瘤时更愿意安排穿刺。

患者对穿刺带有恐惧源于不了解穿刺,医生有必要详细给患者解释穿刺的安全性与必要性。大家记住,医生让患者穿刺不是为了增加患者的创伤,更不是为了推卸责任,而是真心为患者负责。比如刚才提到的山东籍女性患者,她就走了弯路,之前所有的治疗最后都被推翻。临床上经常遇到不愿意穿刺的患者,原因无非是各种道听途说,例如,穿刺会使癌细胞扩散,穿刺会刺激癌细胞生长,等等。其实现在的穿刺针非常精细,穿刺辅助手段也很多,不会给患者带来严重并发症。对于皮表的肿瘤可以直接穿刺,对于皮下的肿瘤可以在超声引导下穿刺;胃肠道肿瘤可以在消化内镜辅助下穿刺;肺部肿瘤可以在 CT 引导下穿刺或者在支气管镜辅助下穿刺,等等。

穿刺时患者肯定会感到不适,但是只需稍微忍耐一下。我反而觉得 CT 引导下的穿刺给医生带来的伤害更大，因为患者只受一次辐射，医生则要给很多患者穿刺，辐射量积累得更多，所以医生伟大啊，拿自己的生命健康在为患者服务。很多时候医患沟通困难，医生觉得多一事不如少一事或变得冷漠，所以医患之间要相互理解，患者通情达理，医生才会满腔热血为患者着想。言归正传，穿刺就是为了明确肿瘤到底是恶性的还是良性的，恶性的就要看到底是什么性质的肿瘤，严重程度如何，有什么病理特征，适合哪些药物治疗等。只有明确了病理，医生的治疗才有依据，才能更加精准。有时候，治疗还可能涉及多次穿刺，肿瘤进展后的转移灶和原发灶可能不一样，医生需要通过再次穿刺，针对新的病理情况来分析治疗，所以穿刺太重要了。临床上也经常遇到患者不做穿刺就盲用靶向药物，这是不可取的行为。靶向药物必须根据靶点才能起效，不做穿刺和基因检测就不可能找到靶点，盲用靶向药物大概率是无效的，同时药物还可能带来副作用，不但浪费钱更耽误病情。

反观国外，美国医生在穿刺方面更加果敢，美国患者也更加愿意接受穿刺。曾经有一例乳腺 BI-RADS 评级 4A 的患者，我让她到乳腺外科就诊，并交代她做乳腺磁共振和空心针穿刺。第二天她去了乳腺外科就诊，医生却拒绝给她做进一步的检查，跟她说："你的乳腺结节是良性的，不需要治疗。"然后我又仔细看了之前的 B 超检查报告单，报告单上的描述是恶性可能性大，然后我突然发现一张乳腺钼靶检查报告单，报告单上描述的是良性。我这才恍然大悟，可能乳腺外科专家看了这张报告单后才会拒绝给她做进一步的检查。患者家属再次给我打电话时，我正好跟一个华裔美国医生在聊天，她听到电话了，所以让我给她看下病历和检查结果，看了后又发给了另一位美国医生，另一位医生是美国内科学会院士，看了超声结果直接说穿刺吧。谨慎起见，我让患者再行进一步的检查，转肿瘤医院做穿刺，结果穿刺出来是恶性的。有些外科医生性格大大咧咧，不像内科医生那样瞻前顾后。虽然我不鼓励患者和家属在求医看病上纠结，但是我鼓励医生在诊疗时谨慎，谨慎肯定没错。这同样也体现了内科医生与外科医生、中国医生与美国医生的行事差异。

总之，大家不要把穿刺当作"洪水猛兽"，该穿刺时就要穿刺。

2019 年 12 月 19 日

放化疗是"洪水猛兽"吗？

在肿瘤治疗上，非专业人士的认识一定是有局限的，会无限放大放化疗的危害，所以大家不要道听途说，并且我希望患者抱着积极的态度，按规范治疗。很多情况下，化疗无法完全清除晚期肿瘤患者的癌细胞，所以肿瘤在化疗耐药后会很快进展，几线化疗结束后，人最后也死了，旁人就认为患者是被化疗"毒死"的。其实，我们要清楚认识到患者不化疗可能死亡得更快。

有一次凌晨 3 点多，一位患者家属向我求助，他父亲肠癌，术后需要化疗，但他父亲对化疗不了解而排斥化疗，最后肿瘤全身转移了，他问我怎么办。患者的术后化疗叫辅助化疗，肿瘤的临床分期不是最早期，肯定有癌细胞转移了，手术只针对肉眼可切除的肿瘤，对不成形的癌细胞是无法清除的，只有化疗才能清除癌细胞，手术配上化疗是有可能治愈肿瘤的。这个患者因为道听途说而认为化疗会把人毒死，因而抗拒辅助化疗，最后肿瘤很快复发了。

要不要化疗？选择什么方案？什么时候化疗？化疗的副作用是什么？这些问题

可让有经验的医生回答，如果实在不放心，就多找几个专家会诊，但千万不要讳疾忌医。同样，大家也不要太害怕放疗，有些早期肿瘤患者存在手术禁忌证，其实做根治性放疗也可以达到和手术一样的效果。有一次在上海市肺科医院的特需门诊，肿瘤科苏教授和我聊起她治疗了一例有头颅转移的小细胞肺癌患者，通过放化疗联合免疫治疗患者已经存活了 5 年，晚期小细胞肺癌患者不化疗也就几个月生存期，所以放化疗绝对不是"洪水猛兽"。

希望大家积极面对疾病，你看到的只是个案，其实你并不清楚真实情况；专家看到的是成千上万的病案，肯定更有经验。

2018 年 10 月 23 日

肿瘤标志物大幅度升高是怎么回事？

最近碰到一个女性患者，其消化道相关的肿瘤标志物超正常区间很多倍，且大便不成形，但是两次行肠镜都没有发现异样。我个人觉得大概率是有问题。一般情况下，如果肿瘤标志物水平轻微上升，影像学检查显示为阴性，建议 2 个星期后再复查肿瘤标志物；假如没有大幅度升高，那大概率问题不大；假如肿瘤标志物水平成倍升高，那大概率有问题。我个人怀疑该女性是肿瘤患者，但是肠镜检查无异常是怎么回事？难道是不明原发灶肿瘤？于是我强烈建议专家再对该患者行 PET-CT 检查，结果 PET-CT 显示患者直肠部位的肿瘤代谢信号很高，颈部淋巴结直径超过 1 cm 且标准摄取值（SUV 值）升高。我马上给该患者安排淋巴结穿刺，病理结果是恶性的，考虑肠道黏膜下肿瘤（对于肠道黏膜下肿瘤，肠镜是做不出来的）。这件事提示我们不能靠单一检查排除疾病，假如我不强调去做进一步检查，医生肯定建议其随访。

2019 年 10 月 30 日

淋巴结直径多大需要特别重视？

人体全身各处均分布着淋巴结，很多淋巴结直径非常小，不容易摸到。但是大家有没有印象，患中耳炎时我们可以摸到耳后淋巴结，这说明淋巴结会因为炎症而变大。不过我告诉大家，炎症性淋巴结直径一般小于 1 cm，而淋巴结直径超过 1 cm 提示肿瘤，要引起注意。

术前发现淋巴结直径超过 1 cm，说明肿瘤可能有转移了，病理活检确定转移后，术后要做辅助治疗，化疗就避免不了了。淋巴结阳性好比监狱的大门已经打开了，已经有犯罪分子（癌细胞）跑出去了，那就要派警察到大街上去逮。犯罪分子逃出去了，危险不危险？确实危险，但是犯罪分子还有被逮回来的机会：通过化疗，把逃出去的癌细胞杀死。如果不化疗，这些逃出去的癌细胞很快会组成队伍，在其他地方安营扎寨，这就是转移至其他脏器，一旦转移至其他脏器那就到了肿瘤的晚期。晚期肿瘤是不太可能被根治的，只能通过积极治疗来延长患者生命。肿瘤术后随访中发现淋巴结超过 1 cm 就要引起高度重视，肿瘤很有可能复发了，这个时候应该行淋巴结穿刺以鉴别复发。

我一直在强调一个数字：1 cm。但是我告诉大家，小于 1 cm 的淋巴结也有可能是恶性的，但是这个概率相对比较小，因为 1 cm 也是从 1 cm 以下开始长的，只要是癌性淋巴结一开始不管直径多小都是恶性的，所以医生在术中需要清扫一定数量淋巴结。在术后随访中，我们也要看直径小于 1 cm 的淋巴结的形态，比如是不是饱满的，饱满的说明淋巴结正在快速长大中，而肾形的淋巴结恶性可能性比较小；同时结合患者是不是有高危因素，比如，低分化肿瘤恶性程度高，有可能较早出现淋巴结转移。当医生诊断不了又无法做穿刺时，我的建议是密切随访，随访频率可以是一个月，如果一两个月没有变化，那肯定是良性的。

2020 年 9 月 7 日

有肿瘤头颅转移的患者病情急迫吗？

头颅转移分为脑实质转移和脑膜转移。脑实质转移会出现颅内压增高和神经功能障碍。颅内压增高具体表现为头痛、呕吐、血压升高、视神经水肿；神经功能障碍表现为视物障碍、意识障碍、大小便失禁、精神症状、癫痫发作、局部肢体感觉和（或）运动障碍、失语症、视野缺失等。脑膜转移会出现脑膜刺激症状、脑神经受损、颅内压增高，常伴脊膜播散。脑膜刺激症状表现为头痛、呕吐、颈强直、认知障碍、意识模糊、癫痫发作；脊膜播散具体表现为神经根疼痛、节段性感觉缺损等。头颅转移因转移部位、转移瘤数量的差异会有不同的症状，而且预后非常差。对脑实质转移主要开展放疗和药物治疗，对脑膜转移只能开展药物治疗。

有一个胆囊癌头颅转移的患者，我在当天就给她约见了复旦大学附属华山医院的专家，磁共振加急做完就让主任制订放疗计划，同时给她约了第二天早上六点的 PET-CT 检查。这个患者病情复杂，指南内已经没有可用的药物治疗方案了，但她身体状态很好，只是头颅转移后肢体开始不协调了。虽然她不是我具体负责的患者，但我帮她协调了医院，亲自将她交接给了其他专家。磁共振显示她的头颅转移灶很大，她在当地医院做了好几次 PET-CT，但头颅磁共振却从来不做。患者一旦有头颅转移，生存期一般很短，所以有些晚期肿瘤患者要定期复查头颅磁共振。（每次患者做完 PET-CT 我都要求补做一个头颅磁共振，不是为了多做检查，而是 PET-CT 对头颅转移不敏感。）

有头颅转移的患者要抓紧治疗。由于血脑屏障的存在，很多药物很难进入大脑，因此治疗效果很差，越晚治疗效果越差。

2019 年 8 月 27 日

消灭肺癌关键在于肺小结节的管理吗？

肺癌已经是主要的高发肿瘤，到底是什么引起了肺癌？其实专家并没有弄清楚肺癌的发病机制，但是肺癌与吸烟、厨房油烟、空气污染、年龄、精神压力等有密切的关系。我发现大量吸烟的人往往患肺癌中恶性程度最高的小细胞肺癌，这就说明了肺癌可能和吸入物有关。有害物质吸入得越多，患肺癌的可能性越大且恶性程度越高。

肺癌是目前精准治疗最成功的癌种，亚裔非小细胞肺癌往往有驱动基因存在，可以服用相关靶向药物。一般情况下，晚期肺癌靠靶向治疗也能控制几年，但是费用昂贵。*EGFR* 基因突变的非小细胞肺癌一线使用奥希替尼效果最好，奥希替尼上市头几年，每个月的治疗费用高达 5 万元，一线治疗无疾病进展可以达到 18.9 个月。现在费用降下来了，一个月费用大概 1.5 万元。*ALK* 基因融合突变肺癌伴头颅转移的患者一线治疗直接上二代 *ALK* 抑制剂，但是二代比一代要昂贵，比如阿来替尼一开始每个月要 5 万元，且不可以报销，导致很多患者经济上无法承受。晚期肺癌患者砸下几十万、几百万的治疗费用也只能控制几年，所以我说肿瘤治疗是一种选择。晚期肿瘤的一、二线治疗可以报销一部分，效果是确定的，且通过全程管理、规范化治疗，可提高一、二线治疗的有效性；而对于晚期肿瘤的后线治疗，尤其是终末期治疗，可以选择放弃。鉴于晚期肺癌治疗有效性低且费用高昂，我非常重视早期肺癌的筛查，即肺部小结节的良恶性鉴别。有数据显示，肺原位癌五年生存率为百分之百，微浸润性肺腺癌五年生存率为 97%，这些患者的生存数据和健康人群是一样的，为此我制订了遵循科学标准的肺小结节随访表。我不主张对原位癌动手术，所以我随访的患者几乎都在微浸润阶段接受手术治疗，一方面尽可能使患者保留肺功能，另一方面不至于发生转移、复发。我联合上海很多临床一线专家提供肺小结节的最优化管理，一般情况下患者根据我鉴别的结果和我推荐的医生接受手术治疗就不会出问题。

针对肺小结节、甲状腺结节、乳腺结节的鉴别与管理将纳入我的重点项目，我要慢慢淘汰终末期肿瘤患者的管理项目，我要尽可能把精力分配好，更多地帮助患者在早期就解决掉肿瘤！

2019 年 11 月 26 日

诊断肺结节只看CT报告单行不行？

一位患者体检发现直径 6 mm 的纯磨玻璃结节，求诊于上海某医院呼吸科某知名专家，专家告诉她随访半年，如果随访半年不缩小，建议手术。（纯磨玻璃结节随访半年不缩小基本考虑原位癌，原位癌不用手术，新版指南把肺原位癌归入癌前病变了。若肺原位癌增大了，再做手术。）因为专家说可能要手术，患者就慌了，通过朋友找到上海市第一人民医院的专家，专家告诉她不用手术，跟她强调有些人的肺原位癌一辈子都不会长大，只要随访不增大就不用手术，然后又给她开了一个胸部 CT 随访。两个专家一个说手术一个说不手术，到底要手术吗？患者更加纠结了。几天后，胸部 CT 做了，报告上显示又新出来一个磨玻璃结节，而且是混合磨玻璃结节，这下患者更慌了，所以又找了一个专家，专家瞄了眼报告单，表示要做手术。家属怕耽误，也催着她做手术。

今天，我正好在复旦大学附属中山医院，患者就跑来找我，我看了片子上直径 7.8 mm 的纯磨玻璃结节，考虑原位癌，让她不要手术；至于新发的混合磨玻璃结节，考虑炎症，建议她抗炎后复查。这又给了一个教训：医生诊断肺结节一定要亲自看片子，不能看报告下结论，报告可能不准确。

我再强调一下：专家也未必擅长所有医学亚专业，不要迷信权威；诊断肺结节要亲自看片子，很多医院的 CT 报告单上有一个二维码，用微信扫二维码就能看到动态的 CT 影像。

2020 年 7 月 8 日

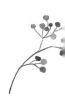

大便出血需要就诊吗？

一位患者排便困难一月余，里急后重，合并便血、黏液样便，被确诊为大肠癌晚期伴双肺转移和大网膜转移。患者才 50 多岁，无法行手术了。我反反复复强调要注意便血，出血未必全部是因为痔，有可能是因为大肠癌，特别是突然消瘦、黏液样便、里急后重等情况很有可能是大肠癌并发症，要做肠镜。有肿瘤家族史、有大肠息肉的患者 40 岁以后一定要做肠镜。若肠镜发现大肠息肉，要摘除息肉并每年复查，因为大肠息肉跟大肠癌有一定关系。管理肿瘤在于预防，在于早发现、早诊断，晚期大肠癌患者只能靠化疗延长生命。

告诫大家，医学是非常专业的学科，很多情况并不是大家想当然认为的情况，如果发现身体异样要及时就医。

2017 年 6 月 15 日

孕妇和幼儿拍片需要注意什么？

最近，我连续遇到多位甲状腺癌患者，为什么甲状腺癌患者这么多？甲状腺癌的明确诱因只有两个：甲状腺辐射和基因突变。我认为儿童拍牙片时没有保护头颈部是严重的失误，拍牙片肯定会辐射到甲状腺，增加了甲状腺癌的风险。有些医院放射科的风险管理太落后，很多保护措施都未严格实施。我记得我小时候学校组织学生去拍胸部 X 线片，暂不说体检拍胸部 X 线片没啥意义，管理上还漏洞百出。我记得很清楚，我们去县中医院拍胸部 X 线片，为了加快效率，学生被要求分组进拍片室，一组就有很多小孩子。想想看，要吃多少辐射！

　　孕妇和儿童拍 CT 时，记得问放射科医生要"铅衣"，一定要保护自己！对于头颅和腹部，我们通常可以选择做磁共振，磁共振没有辐射。

2020 年 10 月 11 日

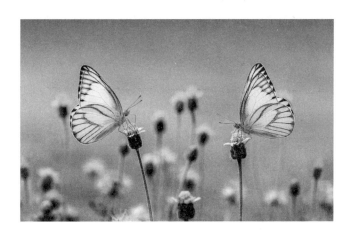

第二部分

医疗现象与医患关系

第四章　对医疗现象的认识

肿瘤治疗不可过度产业化

近年来各大医院都纷纷扩建肿瘤相关科室，肿瘤内科、肿瘤外科、放疗科、病理科，现在连呼吸科、消化科这样的专科也基本向肿瘤靠拢。

医学生也喜欢报考肿瘤方向，都往肿瘤相关领域挤，而且肿瘤医生的科研项目也是最多的，什么分子靶向，什么免疫治疗，随便说出一个领域都高大上，但是晚期肿瘤真的能治好吗？肿瘤的确切发病机制还不清楚，怎么谈得上根治呢？

其实，肿瘤治疗在于预防和管理，预防和管理要等同于治疗。不要说什么攻克肿瘤，攻克几十年，治疗花样越来越多，但是晚期肿瘤被根治的有没有？没有。我们不需要肿瘤治疗过度产业化。所以，我觉得治疗肿瘤只需要搞清楚几个问题：对于哪些患者可以积极治疗，对于哪些患者可以姑息治疗？患者的意愿是怎么样的？有经济实力的患者去治，没钱的患者适当治疗，千万不要搞到人财两空。

尤其值得强调的是，医生需要根据肿瘤的种类和临床分期，跟患者讲清楚如果通过现有的治疗手段，患者平均还能活多久，而不能只强调个案的效果。

2018 年 1 月 19 日

医疗行为都需要监管

不知从什么时候起，富商和明星圈流行一种圈子文化：注射生物制剂。比如注射干细胞、免疫细胞等，注射干细胞显然成了身份的象征。由于国家在法规上禁止注射干细胞等行为，所以该类行为已经转入地下操作，显得越发神秘而具吸引力。

但是，非法注射生物制剂是非常危险的行为，我认识的一位香港富商因此丧命。他听信另一位富商好友，来内地注射干细胞抗衰老。干细胞确实能加速细胞的分裂，改善细胞及器官的代谢功能而使人变得年轻，但是对肿瘤患者有致命的缺陷：加速肿瘤细胞的分裂生长，使肿瘤快速转移。该富商在注射干细胞之前已经出现原发性肝癌的苗头，只是未被检查出，所以注射干细胞后很快肝癌暴发且广泛转移。我在遗憾的同时不免深思：他如果有医生朋友或者健康管家提醒，完全可以避免这样的事情发生。

目前，中国的医疗制度没有像美国的医疗制度那样健全，医疗产业化现象严重且监管上存在缺陷。社会上层出不穷的疗法（如干细胞抗衰老、CIK 细胞治疗肿瘤、"原始点"疗法、神经修复疗法等）不胜枚举。

因此，应该多维度地介入医疗行为，求医看病不应该全部是医院的任务，老百姓也要配合医生的治疗。但是，由于医患之间的专业知识、资源不对等，患者难免找错医生，难免无法理解医生的建议，难免无法抉择医生的方案，甚至在医疗的程序上就出现了错误。在医院工作期间，我经常看到无助的患者在走廊上哭泣，他们像无头苍蝇，不知怎么办。

尤其是肿瘤治疗，大多数老百姓可能不幸被社会上的骗子欺骗，轻则错失最佳治疗机会，重则直接丧命。认知水平越低的患者预后越差，因为分辨能力低更容易上当受骗或错过最佳治疗时机。家属不能抱侥幸心理，社会上的骗子都是先把疾病说得很重，然后话锋一转：虽然病情很重，但是我们有办法治好，于是家属就傻乎乎地掏钱了。正直的医生讲话没有技巧，家属就不愿意听；有些医生太忙，没有花时间分析病案，就会出现误诊。

总之，我觉得社会上需要专业的健康／就医指导机构指导患者和家属就医、评估治疗方案、鉴别骗人的疗法，而这些机构的专家也需要有医学背景。同时，所有的医疗行为都应该被监管。

2017 年 8 月 7 日

中美就医的主要差异

这几天钟南山院士在美国顶尖医院会诊的新闻刷屏了，看到这样的新闻确实让国人自豪，这些年我接触过不少美国医生，同时我也接触了大量的中国医生，有了对比后，我认识到中国顶尖医院的医疗水平不比美国的差，无论是治疗设备还是医生技术。

国外医生做手术不见得比中国医生做得好，之前我有朋友去欧洲做手术，手术做得并不好，术后出现了并发症，在重症监护病房（ICU）待了一个月。其实中国大城市的医疗水平跟国外的医疗水平差不多，北上广的医疗设备绝对是全球领先的。中国是需要老百姓自己付费看病的国家，但是论看病便利程度，中国在全球排得非常靠前。

中国的医疗也有落后的一面。首先，医生的素质参差不齐，优质医疗分布不平衡。其次，多学科团队协作落后，过分突出科室的效益，导致治疗的整体性和连贯性不足。比如，对于Ⅲ期肺癌，我们有最顶尖的手术专家，但是手术做完了之后还需要放疗科、呼吸科、肿瘤内科等科室的协作，以完成系统治疗。协调这些工作主要靠家属，而临床科室各自为政，家属也不擅长如何协调治疗，患者预后就不理想。最后，医疗保险模式有待改进。社保是最基本的保障，但在具体治疗中还有很多不能报销的项目，而且中国老百姓的商业保险意识落后，一旦生大病往往会把家底掏空。

在美国看病，医生制订医疗方案的费用很昂贵，如果没有保险的话患者根本看不起病。当然免费医疗也有，只是需要等。我国的医疗制度把老百姓的认知带入了误区，老百姓认为：“购药、买耗材是很贵的，医生的诊断是不值钱的。”在国内，很多医生都读了十几年的书，有些患者不尊重医生的专业知识，也不尊重医生的劳动付出。

中国医疗制度的优点也很明显，就是就医的便利性非常好，就医的门槛很低，挂个号就能见到医生。美国医疗制度的缺点就是效率低，专科医生是家庭医生帮助预约的，一切照章办事，光预约就要等好久，所以国外看病很不方便。我曾经遇到一位患有甲状腺结节的北美华人，她把 B 超报告单发给我，报告上的描述非常简单，需要专科医生再评估下，但是她预约了很久也没有预约到专科医生，最后她说她要飞回北京看病。大家想想，为个甲状腺结节这种小病都要回国诊断，你说北美的就医便捷吗？好多华人跟我说他们在国外不容易见到专科医生，要见专科医生必须由家庭医生开转诊单。

不过，在美国看病非常规范，医生不会超越指南给患者治疗。前几天，有个美籍华人托他的朋友来咨询国内肿瘤治疗的最新进展。他认为美国的医疗制度太完善，治疗非常规范且保守，失去了搏一把的机会。不过我倒认为这样避免了患者被乱七八糟的疗法欺骗，国内看病一定要斗智斗勇，民间的忽悠疗法太多，老百姓很容易上当。国内的很多疗法，我和美国一些顶尖医院的医生都沟通过，他们闻所未闻，比如除了嵌合抗原受体 T 细胞免疫治疗（CAR-T）外，国外专家都没有听说过花样众多的细胞治疗（在国内被宣称是"新型的肿瘤治疗方法"）。

这次新型冠状病毒肺炎，国外老百姓一开始没有重视就是因为他们的就医理念仍旧停留在过去。不过美国的优势是一旦进入治疗阶段，是团队帮助治疗，不需要家属操心方方面面的事。各学科专家以及医生助理、社工、心理咨询师都会参与。这样一来，在美国是一帮医生服务一个患者，人力成本相当高，在中国就不现实，中国医生虽然整体数量多，但是中国人口基数也多，分摊下来，医生非常缺少。

我希望国家加大医学生的培养力度，软件配套要完善。治疗是一系列的，那肯定要有管理，我率先实践肿瘤全程管理就是为了弥补治疗管理上的不足。说心里话，我们不应该迷信"美国的一定比中国的好"，我们需要知道我们的不足在哪里、美国的不足在哪里，这样才能有的放矢。

现在，很多有识之士直接找我负责肿瘤全程管理，这样他们既享受了最优质的医疗，又大大降低了就医的经济负担。我记得有一次，上海市肺科医院的一个专家看到我负责的病案后大加赞叹，对患者说："你已经相当于享受了美国安德森的治疗。"关于中国医生的技术，我们不要妄自菲薄，我们需要的是更精细化的管理。

2020 年 3 月 13 日

早期肿瘤筛查应纳入医保

作为肿瘤管理专家，我以前觉得自己最重要的工作是把患者的治疗方案整理好，尽可能让患者治疗有效且不走弯路，因此，一开始我把纠正某些医生的错误方案和提供最佳的诊疗咨询当作很有成就感的事，而后来慢慢地领悟到，就算晚期肿瘤患者在我的管理下得到了最佳的诊疗，但是后面肿瘤也会进展的，最终还是会发展到无药可用的地步。

我最近就遇到一位晚期乳腺癌患者，已经到无药可用的地步了，我给她的最后一招就是通过基因检测匹配靶向药物，因为有 FGFR3 基因融合，我让她尝试厄达替尼，但是即使厄达替尼有效，控制时间也是很短的，毕竟晚期肿瘤是无法根治的，治疗的目的仅仅是提高生存质量和延长生存时间。

我越来越觉得与其在晚期肿瘤治疗上费尽心思，还不如在早期肿瘤筛查上下功夫，所以我的关注点开始转移到肺结节、乳腺结节、甲状腺结节的良恶性鉴别诊断与管理，以及胃肠道息肉的早期筛查。我把更多的时间用在了肺结节的科普上，每天义务给人看片子，我深知我不可能挽救所有患者的性命，但是只要重视体检，以上几种结节肯定能及时被发现，而且治愈率非常高。通过科普宣传提高患者早期筛查的意识可以挽救更多人的性命。

我们所有医务工作者都要反思，我们工作的目的是，把疾病控制在早期从而达到根治，所以我呼吁把这些项目纳入医保，每年可以使用一次。

2020 年 11 月 4 日

要重视商业医疗保险

今天我看到国内被批准的第一款 CAR-T 产品的相关新闻，来自复星凯特生物科技有限公司的阿基仑赛正式上市，定价一个疗程 120 万元。这则新闻随后被删掉，是基于信息错误还是公司战略利益考虑不得知。

我曾经在一个细胞生物公司工作 2 年，我目睹了细胞治疗这个市场的沉浮和更新换代，从治疗作用微乎其微的普通过继性免疫细胞到 CAR-T 的出现是非常大的进步，我亲历了整个 CAR-T 细胞治疗的雏形时代。当时我的岗位是医院运营，但是实际上我的临床实战能力比较强，我还掌握了大量技术的前沿信息。至今我还保留着行业内很多创业者的微信，我关注着各公司的研究进展。我发现很多研发公司虽然在解决技术壁垒，但是他们的科研人员不懂临床，比如他们根本不熟悉血液病的治疗指南。我认为在产品上市前的重头戏是攻克技术壁垒，但当产品上市后我们更要关注临床运用和市场。

CAR-T 在实体肿瘤上很难突破，在血液肿瘤上的突破也主要在后线治疗，针对复发、难治的血液肿瘤。在临床上，白血病也好，淋巴瘤也好，很大一部分人群靠化疗联合骨髓干细胞移植是可以解决问题的，真正到复发难治阶段的患者比例又进一步降低。

另外，治疗成本太高，很多白血病在儿童时期就发病了，多少家庭有实力支付一个疗程120万元的治疗费用？那能不能降低CAR-T的成本呢？我说难，除了研发成本外，还有生产和运营成本，从T细胞的改造、细胞的体外增殖培养、运输链到临床运用都有成本，且无法批量生产，根本很难降低成本。

CAR-T怎么能成为老百姓用得起的产品呢？生产和运输都有非常严格的要求，这些都是成本，所以如果要解决这些问题，可能就需要商业保险。随着国内CAR-T的陆续上市，希望研发公司和保险公司探索合作路径。

2021年6月28日

多学科团队的一些秘密

肿瘤治疗是需要多学科团队协作的。在有些国家，多学科团队协作是肿瘤诊疗中的必须程序。医学是非常博大精深的学科，一个医生的精力很有限，不可能各方面都擅长，尤其是大医院的分工非常精细，不光科室与科室之间有分工（比如，病理科负责肿瘤病理诊断，放射科负责影像学诊断，肿瘤内科负责内科综合治疗），同一个科室的医生也会有治疗的侧重点（比如，有些医生擅长治疗肺癌，有些医生擅长治疗结直肠癌）。

　　不同医生聚到一起讨论方案对患者来讲有极大的好处，但是对医院来讲就不划算了，人力成本陡然上升，所以有些医院的多学科团队会诊一周开展一次，有些医院一个月开展一次，远远不能满足患者的治疗需要。我煞费苦心地组建多学科团队，比如对Ⅲ期肺癌，我会找两位胸外科专家、两位呼吸肿瘤科专家、两位放疗科专家、一位病理科专家、一位放射科专家组成一个多学科团队（同一专业中两位专家一位为保守派，一位为激进派）。我作为主持人先规范病史，然后与这些专家分别讨论，讨论的场所一般约在医生办公室，在办公室可以放下门诊的戒备心理，更真诚地谈方案，然后我从中分析出整个治疗计划。这就要求我要有成员数量庞大的专家库，而且要非常了解专家的专长甚至性格。针对不同患者的情况，我会组建由不同专家参与的多学科团队，非常灵活也切合患者实际。方案一旦形成，我就把患者的治疗过程分阶段交给相应的专家，做到无缝对接，不耽误患者的治疗。

　　这是我目前能想到的最好首诊制度，是更接地气的多学科团队，尤其是对于复杂肿瘤。比如，局部晚期肿瘤患者一定要这样做，否则一步走错就步步被动，本来能临床治愈的肿瘤就会变成不能临床治愈了，往小了说会多花冤枉钱，往大了说命就丢了。

2020 年 9 月 27 日

第五章　对医生的认识

医生的责任心有多重要？

看病求医不是非要找教授、主任医师不可，其实副主任医师就能应对本专业所有的疾病。上海三甲医院的医生水平差异不大，但责任心不一样会导致患者的预后不一样。

医生有责任心主要指对患者耐心，跟患者沟通时尽量把一切交代清楚。比方说，门诊做完穿刺就要把标本送去做病理，那医生就应交代下："病理出来了，如果是恶性的，你再去病理科二次缴费，加做免疫组织化学。"很多患者不懂程序，初步病理出来后也没去跟进，下次到门诊找医生看报告时，医生来一句："怎么没做免疫组织化学，去交钱再做。"患者就白白浪费一个星期的时间。我建议医生交代家属任务时，尽量都记录下来。遇见复杂情况时，医生先在本子上记下，晚上空下来的时候再叮嘱下家属。我觉得这点做好了就是具有责任心。其实，粗糙地多看诊几个患者没有意义，关键是给患者解决问题才行。医生还可以联合其他科室的同事成立多学科团队。有些医生做事很毛糙，以太忙了为由推脱了自己的职责，我觉得这样不利于个人口碑的建立。

患者家属也要学会和医生沟通，家属说话有逻辑、礼貌得体，医生会更愿意沟通。我介绍患者去看其他专家，其他专家都会主动来跟我沟通病情，商量下一步的治疗方案。很多医生不是不愿意沟通，是觉得可能沟通不了。把我当成专业的"家属"，医生会比较乐意沟通。所以，我建议患者家属要主动学习基本医疗知识。未来我想开设肿瘤患者家属课程，这样我们就多一些优秀的家属，医生也会乐意就患者病情多解释一些。

2019 年 11 月 28 日

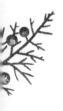

外科医生有哪些局限？

我们知道临床科室之间的壁垒很高，外科和内科行事风格迥异，医疗圈有句话说："内科医生认为外科医生什么都不懂但什么都敢做，外科医生认为内科医生什么都懂却什么都不会做。"

中国有世界上最一流的外科医生，他们都是在大量手术基础上培养出来的，但是中国的某些外科医生知识面偏窄。少数外科医生对内科的综合治疗造诣很高，而大多数外科医生忙于做手术。鉴于此，我认为患者在术前、术后还是应该找内科医生看看，听听内科医生怎么说。内科医生对很多临床研究如数家珍。不过，我们也不应该批评外科医生知识更新匮乏，因为外科医生几乎天天忙于做手术，很少有时间来学习。

老百姓也不要迷信国外医生手术技术好，做手术是熟能生巧的，国外医生做手术未必有中国医生做得好。何况白种人的体质和黄种人不一样，比如说，血管粗细都不一样。国外医生的缝合技巧不如中国医生。我还要建议各位患者求医看病时要尊重医生。假如患者很蛮横，医生就会为了避免麻烦而拒绝患者，比如明明冒险可以争取的手术，医生也会放弃，告诉患者自己没有太大把握。

2021 年 5 月 12 日

医生的职称

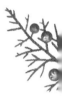

临床上很多医生有双重职称，比如住院医师兼助教，主治医生兼讲师，副主任医师兼副教授，主任医师兼教授，通常情况下卫生职称和教学职称是对应的。但也有主治医生兼副教授，主任医师兼副教授等情况。医生兼有教学职称后就可以带学生了，有的需要到医学院讲课，比如内外妇儿等临床课程就由医院派医生授课。

医生除了上大课，也要带研究生。一般情况下，有副高职称的医生带硕士生，有正高职称的医生带博士生。在某些学校（比如同济大学），中级职称的医生能聘硕士生导师，副高职称的医生能聘博士生导师，所以我的很多朋友现在是副主任医师、副教授，但是已经做了好多年的博士生导师了。那么哪些医生是有教学职称的呢？主要看医院是不是教学医院或者附属医院。教学医院是要带实习生的，基本上很多大规模的医院都是国内各大医学院校的教学医院，教学医院和医学院校是合作关系，接受医学生来临床实习，医学院校是可以给教学医院一定补助的。

至于附属医院，那和医学院校合作更紧密了，其分为直属附属医院和非直属附属医院。直属附属医院虽然是独立法人单位，但是人事、教学都是由大学任命，大学是直属附属医院的上级单位。非直属附属医院在教学、科研上由大学来领导。一般来说，附属医院的医生理论知识较强，需要给学生上课，患者到这些医院就诊可以放心，但是也要做好被实习生观摩的准备。很多临床操作也要由小医生上手，患者要多给医学生实践机会，没有必要连换药都找专家。

2020 年 4 月 17 日

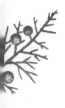

医生的临床思维是怎么培养的？

首先，医生应对指南（包括 NCCN 指南、ESMO 指南、CSCO 指南等）以及国家临床诊疗规范熟悉。这些年来，CSCO 指南发展得越来越规范，而且也不用翻译，可操作性很强。医生看多了指南其实能悟出很多原理，肿瘤治疗无非如此：早期行手术治疗，中期需要"围手术期治疗"，晚期延长患者生存期、提高患者的生存质量；术后复发后，寡转移可能还有手术根治机会，多发转移只能靠内科综合治疗。知识积累就是一个从薄到厚又从厚到薄的过程。

其次，医生在了解指南后应多看看专家共识（专家共识有时候更实际），然后每天读读优秀公众号的专业性文章。多媒体时代，学习真的很便捷。不过世界上没有一模一样的病情，就像世界上没有一模一样的叶子，指南也好专家共识也罢，存在个别方面的争议很正常，没有谁对谁错，家属坦然选择即可。

医生了解各大指南后怎么给患者推荐方案？我的做法是，找出每种治疗的相关文献，看看不同研究的数据，比如《新英格兰医学杂志》上的文章是怎么说的，《柳叶刀》上的文章是怎么说的，把文章的背景也和患者说清楚，然后用数据说话。

最后，我做个 ABC 推荐，具体决定由家属做。就像选宝马还是奔驰没有对错，只要家属选了，我们就尽力按这个方向做好。不过因为医生的个人精力有限，医学知识浩如烟海，没办法面面俱到，这个时候需要通过多学科团队讨论。

2020 年 5 月 10 日

介绍几个不同级别的医生

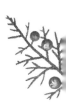

一、凶巴巴的主治医师

赵医生是某医院血液科的主治医师，我认识她很多年了。

赵医生的性格跟我很像，快人快语，有时候可能还有点凶。我也是这样的人，我总想给患者带来最好的获益，有时候家属钻牛角尖，我语气就会强硬起来。有些人见我还挺怕的，但是，我是一切为了患者。家属的认知是有局限的，有些要求是不合理的，医生不能被家属牵着鼻子走，况且肿瘤患者一旦走了弯路，错失时机，后悔莫及。当患者和家属后来看到我直言不讳带来的正向结果时对我会很感恩，我也会特别开心。

2019 年 11 月 26 日

二、辛苦的副主任医师

卓医生是福建省肿瘤医院的副主任医师，他很努力也很辛苦。他是科室的行政副主任，估计也是带组的医生吧。有次我去福州，卓医生尽地主之谊请我吃饭。当天白天他有7台手术，到下午4点才吃午饭，最后一台手术完毕是晚上8点钟。我说："你这样太累了，今天就算了，下次约吃饭吧。"他说"习惯了"，就直接来酒店接我。卓医生也算佼佼者，他博士毕业后可以留在上海工作，但是选择了福建省肿瘤医院。我觉得他的选择没有错，外地人在上海光一套房子就会被压得透不过气，外人只知道在大城市大医院上班收入高，其实体制内工资都不会太高，而且大医院的医生成长周期很长，评个职称很不容易，家里没底子在上海很难立足。

我经常说："人一旦死了，谁会记得你，就算记得也没啥意义，死了什么都不知道了。"昨晚我跟卓医生说的也是类似的话："不能让荣誉绑架了人生，人不是全部为他人活的，首先是为自己活，然后有能力再去帮助别人。"人生说到底没啥意义，就是经历和感悟。随心所欲是最佳的生活方式，我写东西也是随心所欲，我想到什么写什么，其实各种文体我都擅长的，但是没有必要拘泥于形式。做人也是，怎么快乐怎么来。我因为之前经历的痛苦比较多，余生更要潇洒一点，不管别人怎么看。

2020年12月9日

三、认真保守的主任医师

在上海治疗肺癌，只要规范化治疗，我觉得所有三甲医院的医疗水平都差不多，但是最有名的三个中心无非是上海市肺科医院、上海市胸科医院和复旦大学附属中山医院。

张医生是复旦大学附属中山医院的主任医师，他一下午的专家号有 20 个名额，他对每个患者起码花 10~15 分钟，所有材料他都会调出来看，一字一字看，看完后才一一解说。他不加号，老患者挂不到号没有关系，等他门诊结束，他免费给老患者看。在上海大医院里也只有他能做到这个态度，我是很佩服他的，所以患者找他看病真的可以放心。

但是，他太保守，不太接受新事物。其实患者的治疗欲望和经济条件差异很大，医生本本分分看病并不能满足高欲望的患者。比如，给肺癌患者监测循环肿瘤基因（ctDNA），我是只要患者经济条件好就会建议；对于经济不好的患者，那就老老实实按指南治疗，我给患者挑出性价比最高的方案。张医生是一概按最规范化的来。当然对大多数人来讲这样是好的，但这样做就满足不了部分患者的需求，患者找这样的专家看病我只好跟门诊，一步步引导医生去接受超前的方案。我不在医院体制内，而且我是肿瘤全程管理专家身份，我的方案只能是建议，所以开处方还是需要医生来开，我一般就挑选两个专家，一个保守派，一个激进派，然后自己综合分析。保守或激进不代表不是好医生，主要考虑患者经济和治疗欲望。肿瘤治疗指南永远是滞后的，它能满足绝大多数人的治疗欲望，但是不会满足治疗欲望很高的患者，所以我们也要根据患者实际情况来，超脱指南治疗一定要在安全有效的前提下开展。我强烈推荐大家去找张医生看病，但是也可来问问我，除了这几个方案外还有没有其他最新的研究进展。

2020 年 1 月 4 日

四、让人尊敬的院士

上海交通大学医学院附属瑞金医院的王院士是中国工程院院士。在网上看到王院士说要把荣誉给年轻医生，听了让人非常感动。很多年前，我在虹口区海宁路遇到王院士，他穿着黑色大衣，独自健步如飞。我估计他要去会诊，我微笑着叫他王院士，他也朝我挥挥手。德高望重的院士一般都没有架子，尽管不认识对方，只要别人朝他打招呼，他都会礼貌回应，其实他并不清楚对方是谁。王院士现在96岁了，还经常去会诊，真正把医生这个职业干到与生命一样长！

我经常强调医疗行为需要规范化，医生要做到真善美。医生是救人命的，理应被尊重；医生是辛苦付出的，理应得到报酬，这个报酬不是和诊疗患者数量挂钩，而是与看病质量挂钩。不可以逼着医生看多少患者，医生数量不够应该培养更多医学生。

2020年9月12日

第六章 对医患关系的认识

医患矛盾的主要原因是什么？

我认为现阶段我国医患矛盾的原因主要有以下几点。

（1）优质医疗资源严重不足。我国的医生数量庞大，但是我国的患病人口基数更大。医生不可能做到长时间关注某个患者，患者就医体验不好。

（2）相关地区的医疗投入偏低。要大幅增加医疗投入，在提高医生收入的同时减少患者的医疗花费，整体上会更和谐；社会多方投入办医，让行业监管更科学，有望缓解医疗资源紧张。

（3）医患对立。应改变医患对立的状态，发生医疗事故，患者可通过法院起诉医院，任何情况下不得伤害医护人员，违者从快从重处罚。患者的利益可以由法律或社会第三方（包括但不限于保险机构）予以保护，让医患协作更容易获得保险赔偿，化矛盾冲突者为合作者。另外，国民素质、医学科普及媒体导向都有待改进。

医疗具有特殊的服务属性。很多医生不承认医疗是服务，但是医疗在社会上确实被广大群众认为是一种服务。医疗是服务，但是医疗又是一种特殊的服务，技术含量高，风险大，服务与被服务者的专业认知不对称。既然这样，我觉得那就需要引入医疗顾问角色，医疗顾问需要独立于医院，能够为患者解答、分辨、选择诊疗方案。如果没有这样的角色去为医患构建桥梁，面对高深的专业认识，患者就是弱者，弱者反而容易有暴力相向。医疗顾问角色就像律师一样，用专业知识为雇主服务。

此外，国家也应该出台细则，区别基本医疗面和高端医疗面，应给予基本医疗面更多的经费投入，且不能完全市场化；对高端医疗面应该引入第三方的专业机构。这方面我觉得海外回来的专家比较有意识，比如我跟某位专家聊肿瘤全程管理，他讲肿瘤全程管理就有服务属性，广义上还包括解决患者的心理需求、就医需求（比如派专业人士陪同门诊、跟踪治疗），肿瘤全程管理会让肿瘤治疗事半功倍且使患者不走弯路。

总之，医患关系改善短时间内解决不了，这是一个庞大的工程，怎么缓解就医难、怎么避免医疗事故、怎么科学求医等是我们在未来需要努力探索的问题。

2016 年 5 月 16 日

谁是医患关系中的弱势群体？

年轻医生经常抱怨自己是弱势群体，因为学习周期长、工作辛苦、收入有限，而且医生是个等级非常严格的职业，年轻医生受到不公平的待遇是常态。所以，在大医院当医生看似体面，其实也很不容易，甚至没有精力照顾家庭。有些医生一个礼拜见一次孩子，因为他白天上班，晚上回家时孩子也入睡了。

对患者来讲呢？患者更是弱势群体。至少在我这里，几乎所有的家属都是很谦卑地跟我沟通，我知道有些家属出于感恩，而有些家属只是有求于我。患者的精神及经济压力都很大。有时候患者的就医体验太糟糕，本质原因是医患数量比例不协调，一个医生要看很多患者，根本忙不过来；医保制度不完善，很多药物都报销不了，患者负担非常重；在医疗技术上，各级医院水平差异很大，优质医疗资源稀缺。

既然大家都认为自己是弱势群体，那能不能寻求突破？我认为突破的办法是要投入更多医疗经费。要扩大医学院校的规模，让医生的数量与患者的数量达到匹配的医患比；提高医生的收入；要尊重医生，提高全民的素质，杜绝极端事件；患者要有大病保险意识；医生要有社会责任感，多做科普；还要有更多优秀人士从事肿瘤全程管理。（我为什么要每天不厌其烦地分享我的想法，因为走弯路的患者太多了，基本上每个肿瘤家庭都会走弯路，至少我的分享都是我深刻的领悟。）

2020 年 10 月 12 日

医生在亲朋面前有哪些"为难"问题？

有一次我和某市立医院的一位医生在一起，他老家的一位邻居骨折了，让他帮忙找医生。他帮邻居联系了本院医生，但是仍不停接到他母亲的电话，让他去现场看看。我朋友不停解释他不方便去，但他母亲不依不饶。他跟我抱怨因他的辈分小，老家的人来看病，家里反复打扰他。

医生很多时候不是不愿意帮，是爱莫能助，在别人面前就给人很冷漠的样子。医生很忙，也没时间给患者进行心理辅导，所以有些人觉得医生说话生硬、态度很差，容易结下梁子。

医学其实是一门非常复杂的学科，别人一张报告单发过来问有没有问题，该怎么办？其实一张报告单怎么说得清楚，需要更多的材料信息，等到医生在微信里收集完足够的信息时，可能一两个小时过去了，所以我遇到这些问题时喜欢建议患者信任自己的医生，找自己的医生解决问题。其实很多时候也没办法多解释，有些人理解能力差，要完全解释清楚需要大把时间。医生不是不讲人情，是这个人情太耽误事，一天来三五个这样的亲朋，那他就不用工作了。又比如很多人只发影像学报告咨询医生，其实医生需要看片子，甚至需要前后两次 CT 的对比才能给出相对准确的信息，但是患者理解不了，认为医生就是懒得理自己，所以医护人员真的很容易得罪别人。

有一次，我初中数学老师给我发微信消息，恰巧我在忙，没有及时回复她。才等一会儿，老师发来几个感叹号，后面霸气质问："王曙光，我是你的数学老师，你不可以这么对我！"

2021 年 3 月 8 日

有些医生为什么态度不好？

大家认为态度好的医生一定是好医生，那么态度生硬的医生一定水平差吗？有些家属习惯跟着情绪走，遇到态度生硬的医生就觉得对方肯定是坏医生，遇到客套话多一点的就认为是好医生。

那有没有态度好、技术也好的医生呢？有的，但基本上已经是德高望重的医生了，比如中国超声医学的先驱周永昌教授就是，像这种国宝级的专家都很珍惜自己的名誉，他的态度反而会更谦逊。我听说周老看病时使用听诊器会先把金属头捂热，然后才塞到患者的衣服里头。但是，医院里的一线医生每天临床工作繁忙，经常遇到纠结的患者，大概率会有不耐烦的情绪。包括我，有时候态度也会生硬。假如一个患者刚向我咨询，我肯定会耐心回答，但是当我清楚回答了这个问题，他还要反复缠着问这个问题时我就会不耐烦。比如，我说了不能手术，他还要反复问我能不能手术，我回答到第四遍就会不耐烦，我会说："晚期肿瘤患者不能做手术，手术做不干净，原因就是这么简单，家属要把机制弄清楚，我认为没有必要。"每个医生接诊的患者都很多，假如专门花时间给一个人上科普课，那还怎么兼顾其他患者呢？对于患者现实又迫切的疑问，多数医生会耐心回答，但是当医生回答完后，家属最好不要反复揪着不放，否则医生会认为："家属只是不肯面对现实罢了，此时更需要心理医生介入。"

善良、热心的医生也会态度不好。其实，我也是一个非常善良、热心的人，但是我也有个性。我对态度好的家属比较耐心，对于反复纠结的人，我肯定语气就变硬了。我心里会想关键问题说清楚就行了，还有很多事情等着我呢，我不能在一个人身上浪费太多时间。一个好医生可能也会经常拒绝患者，比如我一向主张不是自己的患者不要去瞎管。第一，我有可能不了解全部的病情，有可能漏掉信息，以至于给出的建议不正确。第二，患者来找我，我会归纳病史，认真分析，甚至对病情分类讨论，这就会花费很多时间和精力。癌症通常不是单一的疾病，患者可能合并很多其他疾病，综合治疗要分类讨论。患者随口一问是省事了，但是医生为了不犯错误可能会研究很久（特别是在网上咨询，面临材料不全的问题，医生会不停要求患者补充材料，医生在现场问清楚用 10 分钟足够，在网上却要花费 1 小时）。人的精力是有限的，医生遇到复杂疾病时会让患者把材料准备好再约时间，假如患者还在不停问，那医生会没有耐心。

有些医生讲话比较含蓄，而我不是这样的，我会非常直接地表达我确定的事情，不让家属抱有侥幸心理，毕竟临床上侥幸成功的概率几乎为零，不能把家属误导了。假如家属搞错了，我会直接说："不是这样，你搞错了。"我要是不这样做，会被家属牵着鼻子走，家属情绪上满意了，但是患者就要遭殃了。对于我这样的风格，有些家属一下子适应不了，但是到后来，他们会很感激我，最终发现我不但没有坑害他们，还千方百计为他们着想。

此外，我觉得医生态度不好也要分情况，有些可以理解，有些确实不能原谅，但是患者也不要因为医生态度生硬而觉得对方坏。我比较反感哪类医生呢？就是做事不靠谱或没有着落，比如患者还等着医生回应，医生却把事情忘了；还有就是不分青红皂白对患者不耐烦。对家属正常的提问，医生还是应该耐心解释。

总之，医患相互理解吧，患者们也不能被表象迷惑了，看问题还是要看本质。

2019 年 12 月 3 日

有些医生为什么排斥"拎不清"的患者和家属？

最近，我遇到了一位拎不清的家属。年前有朋友找我，说他老家的邻居在当地医院查出来癌症，家属有点不放心，朋友出于好心让我再给患者看看方案。我看了后觉得当地的方案确实有瑕疵，应该手术而不能只靠化疗。鉴于病情，我告诉患者家属手术风险非常大，必须找大医院做，再三叮嘱家属找我指定的专家去做，并且让家属抓紧时间先明确患者的病理诊断，但是叮嘱后家属很长时间没有声音了。

年后过了正月，家属又联系到我，说要到上海来治病，请我务必帮帮忙。我想着过年又耽误了很久，患者到上海来手术肯定要先明确病理诊断，但病理结果出来会有段时间，再三关照家属肿瘤穿刺后多花 300 元可以加急做病理，开单子时务必向医生提出来。我不但反复提醒他，还请托我的朋友叮嘱他。为了一刻不耽误，我给患者紧急协调做了穿刺，各位专家很给力，特意为此加班。穿刺组织送到病理科后，家属联系我能不能快点，我再次问他加急了吗？他说没有。我心里咯噔一下，但是也没责怪他，我又告诉他每天要在医院公众号上查报告，然后教他怎么绑定公众号，怎么查报告。

一个星期后他又联系我，说没查到报告，我告诉他没加急出报告会很慢，每天上公众号查。直到 2 周后他又来联系我，我马上联系该院专家给他查，结果查到病理结果已经出来了，但免疫组织化学的钱还没交，病理科等着他去交钱才会做下一步。我马上联系专家，在没交钱的情况下，先加班帮患者做，免疫组织化学的钱让家属后面来补交，并再三告诫家属这次一定要加急。他问我大概多久，我说没有准确时间，一般是 1 周左右，但还是要在公众号上查，结果出来后安排手术。在这期间他动不动联系我，我不堪其扰，我想他是朋友的邻居，次次回复他。后来我再次托人帮他查，患者的病理结果虽然出来了，但结论有点含糊，于是我又联系外院病理科专家给患者会诊。各位专家都是义务帮忙，会诊没有收一分钱。昨天，我让患者和家属赶紧来上海，交代怎么去加号，怎么和主任沟通。

今天一早，我还在睡觉家属就语音我了，表示挂在 50 位以后，想门诊插队。门诊怎么可能插队，我果断拒绝。我又发短信给我朋友，表达了我的抱怨，然后这个家属就翻脸了，说我耽误了他母亲的病情，说我讲病理结果出来会很慢，其实早出来了，是我在欺骗他。

我有时候会思考医生为什么对有些患者和家属爱搭不理，很多时候哪怕多交代一句话都可能让患者少走很多冤枉路。其实医生经常会遇到拎不清的人，多一点同情心可能会被反咬一口。比反咬一口要好一点的是"纠结"，这是最常见的"拎不清"。我是怎么对待那些比较纠结的家属的？我性格比较直且强势，做事不拐弯抹角，因为我觉得跟患者家属直接沟通效率高点。如果家属非要纠结到底，一次两次我肯定劝说，跟他讲道理，如果讲道理没用，那我语气就会变强硬，告诉家属我不开心了。如果家属做得不对，我就会批评。我虽然说话直接，但心地善良，只是嘴巴上强势，内心还是站在患者角度为他着想。了解我的人慢慢也就习惯了，甚至到最后对我非常感恩。

我想跟患者说："你不要纠结，怎么找医生，找哪类医生，本书就在给你做科普。"患者要信任医生，要分析医生做事的逻辑性。逻辑性强、把握得住细节、事事有回应的医生，患者可以信任。毕竟医生的专业性太强，你弄不清楚他技术到底怎么样，但是看他做事的风格就可以大致判断。其他方面别纠结，什么教授、博士生导师，都没有"靠谱"二字重要。

此外，不要动不动就发短信给专家，专家很有可能不会及时回复患者的短信。有次，我发短信给一个教授，直到半夜他才回我，而且是在开车回家的路上回复我。他跟我说不好意思，白天太忙了。大医院患者太多了，做医生真的很忙，临床、教学、科研都要做好，外科医生手术连轴转，有时候无法及时看短信，有时候看到短信正要回复，突然被人叫住，转个身忘记了。不理解的人以为医生有多大的谱。其实能给患者联系方式的医生都是比较负责的，患者平常也不要因为小事就不停咨询，非紧急情况能留言的，就不要直接打电话。

2019 年 3 月 11 日

医生需要为自己的医疗过失买单吗？

看了一则新闻，一位乳腺癌患者把医生告了，原因是没有及时确诊肺部小结节是转移灶，医生按抗炎原则给患者治疗，最终法院判定医生的过错是 20%。我不清楚这个判决的依据是什么？其实我也修过法律学位，我想我应该同时站在医学和法学的角度去解读下。

我们把概念厘清，医疗过失跟医疗违法要区分。医疗违法的概念通俗地讲就是非法行医，包括未取得执业医师资格证，或取得执业医师资格证但跨科室执业［比方说执业医师资格证备注内科（心血管内科）却去做泌尿外科的工作］。还有一种比较常见的违法就是取得执业医师资格证的医生不在执业备案的医疗机构内行医，这是中国特色。在某些国家，医生只要取得执业资格证，就可以在某个州或国家内任意医院行医。在中国，一般一名医生只能待在一家医院里，现在有所放开，但必须备案而且仅限于 5 个医疗机构，也就是医生只能在 5 个医院行医。医疗违法除了非法行医外还包括主观恶意，比方说，明知道患者不应该做手术，却劝说患者做了手术；患者明明青霉素试验阳性，还给患者开青霉素制剂造成事故，等等。这种主观恶意是医疗犯罪。但是主观恶意是一个非常复杂的问题，怎么鉴别主观恶意是非常专业的事。至于医疗过失，我认为大家应该抱着更宽容的心态。每个医生的教育与培训经历不一样，临床水平不一样，患者在选择医生时应该有所了解。任何医生都可能存在医疗过失，如果医疗过失需要医生买单，就没有人愿意行医了。比方说，对于肺部转移灶，转移灶很小的情况下，形态上跟炎症很类似，影像学上不典型，判断失误可能存在（除非选择穿刺去做病理，但是有些时候病灶位置复杂或者病灶太小，穿刺可能造成出血或者偏差）。我们还要分析医疗过失的危害，比方说寡转移（其他脏器无转移，且肺部转移灶的数量为 3 个及以下），那我们可以针对肺部做手术，同时配合全身治疗。如果肺部多发转移，那就不适合做手术了，对于肺部多发转移灶，医生没有办法处理干净，这样一来，疾病的进展与肺部没有发现转移灶是没有关系的。我希望大家更宽容地看待医生的过失。肿瘤的发病机制尚未完全阐明，所有治疗都是治标不治本，无法完全客观地说对错。

站在对患者生命负责的角度，医疗制度和诊疗模式都应该改进；医生对待患者应该认真负责；希望多一些水平高的专家从医院走出来从事肿瘤全程管理。

2019 年 5 月 9 日

医生不要随意发表治疗观点

我最近看了某位医生的公众号，他的很多治疗思路非常好，但是我和他的认知观不一样。我认为不要随意发表对其他医生的治疗方案的看法，因为你不够了解具体情况，且有些家属的表述是不客观的。

我初中校友的父亲因肠癌接受术后辅助治疗，我的这位校友不知道从哪里找来了我的微信。我看他父亲的肿瘤已经是局部晚期，很容易复发，但是患者连基因检测都没做，又对化疗很排斥。我觉得治疗可以再给力点，然后就跟他们说了具体的治疗流程，建议他们把没有完成的检查补充做完。最后我建议患者来上海会诊，他开口就问我会诊要多少钱，我说就是正常挂号费加上交通费，他说和他母亲商量下，我马上反应过来他们担心医疗费用太高，我不便发表太多观点。后面就不知道他们怎么治疗了，但是果然在一年内患者的肿瘤复发了，复发后按二线方案在治疗。校友把患者的CT检查结果发给我，请我看肿瘤有没有复发，我心里有数，像这种情况一般是家属不太相信医生，想让我把把关而已，所以我回答得很简单，避免干扰医生的治疗。他父亲化疗两次后，他问我："指标不降反升怎么办？"我听了这样的描述，说有可能化疗药失效了，然后他就打着我的名头去和主任讲化疗无效，不要化疗了。那个主任认识我，就发我语音了，跟我解释了病情，讲患者化疗前癌胚抗原（CEA）是 19μg/L，现在是 22μg/L。我马上就明白了怎么回事。CEA 为 19μg/L 和 22μg/L 根本没有本质区别，可以说患者病情稳定，更何况具体还要看肿瘤大小的对比。像这种患者，指标稳定就是治疗有效。

因此，医生在网络上发表个案治疗观点时，除非把全面的资料都要来仔细研究，否则宁可不发表治疗观点。

2021 年 5 月 25 日

我在门诊对一个老医生拍了桌子

　　有一次，我在某肿瘤医院对着一位看上去 60 多岁的老专家拍了桌子。拍桌子肯定是不对的，所以我特意等到中午他下门诊给他道歉，他不接受，看了我一眼后气冲冲地走了。我也很难过，光论看病他是一位好医生，看病仔细负责，判断也很严谨。

　　我为什么要拍桌子？主要是患者插队，他的诊室里乱哄哄的，也不按号叫，患者一股脑儿往里挤。我是陪患者来就诊的，我们的号排在前面，也没有过号，本应该是按次序来，但后面不停有人插队，我两次提醒医生已经轮到我们了，但他无动于衷。我想医生完全可以把插进来的单子放一边按号叫啊，最后我生气了。我说我要投诉医务处，他说你去投诉好了。我一下子火了，就拍桌子了。人性是经不起考验的，假如有插队的机会肯定很多人会插队，那我们辛辛苦苦等号排队干什么？患者听了他的话，更来劲了，都在插队了。这让那些老实人怎么办？让那些外地来看病、等着坐火车回去的人怎么办？但是除此外，他是一个好医生，我看到他亲自打印病历。作为一位老专家，他可能是为了帮患者节省挂号费才坐在普通门诊里，看病一丝不苟。那天我陪诊的患者是一位乳腺 B 超 4A 级的患者，但是钼靶结论为无异常。我让她去某大医院做乳腺磁共振或者空心针穿刺，但该院外科医生太自信了，看了钼靶结论说不用处理。我让她重新做 B 超，报告上 4A 级变成了 4B 级，级别更高了。我不放心，一定要让她再做一个乳腺磁共振或者直接穿刺，所以推荐她来上海某肿瘤医院，并且由我亲自陪同。

　　我很遗憾今天拍了桌子。

2018 年 12 月 18 日

第七章　说说患者的就医心态

肿瘤患者为什么需要心理干预？

某肿瘤医院的内科主任讲了一个故事：有一次门诊，他觉得一位患者需要心理调整，建议患者看心理门诊，结果患者大发雷霆，破口大骂，觉得医生让他看心理门诊就是骂他有精神病，于是在诊室骂了医生10多分钟。

10多年前我在做实习生的时候，跟着肾内科主任彭教授出门诊，有一位大妈尿隐血为（＋）。她怀疑自己得了肾癌，一直追着看彭教授的门诊，彭教授给她里里外外做了检查，没发现有问题。彭教授也不说没问题，就按大妈的意见给她开检查。彭教授的号很难挂到，而且门诊服务费很贵，大妈却神通广大，每次都能挂到。直到她第三次来看门诊时，我忍不住了，我说："你没病，你需要看心理医生。"彭教授瞪了我一眼，第二天在科室晨会的时候批评我，说有个实习生在门诊建议患者去看心理门诊，这样容易引起纠纷，以后不要这么做。我当时很委屈，因为我知道患者尿隐血只有一个＋，如果检查后没有发现器质性疾病，那就是生理现象。患者现在主要的问题是疑心病、焦虑症，看心理门诊最合适。

除了疑心病外，患者面对肿瘤治疗时还有一种极端问题是逃避。有一位朋友点名要找某大专家，问我认不认识。我说认识，然后问具体什么事。原来是一位胆囊癌患者，某院士级别的医生认为其肿瘤复发，出现肝转移了，于是推荐患者去找某专家治疗，所以家属求助于我，问我能不能联系上该专家。我就帮他们联系了，该专家看了后认为不是复发，让他们直接回去。我因为没有看到片子，也不知道到底怎么样。按我的行事风格，既然两位权威意见相左，就建议患者找我认可的专家再看看，但是患者不愿意再会诊，宁愿相信不是复发。

其实，我也能理解患者的心理，我尊重他们的想法。他们害怕面对问题，所以宁可相信没有问题。还有一种情况很常见，肿瘤患者有时候躯体还没有出现症状，但是已经需要接受治疗。比如，患者往往不会对寡转移有异样感觉，这个时候如果及时查出来就应赶紧治疗，效果会很好，但是患者不理解自己不痛不痒为什么要去治疗，最后就耽误了。

不仅是患者，连患者家属也会出现心理问题。我经常遇到悔恨不已的患者家属。那些失去手术机会的患者的家属会痛哭流涕跟我反复确认患者到底还能不能做手术。他们希望患者能做手术。能做手术的患者的家属也纠结得不得了：为什么患者会得这个病？去哪里治疗？能否请大主任亲自做手术？会不会让实习生主刀？他们有一万个不放心。在肿瘤全程管理中，我经常遇到极端的案例，家属内心非常焦虑，一方面瞒着患者，无法让患者有效配合治疗；另一方面不信任医生，但是自己的医学认知又存在局限性（事事都想搞明白，但事事又搞不明白），最终走了最糟糕的路。殊不知肿瘤治疗的方案有很多，很多治疗方案也要家属或患者自己做出选择，贴合患者病情的方案才最合适。如何选择可行方案？最好由肿瘤全程管理专家决策，肿瘤全程管理专家需要极高的医学素养，而大多数家属达不到较高的医学素养，所以家属需要抱着用人不疑的心态。

很多肿瘤患者有心理问题。肿瘤除了受环境和基因因素影响外，还与性格相关，即所谓的癌症性格。我长期观察发现，肿瘤患者的性格有很多共性，要么郁郁寡欢，要么急躁易怒、钻牛角尖、以自我为中心，一旦家人不满足自己的需求就气急败坏。我认为这样的情绪波动容易造成内分泌紊乱。因此，在肿瘤治疗中心理干预必须贯穿整个治疗过程。

肿瘤是灾难性疾病，是容易致死的疾病。怕死是人的本性，患者因为恐惧死亡而惶惶不可终日，降低了生存质量，甚至可能做出极端行为。极端行为不光指自杀，更多见的是一门心思要找"最好"的医生，导致耽误治疗。殊不知在临床治疗中没有最好的医生，只有有缘的、负责的医生。据我观察，大多数患者往往一开始不能客观接受病情，这时需要一位掌握心理治疗技能的肿瘤医生开导患者（单纯的心理医生不能对肿瘤专业问题答疑解惑，往往让患者缺乏信任）。心理治疗的目的是缓解患者的恐惧与压力，但并不是事事顺着患者。在患者度过了否定期后就要帮助患者建立治疗信心，以及引导其树立理性思维。

部分医生建议肿瘤患者看心理门诊不是在骂人，而是把专业的问题交给专业的人解决。总之，肿瘤患者或者家属需要接受正向心理干预才能相对理性地面对疾病，至于结果怎么样可以不用多想，我们只需要明白当下治疗的目的是什么。那就是不让能根治的患者失去根治机会，让不能根治的患者有尊严、高质量地生存并延长生命周期。

希望肿瘤患者和家属把问题看淡，让生活节奏变慢，安心养病，遇事不要纠结或喜怒无常；与人相处时无须争一时之快，退一步海阔天空。

2020 年 12 月 2 日

家属要不要对患者隐瞒病情？

很多家属都会对患者隐瞒病情，到底瞒不瞒得住？我认为瞒不住。绝大多数肿瘤患者心里清楚自己得了癌，可能只是陪家属"演演戏"罢了。这些年我遇到的，凡是家属隐瞒病情的，患者多数预后不好，为什么会这样？我分析原因有两点：一是家属隐瞒病情后患者不配合治疗；二是家属的心理素质和理解能力偏低。

大多数患者在得知自己患癌后情绪都会波动几天，但也会把心态调整过来并积极配合治疗。有时候，患者自己的思维力更强，判断更精准。很多家属是好心办坏事，也有部分家属故意隐瞒患者，其实是不想给患者积极治疗。在国外，家属通常不会隐瞒病情，但在中国好像成了常态。据我观察，大多数人自己生病才会更加上心，部分家属担心患者病情，却更担心治疗会花钱。我说得很现实、残酷，但这是我看到的真实情况，我也比较无奈。我甚至发现肿瘤患者把心态调整过来后，在选择治疗方案时显得特别理性，也许是求生的意愿让他们特别谨慎且思考更多。

有一次，我去会诊一个肺癌患者，我花了大量时间分析病情，结果家属没听懂，并且提出很不可思议的疑问，而患者居然听懂了，选择了最佳的治疗方案。我在实践中接触了大量专家，面对同一个疾病，不同专家因为所处的学科不同、思考的角度不一样，做出的治疗方案也不一样。有时候连我也要花很大精力去查病案和文献，综合各种资讯去分析各种方案的优缺点及患者的预后，但是患者做出的判断往往和我费了大量心思后的判断出奇地一致。

其实，很多时候患者的判断会更准确，因为他自己能感觉出身体是否舒服，他自己有权利判断还要不要治疗。所以，我觉得若你的亲人得了癌症，你不妨告诉他，只是要注意方式，特别是要鼓励患者。

2017 年 12 月 11 日

患者及家属要有"抓大放小"的心态

大医院的医生都很忙：临床、科研、教学，一样不能少。医生在高度紧张和忙碌的情况下，很多时候态度可能会不好。这时，患者和家属不要和医生吵，因为吵了也不能解决问题，更不要为小事耿耿于怀。其实很多医生对事不对人，但是患者和家属会生气，然后换个医院又是这样，折腾的是自己。那患者和家属应该怎么办？需要抓大放小。越到大医院王牌科室看病，患者及家属越要抓大放小。

什么叫抓大放小？就是大问题盯牢点，小问题则记在纸上一次性沟通，尽量不要突然想到一个问题就跑去问，想到另一个问题又跑去问，一天几次下来，医生心里真的也很烦。毕竟医生面对的患者数量太多，每个家属都这样，医生没法干活了。家属不要纠结一些微乎其微的问题，比如，医生怎么不是正教授？磁共振上次做过了，怎么这次又要做？CT 辐射会不会很大，人会不会被辐射死？……不要纠结这类问题。

　　患者和家属可在网上收集下基本的住院常识，但是不要在网上收集治疗方案，医生可能沟通不够，但是大多数情况下医生不会搞错病情和治疗方案。患者的情况千差万别，家属靠百度下结论是不客观的。早晚医生查房时家属要认真倾听，不要医生还没说，自己一股脑地说一大堆，等医生出了病房又想不起医生刚才说了什么。对于医生和护士犯的小错，尽量包容；如果医生犯大错，出了医疗事故就找律师，自己不要随意闹。患者在细枝末节上尽量不要较真。

　　有缘认识我的患者尽量参加住院期的管理项目，我会和医生在第一时间沟通，患者没有必要老去找医生。医疗问题是世界性的难题，患者数量太多了，优质医疗不足，由独立的第三方介入医疗服务是大势所趋。

2019 年 11 月 18 日

肿瘤治疗预后与家属的认知相关

　　在肿瘤治疗上，其实相同级别的不同医院水平都是差不多的。但是为什么有些患者预后好，有些患者预后差？其实这很大程度上与家属有关。有一部分家属连最起码的求医常识都没有：不懂怎么和医生沟通，无法正确表达诉求；对治疗的目的思考不清晰；对就医程序不了解，对治疗过程没有规划，就像汪洋大海里的一条小船，漂到哪里算哪里；或者东一榔头西一棒槌，漫无目的到处奔波，还特别容易被骗。有的家属对要不要去大医院治疗反复讨论，反复纠结，错过了周一入院的高峰，后面只能等这一批患者出院再入院了。

这些现象都与家属的认知和思维方式有关。我有时候特别同情一些经济条件差的患者，但是又很无奈，因为家属的理解能力很差。比如，我让他们把材料给我，他们往往给我一些毫无意义的内容，我光教他们整理材料就要教半天。

患者预后好的情况一般都有共性。首先，找的医生有经验，也比较负责（因此，我有意识地结识了很多人品好、技术好的专家，建立了专家库，我反而不会去找一些名气非常大的医生，我怕某些大专家主要是做学术和行政工作，临床实践反而不如一线医生）。其次，患者有经济实力，因为有些药物是比较昂贵的。最后，患者和家属比较听话。什么叫作听话，就是理解能力比较强，依从性比较好。听不懂也不要紧，只要明白专业的事交给专业的人，不要自己瞎折腾就行。我其实很担心家属一根筋，比如我遇到一位伯基特淋巴瘤患者（是一位胸外科主任让他找我帮忙），其子女联系我，我本来有心帮他们。我想着帮他们找我熟悉的专家，因为我知道这个专家水平很好，而且专家的亲属看病也求助于我好几次，肯定会看在我的面子上尽心尽力。然而家属执意要找某医院血液科的知名专家。我朋友也是治疗淋巴瘤的专家，只不过他们想找的专家名气的确大一些（名气响不代表治疗水平一定高，也可能是科研做得好）。淋巴瘤这类疾病的治疗基于分子分型，淋巴瘤有100多种亚型，分子分型明确了，治疗方案都是统一的。家属只会网上查，哪里名气大就去哪里，这个心思是可以被理解的，但其实非常偏执。

总之，医生要帮有缘的患者，没有缘分的不要勉强，而良好的预后一定是有条件的：医生负责，家属智慧。这两者缺一不可！

2021年9月25日

患者及家属要树立正确的疾病观

人体比世界上最精密的仪器还复杂，科学家和医生远远没有完全了解人体，所以世界上很多疾病是治不好的。人类是高度社会化的群体，有情感、有思想，人类的愿景是活得更健康、更长寿，所以需要对疾病开展治疗。

很多时候，治疗疾病只是一种利弊权衡下的选择，治疗带来的副作用可能很大，但是若副作用比起疾病本身危害要更小的话，那我们宁可选择副作用很大的治疗，比如放化疗。很多疾病并不是按着典型模式进展的，所以临床上存在很多不典型的症状和预后。世界上没有完全一模一样的患者，患者及家属需要客观认识和面对不典型的症状和预后，比方说，绝大多数早期肺癌患者术后康复得非常好，但是我也遭遇过术后两天不能说话、术后高热不退或术后查出其他疾病的患者。这些现象的背后原因需要我们明确。比如高热不退的原因可能是感染，也可能是应激反应，甚至根本找不到原因。有些患者术后查出其他疾病，但是其跟原来的疾病没有关系，这个时候就要辨证看待问题，需要马上调整治疗方向，而不是一定要和原来的疾病联系起来。

医学是一门经验性学科，我们经常会关心医生的临床工作年限是多少。经验丰富的医生处理问题更有优势，我们要找的也是临床一线医生，但是再有经验的医生也需要通过检查来确定患者的病情。我们要认识到，医生绝对不是神仙，仅凭着患者主观描述就能确诊的医生其实是不负责任的，毕竟临床上哪有这么多典型疾病。所以医生有时候会比较烦恼患者不愿意做检查就问是什么疾病，医生只能告诉患者做哪几项检查先排除掉某些重点疾病，然后缩小目标或者再通过检查提示诊断方向。

2019 年 11 月 29 日

患者及家属要学会理解医疗上的"分歧"

在肿瘤治疗过程中，我们说的标准治疗是指南上规定的、适合大多数人的治疗。然而，患者的病情可能不像指南上说得那么典型，每个人的癌症都有自身的特点，所以医生在治疗方案上可以适当调整下。对于这种情况，医生之间的治疗策略可能会有分歧，这个分歧可能是因激进或保守的态度引起，也可能是因知识面的偏差引起，具体谁对谁错也说不好。肿瘤的发病机制都不明，谈何有最标准的治疗方案呢？患者面对这种情况，没有必要一定要得到完全统一的答复，只要积极尝试就好，毕竟治疗机会转瞬即逝。

有些专家的态度非常明确，这类专家的决策一般都是有依据的，专家能讲清楚为什么这样做。至于其他医生有不同意见，两方的意见有明显冲突时，可以申请多学科团队会诊。比如，我作为肿瘤全程管理专家，接触患者和家属的时间比较多，如果家属有疑问就把疑问说清楚，我解答清楚了之后，家属就不要在同一个问题上再纠结了；如果其他医生有质疑，家属可委托我组织一个医生碰头会，让我和不同医生一起商量，大家都听听对方的意见和依据，然后统一决策，这才是正解。（家属思路不清楚和反复纠结很耽误事情，当家属问我应该怎么办，我会客观讲解，但是家属依然在纠结。尤其是当医生都统一决策后，家属再纠结就完全没有必要了。）我能理解家属纠结的背后心理是什么，其实是家属需要被安抚，但是专家没有时间安抚家属。肿瘤全程管理是一份工作，患者和家属是我的当事人，我会尽力为当事人争取权益，我可以保证我选的专家是敬业的，但是专家没有义务成为患者家属的"知心姐姐"。我遇到过很多纠结的家属，患者预后都不好。家属会想尽一切办法到处打听"最好的方案"，找的专家数都数不过来。不同专家的方案或多或少有点不一样，这样一来，家属心里越来越没有章法，也没了依从性，导致患者没有得到及时的治疗，最后的结果令人心痛。

我一直认为这个世界上很多事情没有对错，只要不违法犯罪，我尊重别人的行为。晚期肿瘤治疗不能说治疗就是对、不治疗就是错，关键是还有没有治疗余地以及患者的初衷是什么，只要不留遗憾就好。我希望大家不光在肿瘤治疗上不要纠结，在生活工作中也不要纠结，纠结意味着低效率。

2020 年 10 月 2 日

不做固执己见的患者或家属

有一位老年肿瘤患者血氧饱和度只有 80% 多了，因为几天前患者鼻出血，就停了利伐沙班，现在 D- 二聚体水平很高，所以我高度怀疑他得了肺栓塞。于是我建议患者在当地医院做个 CT 血管成像（CTA）。他女儿很有顾忌，怕当地医院做出来不准，我说那你联系 120 救护车，把患者带到大医院在急诊科做，她还是担心，怕急诊科医生水平不行，后来我就不回复了。

我知道他女儿内心是焦虑的，但是行为上不分轻重缓急，非要先去住院，好像不住院就看不了病。我认为家属的个人主张不要太多，不要主观去担心各种问题，其实她担心的问题不存在，我不信急诊科医生会对一个 120 救护车送过去的肺栓塞患者无动于衷。时间在她的纠结中流逝了，她的父亲很有可能挺不过去。

今天一大早，有患者家属打我电话，我听完具体情况后很痛心。这个患者家属早些时候也找过我，他只愿意让患者去上海交通大学医学院附属仁济医院住院，我之前就严肃批评过他，只追大专家看病又那么固执一定会后悔的。现在，他回过头来懊恼万分。患者膀胱癌复发，全身检查后确定了其他地方没有转移，但病理免疫组织化学显示恶性程度比较高，我跟他说把膀胱切掉可以推迟或避免再次复发，但患者和家属死活不愿意，他们抱有侥幸心理，结果不到半年肿瘤就到处转移了。肿瘤全身转移后我说患者需要接受化疗和免疫治疗，患者觉得免疫治疗费用贵，就没有采纳（其实他们经济条件不错的，却一次又一次错过机会）。现在患者的情况已经不行了，他们却要不惜一切代价救治，我告诉他们治疗没有意义了，但是患者和家属还是不甘心。

以上两个案例都不是偶然现象，我碰到过很多任性的患者或家属。有晚期肿瘤患者，医生不给做手术，家属找人托关系在其他医院做了，患者做完手术一个月后就复发了；有患者好端端在化疗，指标下降，病情在缓解，却自作主张停止化疗吃偏方，结果指标又回升了；还有患者得了急性白血病，白细胞数值高得很，但家属只愿意带患者去某医院治疗，那就等吧，在等待中患者病情恶化了。

中国的老百姓在遇到身体健康方面的问题时往往对医生的话半信半疑，此时若有一个熟人或病友说"得癌症不能化疗，化疗的副作用可大了"，他立刻奉若圣旨、言听计从。等病情加重，出现并发症或危及生命时，患者又急匆匆地来找医生救命了。人体类似一个很复杂的机器，普通人是不懂的，出现问题时患者一定要第一时间找专业的医生解决，一定要听医生的话，不要道听途说、断章取义，否则一定会贻误病情。

　　为什么患者和家属的认知误区这么多？为什么患者和家属不听医生的话，却深信骗子的话？可能医生不像骗子那样会下保证吧。我一次次举出案例，大家一定要听进去。生命只有一次，一旦错过治疗时机就没有后悔的余地。医学科普还有很长的路要走，最起码老百姓的就医观念需要纠正。

2018 年 10 月 5 日

做合格的患者家属

　　对于肿瘤患者的家属，我总结出如下建议。

　　若家人查出恶性肿瘤，先不要盲目着急，肿瘤不可能一天两天内一下子长大，家属要给自己时间去思考接下来要怎么做。建议挂肿瘤科的号，问医生接下来应该怎么做，要去哪个科看病。如果一下子住不上院，问问可不可以挂床位或者先在门诊做检查。（把该做的检查先做起来，各大医院都有先进的仪器设备。）不要催着医生做手术，手术前做好充分的评估可以减少手术并发症。不要只盯着大专家看病，大专家很忙。不要老强调让医生用最好的药，这个世界上就没有最好的药，只有最合适的药（若反复强调用最好的药，医生通常会开最贵的药，最贵不代表最合适）。不要老问医生检查结果，假如检查结果有异常，医生会主动来找家属，不找就是正常。跟医生搞好关系的前提是家属拎得清、思路清晰、做事利索以及能够告知治疗意愿。

　　治病不是学术探讨，方案有差异不要大惊小怪。治疗方式不是绝对的，在结果没有出来前很难说对错，很多所谓的最佳方案是根据大多数患者的数据来说的，但是世界上不会有一模一样的患者。严格地说，肿瘤的发病机制都没搞清楚，所有的治疗都是治标不治本。不要对医生的失误耿耿于怀。什么叫失误说不好，比如对一个 90 岁的中期肺癌患者开刀还是不开刀？按病情肯定是开刀，但是选择靶向治疗可能更实际。医生有自己的考虑，做出考虑后肯定会给家属解释清楚，家属只需要把自己的意愿告知医生。

在疾病治疗上没必要给医生出主意（家属经常会在网上找一些文章，比如癌症通过什么方法被治愈了，然后把这些文章转发给医生，我觉得大可不必）。大医院肿瘤科的医生都是医疗界的佼佼者，通过系统的学习、规范化的培训才能进大医院工作，水平肯定比家属高，况且肿瘤不是想怎么治疗就怎么治疗的，根据患者的具体情况有一套治疗标准。用什么药，用多少量，指南写得清清楚楚，医生不会自己独创方案。家属没有医学知识，理解不到位是常有的事，通常会因为一知半解而对医生耿耿于怀。所谓专业的人做专业的事，既然把治疗疾病交给医生了，只要配合就可以了。有些患者天天担心医生会不会搞错、会不会忘记，我只能说操心过度不利于康复，也让医生很抓狂。

和医生沟通时，家属不要当"演员"：家属和患者一起见医生时，反反复复嚷着让医生用最好的药。这类家属也抓不住主次，他们一般都听不见医生说的关键问题。医生太忙了，没有时间配合家属"表演"，讲过一遍可以再讲一遍，但是不要让医生重复几遍。希望家属在医生面前坦诚，医生是按规范治疗的，很多时候医生很清楚家属有多少实力和多少治疗意愿。医生比绝大多数家属专业，家属可以选择同意或不同意，有疑问抓住主要问题问，别在细枝末节上纠结。

关于化疗，不要害怕化疗，该化疗还得化疗，肿瘤患者死亡不是化疗造成的，而是病情进展。根据不同癌种、不同分期，化疗有不同的作用：或使患者达到临床治愈，或推迟复发，或让病情缓解一段时间。

关于饮食，医生没有特殊交代，吃什么东西不是最要紧的，只要均衡营养就可以了。吃不下食物的患者可使用肠外营养剂。很多药吃了也有可能没效果，更别说食物了，食物不可能从根本上改变病情，营养均衡就可以。

关于要不要采用中医治疗方法，我建议可以尝试找正规医院的专家，患者服中药2周后应查肝肾功能。肿瘤的主要治疗手段是手术、放化疗、靶向治疗、免疫治疗。

关于出国医疗，如果把看病比喻成烹饪，美国医生注重程序，每道烹饪工序都不会缺少，所以他一上午可能就做了一道菜，做出来的菜精美，患者体验感也好，但是要花大价钱；中国医生讲究数量，讲究奉献，他一上午要做很多菜，患者的体验就很差，但是治疗的目的都可以达到。中国患者绞尽脑汁问问题让医生回答，医生疲于应付；美国医生周末不上班，也不会主动加班，患者发邮件咨询，他说等我周一上班再给你回复，中国患者大为感动，认为美国医生真负责，他第一时间回复邮件了，他周一会详细回复，肯定是在团队讨论后认真研究了才回复。这些都是崇洋媚外的心理在作祟。这些心理我都给家属分析清楚，大家看需求点是什么再决定要不要出国求医。

肿瘤治疗的主角不光是医生，家属也至关重要。做一位合格的患者家属可以避免走很多弯路，可以减轻患者的痛苦、延长患者的生存期，甚至可以把握住关键节点，使患者的肿瘤被彻底治愈。

2018 年 11 月 3 日

医患之间一定要有效沟通

目前，在大医院看病最大的问题是沟通：沟通时间不够，沟通不够顺畅。一位医生半天常常要接诊 30 多个门诊患者，平摊到每位患者的时间也就 3 分钟。很多患者排队 3 小时，和医生沟通只有 3 分钟。有些患者的病历有几十页，医生都看完了吗，思考了吗？提高门诊诊断准确率需要医生全面了解病史，但了解病史需要时间，所以在看门诊前规范病案就显得非常重要。我管理的患者都是我帮他们整理好病案，然后打印出来并划出重点，再给到相关专家。我希望患者在规范病案后再去专家门诊就诊。（不懂怎么规范病案的患者可以请专业人士帮忙。）

除了规范病案外，还要组织语言。患者在进诊室前就要想好自己的诉求是什么，要解决什么问题。患者可以把问题罗列在纸上。实际上，3 分钟对专业人士来讲绰绰有余，但对患者来讲不够，一旦他们理解错误，治疗的结果自然会很糟糕，所以，我会陪同某些特殊患者看门诊。我发现有些患者非常聪明，但也不能做到完全理解医生的话，我个人建议最好到副主任医师的门诊看，一般副主任医师的门诊人数比大专家的少，副主任医师做事也更认真。若患者做好诊前工作再和专家交流，一般问题都能得到有效解答。门诊医生的时间很宝贵，医生明确答复后请患者不要再纠结，可以回去慢慢思考研究。实际上高效的看病不在于时间给多少，而在于医生的答复是否明确，患方的思路是否厘清。不过这是一项技术活，有条件的患者可以请第三方的医疗顾问陪同看门诊。

门诊医生讲解时患者不要打岔，等医生讲完了再问。核心问题问清楚就够了，别把医生当心理咨询师。经常看到医生才讲一句话就被患者打断，结果患者也没听清楚医生讲了什么，出了门诊一头雾水。患者看门诊时不要不停地跟医生诉苦，不要反复强调自己很害怕，不要不停追问要不要紧，等等。患者说这些话在医生面前属于无效倾诉，不光浪费时间还会打断医生的思路。患者也不要自己建议具体的检查项目，医生已经明确告知不需要进一步检查后，患者不要拿着下级医院的建议不停追问到底有没有必要，更不要说其他医生的坏话，以免引起医生的反感。遇到太纠结的患者，医生就会过度检查。门诊时间很有限，患者要学会正确倾诉和倾听。患者和家属切记，对医生已经确定了的事情不要反复纠结，纠结只会引起医生不耐烦。患者和家属不用担心是不是主任亲自做手术，若主任答应亲自做，你还一直担心万一不是他亲自做，那你的担心有什么意义呢？

用人不疑，疑人不用。家属在找某位医生前就应该充分做好分析，既然找了某位专家就应信任他。住院期间，医生通常不会事无巨细地跟家属通报，只有就患者重要的病情才会和家属沟通。大多数医生不愿意在细节上沟通主要是怕家属听不懂，万一碰到纠结的家属，再耽误一下，患者就失去治疗机会了。家属应该操心的事是患者还有没有手术机会，没有手术机会了患者平均还能生存多久，患者要怎样配合医生治疗，患者治疗的欲望有多高，是选择性价比高的还是最先进的方案。

以上建议对大多数医患沟通是适用的，现实生活中个别专家的个性较强，比如我就是个性比较强的人。和患者沟通时我喜欢直接点，很多人说我是"钢铁直男"，其实我觉得这不是贬义词，因为求医的核心是信任与技术。医生光有技术是不够的，我要让家属了解我并配合我，我就必须开诚布公、实话实说。家属想知道的我都可以告诉他，这样他就不用猜来猜去了，不用觉得我话里藏了什么话，猜我的动机是什么。我把所有的话都说清楚，这样不会误事，也提高了办事效率。久而久之，我就成了大家眼里的"钢铁直男"了，其实我只是讲究效率。

说点题外话，我衷心希望将来有更多的医生跳出公立医院从事医疗服务。医疗需要平等，但医疗服务是不平等的；医疗不能产业化，而医疗服务可以产业化。对于那些愿意付费、有积极治疗意愿的患者，应该有机构帮助他们。

2019 年 2 月 15 日

患者及家属一定要有规则意识和行事底线

很多朋友知道我在探索广义的肿瘤全程管理，一旦确诊肿瘤就会来找我，其中有一部分人是想走"后门"，因为大医院住院可能要排队一两个星期甚至个把月。我是不主张走"后门"的，但是很多患者是朋友介绍的，我偶尔也会抹不开情面去说情。我说情有原则，家属通情达理，患者的肿瘤初发，家庭经济上能够承受治疗，最重要的是患者病情的确拖不起了。

对于早期肿瘤患者，我一般都会劝家属排队等床位，但是临界期肿瘤患者是等不起的，有可能等半个月就失去了根治的机会，从道理上来讲，这些患者也应该有"绿色通道"。这种情况我会出面说情，毕竟人命关天，越早治疗预后越好。有些患者被当地医生误诊了，出现了各种治疗并发症后再来找我。特殊情况下，比如患者收治进去能被救活，不收治进去死路一条，那我帮不帮？这种情况我可能会联系带组医生，把特殊情况说清楚，由带组的医生决定收不收，通常医生看在我推荐的份上会收的。但是，问题来了，有些家属特别拎不清，他们非要通过各种关系联系科室主任，有些人觉得托朋友和科室主任搭上话显得特别有面子。其实，患者住进去后医生就会负责任、尽力，医生不可能放弃患者，所以患者应乖乖听医生的话。

患者住院后就要遵守科室的规章制度和治疗流程。有的患者事无巨细要求科室主任亲自处理。医院有规章制度，科室主任不是做住院医师的工作的。有些患者认为科室主任亲自来问候了这个事才圆满，但是科室主任怎么可能亲自过来？

其实我明白很多患者和家属的心理，他们觉得领导亲自处理才是重视。在医疗上，绝大多数不懂行的人会把简单的事复杂化，这是心理活动复杂造成的，若要按患者和家属的想法来就全乱套了，这个时候医生一定要拎得清，应及时掐断对方的错误想法。

2020 年 9 月 15 日

一定要信任自己的医生

肿瘤不光是生物学上的疾病，还有可能导致心理疾病，有些患者和家属被心理问题困扰。有些患者和家属成了惊弓之鸟，整天沉浸在恐慌中，需要被不停安抚和接受心理疏导；有些晚期患者的家属无法接受客观事实，不停质疑医生的治疗方案；有些家属只要医生意见有点差异就到处找专家，其实医生的意见差异是表面上的，背后的本质是一致的。

患者和家属如果抓不住重点，那就信任医生。有些家属不信任医生，所有事情都想亲力亲为，结果把患者病情给耽误了，比如说有些家属坚决不愿意患者接受化疗，而让患者参加 CIK 细胞治疗。有些患者治疗欲望很高，但又不信任医生，生怕被骗，这样他们就不会积极配合医生治疗，预后很差，然后反过头来责怪别人。但是，他们又会坚信骗子的话，因为骗子给了口头保证，而医生不会给保证，所以他们对骗子坚信不疑。有些家属反复纠结专家会不会亲自做手术，我只能告诉他："专家答应你亲自做就会亲自做的。"人世间最复杂的心理都在肿瘤治疗中展现得淋漓尽致，所以当医生很难，但是医生看到患者在自己的努力下得到规范化治疗，病情得到控制，又很有成就感，正是这份成就感支撑着医生行医。

医生在成就感的支撑下，会自己吞下很多委屈。比如，我遇到过一位胃癌患者的家属质疑治疗策略。这是一位晚期胃癌患者，家属非要医生实施手术，晚期胃癌患者一旦做手术病情就会很快进展，甚至会死亡，但是家属无法理解。这位患者在过去几个月里接受化疗，效果非常好，连人都长胖了几斤。晚期胃印戒细胞癌患者如果不积极治疗，生存期基本上只有半年，现在通过治疗，患者的肿瘤代谢已经不活跃了，大大超出了我的预期。此时家属居然质疑医生诊断错了，我就非常生气，觉得家属真的辜负了医生全心全意的付出。患者日常有无数的疑问要跟医生探讨，但医生实在没有精力反复安抚患者，患者要学会心理减压，要相信绝大多数医生会尽全力治疗患者，治疗能做到 100 分的，医生绝不会只做到 99 分。

医学不但是一门经验性学科，更是一门概率学科。在医生眼里，百分之百的概率是没有的，医生只是根据目前的证据和经验提出一个概率，然后进一步选择求证方式。很多疾病都是一个动态的过程，患者今天没事不代表将来没事。比如肺小结节患者，今天患者的情况是癌前病变，没有达到手术条件，需要密切随访，一旦恶变了医生才会积极介入。医生根据结节的形态、直径、密度等参数判断其恶性的概率大还是良性的概率大，需不需要抗炎治疗，是手术还是随访，若随访其频率如何，是 3 个月、半年还是一年？甚至医生若判断是原位癌也不会给患者做手术，因为肺原位癌可能几年不变化，患者要保持好心态接受随访，毕竟手术会影响肺功能。其实这是医疗行为准则而不是医生水平不行，就因为医生说暂时问题不大，可以一年一随访，其他偏激进的医生帮患者做了手术，患者就去质疑上一位医生的能力，这种行为是偏激和认识不到位的。医学非常复杂，很多情况下患者表现得不典型，好的医生会把各方面因素都考虑到再提出自己的建议。

肿瘤治疗的每一步都需要花钱，要不要治疗要评估家庭经济条件、治疗欲望、疾病种类、临床分期等，选择放弃治疗也不是犯罪。家属要真实告诉医生自己和患者的意愿，大多数医生不会因为家属放弃治疗而歧视家属。

2017 年 7 月 22 日

患者和家属怎么与医生交往（总结）

肿瘤全程管理的核心在于多学科团队会诊，多学科团队会诊需要不同学科的专家共同参与讨论。多学科团队会诊不光是跨学科，有时候也是跨医院的。把相关领域优秀的医生组织起来一起讨论病情，这样不但需要肿瘤全程管理专家做专业的研判，更需要肿瘤全程管理专家有强大的医疗圈人脉。于是有家属问肿瘤全程管理专家："为什么我们办不成的事，你能办成？"我告诉大家，其实诀窍就是为人处世要拎得清。

第一，要相信医生。有些患者做什么检查都会疑神疑鬼，生怕医生忽悠自己。但是老话说得好，"疑人不用，用人不疑"。这么多医生你到底要找谁看？你事先肯定都权衡过，那么既然找了这个医生你就要相信他。

第二，对医生要有礼貌，不管对专家还是对普通医生。既然我们是求助于别人，那么我们就要尊重别人。家属说话礼貌和举动落落大方非常重要，特别是在门诊不要插队。我自己也身体力行做到门诊不插队。有一次我陪一位老年食管癌患者求医，考虑到患者年纪大了，普通的放疗副作用太大，对骨髓抑制很严重，所以我就帮她找复旦大学附属中山医院的放疗科主任评估患者是否还有希望做精准放疗——螺旋断层放疗（TOMO）。我按规矩去挂号排队：这是对专家的尊重，也是体现社会公平。（不插队也能避免和其他患者发生矛盾——试想你刚刚因为插队而吵架，你能心平气和地和医生交流吗？）

第三，家属要设身处地为医生考虑。比如，医生很忙，那么不要老为鸡毛蒜皮的事去麻烦他。经常遇到一类家属，医生告诉他现在没有床位，过几天会通知入院的，等前一个患者出院了就把患者第一个安排进来。听到这个承诺，我很满意，我想家属也应该满意了吧，结果家属上午问一遍，下午问一遍；医生告诉他要等两三天，他非要追问到底是哪天。这问题谁回答得出？万一上一个患者病情波动，晚一天出院呢？患者出院后确实有难以克服的困难，可以给医生发个短信（不要直接打电话）。如果没有联系方式，可在互联网医疗 APP 上问问题，但可能需要一些咨询服务费（合规合法），我相信医生会回复合理的问题。如果患者通过短信咨询，要用文字把问题一次性问完；要发报告，认真拍照片，照片要端正、清楚。医生不可能记得每一位出院患者，应先自我介绍，然后发全材料，唤起医生对患者的印象。

第四，跟医生交往要诚信，遵守诺言。如果你求助了医生，后来又放弃求助机会，一定要告知对方，因为对方可能放下手头的工作在等你上门，你不去就打乱了对方的计划。很多医生都会碰到熟人相托，但是也一定被人放过鸽子。比如有些医院的门诊系统规定一天最多能加5个号，医生因为答应了熟人的请求，把宝贵的加号机会留着，结果患者没来，白白浪费了名额。还有甚者，留了床位不来办入院，因为患者不诚信，浪费了宝贵的医疗资源。

　　第五，和医生打交道要麻利，遇到事不要急躁。有一次，我亲自到吉林大学第一附属医院帮朋友的妈妈办转诊手续。我准备好患者的材料，到了科室门口等到医生不忙的时候再进去，客气且简要地介绍身份、说明来意，医生了解后快速给我打了证明，整个过程很顺利。听说在东北很难办理异地就医的手续，尤其是没有在当地住院就直接转到外省治疗。所以，患者学会和医生打交道真的太重要了。我再强调如下几点。① 不要随便给医生打电话，如果有联系方式，以发短信为好。如果关系不近，不要发语音，请发文字。长话短说，介绍自己是谁，遇到了什么问题，以礼貌话开头，表达要简明扼要。如果没有专家的联系方式，那就去门诊找，如果涉及看病必须挂号，不要轻易占用专家的时间。② 不直接发很多影像学片子，微信上发胶片是看不清楚的。所有材料要拍端正，然后按顺序排好再一次性发。患者与医生交流时请专心致志，不要一边问问题一边干其他事，医生回问时又老半天不回复。患者和家属要清楚是自己有求于医生，不是医生有求于自己。③ 对于专家给出的判断可能自己一下子没有做好心理准备，不要反复纠结，同一个问题不要反复问。④ 若长时间不联系医生，家属要简单介绍患者病情，因为医生手里的患者比较多，未必记得清楚。⑤ 抓大放小，把主要矛盾厘清，不用纠结一些无关紧要的事。比如，在大医院住院，排上床位已经谢天谢地了，就别纠结三人间还是两人间了，看病不是来度假的，几天时间就算克服也应该克服下。我之前遇到过患者坚持不住"4"床，之后我再也没有搭理她，她后面再找我，我直接就拒绝了。

总之，每个人都应该尽量为他人着想，做一个高素质的人，未来的路才会更开阔！

2020 年 3 月 11 日

第八章　认识肿瘤全程管理

患者需要什么样的医疗服务？

患者最迫切的医疗需求是"挂到号、住上院及专家亲自做手术，住院期间又能及时和床位医生沟通"。至于其他方面，患者不懂，也无法甄别对错，便无从参与。

我一直认为现行的医疗制度需要改革，医院类似工厂，按流程检查和治疗患者，所有步骤都是冰冷的。检查、手术、治疗都严格按临床路径，试问难道所有患者都是一个模子里刻出来的？患者个体就没有差异？患者的需求难道都一样？其实医疗可以更精准化、更个体化，但是医生面临这么多患者，给每个患者分配3分钟，一天就会花去几小时；同时，大医院的医生临床、科研、教学任务繁重，疲于应付所有事务。从患者角度讲，医疗信息高度不对称，患者理解能力有偏差，根本不知道怎么求医，只知道要去大医院找大专家，但是大专家只说了3分钟，患者还是一头雾水。此外，医疗程序的烦琐导致患者来来回回地奔波，医疗行为多数是事倍功半，所以肿瘤治疗需要全程管理，需要请专业的人整合医疗资源、做专业的事，以解患者燃眉之急。疾病的治疗应伴随全程的监控，尤其是肿瘤的治疗，治疗方案的复核与制订很有必要。另外，要及时发现肿瘤复发，医疗介入是否及时决定着肿瘤预后的好坏。精准医疗时代，驱动基因的发现、液体活检的进展、诊断的完善，使得疾病的进展能够被动态监测，对于这些新事物多数家属不了解。患者不可能永远在医院，在家康复和在家监控成为医疗重要的衍生，但是没有专业知识的家属能够处理吗？显然不能。

但是，中国的患者没有付费服务意识，他们认为生病已经是飞来横祸，连生病住院的钱都不是心甘情愿掏的，谈何再有额外付费享受高端医疗服务的意识？一开始来参加肿瘤全程管理的患者大半已经进入终末期阶段，这些患者需要癌痛管理与营养支持，但治疗的获益不大。因此，针对中国患者的服务做起来非常有难度。另外，市面上还有五花八门的骗人疗法，患者容易上当。说到这里很清楚了：要建立医患之间的信任才能满足医疗需求。信任怎么建立？就是提供的服务能满足患者基础又迫切的需求——看上目标专家的门诊，住上目标医院的床位，由目标专家亲自做手术。如果服务机构能快速帮患者办到，患者才会信赖服务机构，然后机构通过细致的服务让患者得到良好的获益，那信任就建立了。这样一来，服务的成本太大，所以肿瘤全程管理如何规模化，如何让有资源、有技术的人加入是瓶颈。

肿瘤患者需要全程管理，初发肿瘤的患者也应寻求服务，通过全程管理推迟肿瘤的进展，甚至把肿瘤当作慢性病治疗，使患者获益最佳化。而肿瘤全程管理的前提是管理专家与患者之间相互信任，所以作为管理专家，我基本会公开我的真实想法，让大家了解我是怎么样的人，我的水平到底怎么样，我的底线是什么，我是不是可以帮助到大家，等等。近年来向我伸出橄榄枝的公司很多，开出的薪酬足以令旁人羡慕，但是我一概拒绝，因为我要做我心目中的医疗。同时，我要完善我的平台搭建。

我的人生理想是为社会做一点点贡献，我现在很高兴的是接受了我管理的患者都非常认可我。

2018 年 9 月 19 日

我为何从事肿瘤全程管理

今天，我和我管理的一位患者再次见面了，整个疫情期间我们都没有碰面。她的病情完全缓解了，且胖了 15 斤。我非常高兴，然后联系她女婿，她女婿的爸爸也是我管理的患者，患有晚期前列腺癌，现在所有指标正常且没有实质性占位。我们相互非常信任，她觉得肿瘤全程管理模式非常好。

我为什么想到要从事肿瘤全程管理？其实是有原因的。某集团的总经理汤总得了胰腺癌，可能手术前没有评估好，开腹后发现做不了手术，然后按晚期胰腺癌治疗了。当时某领导联系了某生物治疗公司，然后该公司的 CEO 就委托我去协调资源并照顾汤总。汤总在博望坡请我吃饭，那个时候他已经被癌症折磨得很憔悴，但是他很坚强，也教我很多道理让我终身受用。我大为感动，觉得法官办案需要律师，医疗上也应该有律师一样的角色，应该有一个专业人士帮他们处理各种医疗问题。经过深思熟虑，我开始探索肿瘤全程管理，并整理了几点初衷。

一，每个肿瘤患者家庭的背景、经济条件、健康意识、治疗期望都是不一样的，肿瘤治疗也不是千篇一律。治疗肿瘤不是只看一个部位，也不是为了化疗而化疗，疾病、心理、社会经济等方方面面都需要综合考虑。需要掌握扎实医疗知识的专业人士去协助患者做决策，同时给予患者足够的人文关怀，能够把患者当作自己的家人，用爱心去支持和服务肿瘤患者家庭。二，肿瘤全程管理的场景不应只限定在医院，患者回家后的管理也要由专业机构来做，这样才能及时发现病情复发和提高患者的生活质量，但是到目前为止，我还没有看到靠谱的专业医疗服务机构。我对许多私立机构，包括私立医院和健康管理公司是失望的。我对公立医院也有些失望，倒不是因为技术水平等问题，而是在人文关怀及医保制度上有所短板。救死扶伤的前提是患者有经济实力承担治疗，所以我认为有必要搭建一个线下网络平台，帮助患者分析病情然后找合适的医生，这些医生集中在公立的大医院。但是，这些公立三甲医院不缺病源，人文关怀是缺乏的，那人文关怀就需要由专人来做，后续的管理也需要由专人来做，这样才能保证患者有高性价比获益。

在探索模式的过程中我也遇到很多问题，经常有信任我的好友把亲友推荐过来，但因为这是一个新事物，大家没有付费意识，我给很多患者免费服务。为了能够把这个事业维持下去，让更多的患者获益，后来我只能硬着头皮收费，目前我所有的收费都非常便宜。但是，仍有很大一部分患者无付费意识，且我说的客观事实让他们接受不了。另外，我认为有些疾病不是复杂病，当地就能解决的就没必要到上海来治疗。患者不在医疗圈，获得的医疗信息没有我全面，可他们坚持要找名气响得不得了的教授、博士生导师。比如，有天真的患者想让某 96 岁的院士开刀，人家是院士不假，但 96 岁了，我都怀疑能不能拿稳手术刀了。我认为有些病比较复杂，在当地处理不好，就会建议患者来上海治疗，但是有些人又以为我要骗他什么。在肿瘤全程管理中我对患者的心酸与痛苦感同身受，让我对人生的理解更加深刻了。

在从事肿瘤全程管理的过程中，我管理的患者很多是行业的佼佼者，一度有人想把我收入麾下做助理，我谢绝了。我认为更有意义的是我能为这个社会做一点点贡献。

2020 年 4 月 27 日

广义的肿瘤全程管理

近年来，肿瘤全程管理很热门，很多临床医生都在讲肿瘤全程管理，但是还是有点区别。临床医生讲的肿瘤全程管理是治疗进程上的管理，治疗尽可能按规范化路径；我讲的肿瘤全程管理包括以上内容但也不限于以上内容。考虑到家属求医能力很弱，大医院流水线治疗、小医院不规范治疗，所以只要和治疗相关的都要管理，尤其是要统筹管理治疗目标和治疗方式。

随着肿瘤全程管理深入人心，越来越多的家属来找我。我拒绝了很多家属，大家也不要怪我，确实是因为精力有限。我现在强调一下哪些患者是我收治的对象。一，局部晚期肿瘤患者如何治疗非常关键，我肯定会接收的。什么是局部晚期肿瘤？就是Ⅲ期，治对就可能根治，治错就会进展成晚期肿瘤。如果家属还听不懂，就记住需要术前、术后开展内科治疗的可以算局部晚期肿瘤。二，晚期肿瘤初治患者，比如刚开始采用一线方案的患者。三，其他情况，比如患者确实很可怜，令人同情心泛滥，或与我关系比较好的医生推荐过来的患者，我可能也会接收。晚期肿瘤后线治疗和终末期肿瘤的患者我不再接收。终末期肿瘤治疗效果太差，治疗方式都在指南外，风险大、获益低。除以上要求外，还需要家属通情达理、不纠结且有经济条件治疗。

肿瘤全程管理虽然是最佳的肿瘤治疗模式，但是享受肿瘤全程管理是一种奢侈。肿瘤全程管理规模化最大的障碍是专业性太强，而通过专业训练的临床医生多数不愿意离开公立医院，真正从事肿瘤全程管理的专业人士屈指可数。另一个障碍是患者要有经济实力才能享受肿瘤全程管理。考虑到肿瘤全程管理在国内是一个新生概念，所以我收取的管理费很低，但是规范化的治疗费用可不低，中国的肿瘤患者多数经济条件较差，即使帮患者制订了全世界最规范的治疗方案，患者也未必支付得起治疗费用。今年以来，我已经谢绝了不少患者参加肿瘤全程管理项目，主要原因是患者对疾病的认知及经济实力不足。总之，肿瘤全程管理现阶段是优质稀缺资源。

2019 年 12 月 31 日

肿瘤全程管理的内容

肿瘤全程管理主要是由管理专家在专业范围内给予患者报告解读、就医指导、制订治疗计划、评估治疗方案、协调医患关系、建立专家多学科门诊等方面的支持。具体内容如下。

（1）协调优质医疗资源。

（2）专人归档医疗资料。

（3）协助专家制订详细的治疗方案。

（4）制订康复计划。

（5）饮食与营养的指导。

（6）各类检查报告的解读。

（7）骨转移的监控与双膦酸盐药物的咨询。

（8）疼痛与躯体不适的评估与镇痛药的咨询。

（9）手术方案的解释与术后疼痛的管理。

（10）化疗药的有效性评估及副作用减灭。

（11）靶向药的有效性评估及副作用减灭。

（12）免疫治疗药物的疗效预测与副作用监测。

（13）药物临床试验的申请。

（14）晚期肿瘤诊疗咨询及二次诊疗方案制订。

（15）协调常规病理及检验项目。

（16）协调分子病理及临床基因检测项目。尤其是针对晚期肿瘤患者的临床诊断、药物选择和病程监控开展以下一代测序技术（NGS）为基础的大小panel基因检测和液体活检项目。

（17）基因检测报告的生物信息学解读与临床解读。

（18）协调肿瘤患者直系亲属进行肿瘤筛查（肿瘤易感基因检测、解读及给予防癌指导等）。

肿瘤全程管理的步骤

在肿瘤全程管理中我的思路是三步走。第一步是制订就医计划。我先根据病情制订初步方案，然后解释方案，最后协调合适的专家。这一步要求信息全面可靠，医疗资源好，很多患者关心的也仅仅在于此。

肿瘤全程管理的核心是第二步，即在多学科团队会诊的基础上给予全生命周期的监控跟踪。具体是患者入院后第一时间跟我汇报每一项检查结果，等检查全面后主治医生和我沟通治疗方案。在正式化疗或者手术签字前，床位医生会再次主动跟我沟通，然后我跟家属全面解答关于治疗的疑问。患者出院后由我制订康复计划以及安排后续治疗时间。这项工作技术要求高，需要很大的精力，很多肿瘤科医生也未必能胜任。

肿瘤全程管理的第三步是康复指导，包括饮食指导、锻炼指导、心理支持等。

另外，有一个重要内容是病理会诊。在欧美发达国家，病理医生是"医生的医生"，但在我们国家，病理科沦为辅助科室，患者对病理科的认知极其不足。临床医生大包大揽，影像片子亲自看，病理报告自己理解，实际上这些超出自己的业务范围了，毕竟没有受过专业训练，因此难免会出问题。很多早期肿瘤患者手术后，医生就不管他了，有些患者甚至没多久就肿瘤复发了。通过病理会诊和基因检测分析能够知道早期肿瘤的复发概率，也能够知道晚期肿瘤的治疗价值，千万要重视起来。

这一套程序简单明了，执行起来不会出错。因为需要带组的医生和我配合协作，所以我希望专家由我指定，当然了，我本来就比较了解哪个专家擅长治疗哪个疾病，跟我打配合的专家必须是临床实践最一流的专家。很多时候，家属参与越多，治疗效果越差，我也会拒绝乱指挥的家属，所以肿瘤全程管理需要各方高度配合。很感谢医生们对我的支持，他们经常大半夜打我电话告知治疗安排及进程。院内外专家的高度配合才能确保患者的最佳获益，所以肿瘤全程管理光有管理专家还不行，还必须拥有一个强大的专家库，这也是我为什么在几年前就开始着眼建立专家库。

　　我一直认为肿瘤治疗应以人为本，目的不单单是让患者活着，更是让患者活得有质量和尊严。患者不是为了治疗而治疗，而是应考虑各种因素后充分评估治疗的必要性。所以肿瘤治疗应该是广义的，我定义为保障患者的生存质量。

2019 年 5 月 27 日

肿瘤全程管理专家类似律师

　　某天，有位胃癌患者委托我帮他开检查项目，我挂了复旦大学附属中山医院肿瘤内科门诊，我直接跟医生描述："胃癌患者术后 5 年复查，请帮我预约无痛胃镜、胸腹部 CT、肝肾功能检查及肿瘤标志物检查。"我一口气说完，医生看了看我："你好懂啊，你做什么的？"我说："我做肿瘤全程管理。"他认真看了看我说："这么高级，还有这种机构啊？"我说："这是我参考律师模式发明的。"他说："你的确看到了肿瘤治疗的痛点，加油！"

　　其实每个患者到我这里，如果参加肿瘤全程管理，我会先分析病情，同时对家属和患者进行心理疏导；然后规范病史，组织多学科团队会诊，总结会诊意见，解释治疗方案。另外，我还会做如下工作：对既往的治疗瑕疵进行纠正，鼓励患者坚持正确的治疗方案；在肿瘤治疗指南的大框架下，兼顾患者的治疗欲望与经济条件推荐最佳方案；评估肿瘤的分期，解读病理报告，解读基因检测报告；评估患者的预后和生存时间，进行围手术期的体能调整；评估患者能否承受放化疗；给予营养支持指导，进行癌痛管理，寻找临床试验，乃至预约复查、解读报告、进行动态监控。对不同癌种，我都设计了所有环节的管理路径。

我认为医生的诊疗失误是难免的，不应该让医生承担责任，否则医生自保性的检查会泛滥。过度追责让医生不愿意根据自己的经验看病，只依靠设备和检查，损害的仍旧是患者的利益。医疗要改善诊疗模式，要注重全程管理，要多学科团队协作，不要让治疗"断档"，不能让监控缺失。

消化道癌、乳腺癌、肺癌的治疗尤其需要全程管理（尤其是临床Ⅲ期肿瘤复发率很高，治疗复杂，治疗策略很多）。

2019年5月28日

肿瘤全程管理中的多学科团队协作

最近，上海一家著名三甲医院的胃肠外科主任帮亲属向我咨询乳腺癌的治疗方案。该主任讲，他已经咨询了很多医生，说法都不一样，最后他也糊涂了。我向他特别强调了肿瘤治疗需要基于多学科团队会诊。

肿瘤精准治疗离不开多学科团队协作的诊疗模式，目前国内顶尖医院已经在开展多学科团队协作，比如复旦大学附属肿瘤医院就建立了甲状腺癌多学科门诊、大肠癌多学科门诊等。这些多学科门诊由疾病相关的各学科专家组成，比如甲状腺癌多学科门诊由内分泌科、普外科、核医学科、超声影像科的专家组成，专家根据患者的情况结合自己的专业领域分析并拟定最佳的治疗方式。多学科团队协作在欧美国家已经是常态，在英国已经立法——每一位癌症患者都需要经过多学科团队的综合诊疗，但是这样的诊疗方式在中国才刚刚起步。在优质专家资源紧缺的医疗圈，开展多学科团队协作的人力成本太高，所以非常有必要建立专家库，然后在专家库中挑选专家给患者进行多学科团队会诊。

肿瘤治疗甚至涉及心理学、营养学等学科，多学科团队协作是肿瘤全程管理重要的内容。但是，多学科团队是稀缺资源，很多时候没有条件组织，需要私下找专家。我举个例子，我曾接到过某省肿瘤医院专家的电话，一起探讨一例罕见肿瘤患者的治疗方案，这也属于多学科团队协作吧。患者患肾癌，病理类型为尿路上皮癌伴肉瘤样分化及肾集合管癌。NCCN指南把该患者划到其他类型肾癌中，推荐参加临床试验，换句话说没有标准治疗方案，需要个案分析后再做决策。泌尿外科专家建议化疗，我的建议是化疗联合索坦治疗，因为化疗治疗肾集合管癌和癌肉瘤样分化获益不大。在患者能承受治疗副作用的情况下必须联合治疗混合癌。虽然不能肯定索坦对该患者一定有效，但是有个案报道索坦对肾集合管癌有一定治疗作用，最后各位专家以联合治疗的意见为主。这个就是多学科团队协作，不同医生在讨论中做出决策，不过只有个别患者能够享受到全院一流专家共同参与讨论的待遇，绝大多数患者没有机会享受这个待遇。我希望通过肿瘤全程管理模式可以给更多患者组织多学科团队会诊。

2020 年 9 月 28 日

肿瘤全程管理需要学科化

上海一位顶尖医院的血液科专家找到我，他的家人得了肺癌，他已经心力交瘁。该血液科专家的博士生导师非常有名，是中国工程院院士，照理来说他不缺医疗资源，但是还是找我想办法。为什么？因为医生的责任心也很重要，他觉得我了解上海各医院的专家，想让我帮他找到合适的专家。当初我的第一批患者基本上是上海各大医院医生的亲属，因为这些医生懂专业存在门槛这个道理，所以更接受全程管理的理念。隔行如隔山，血液科专家懂白血病、淋巴瘤，但是不懂肺癌，而肿瘤治疗很多决策是要由家属做的，作为血液科专家的家属根本没有精力和能力做肺癌治疗的决策，只能委托我帮他分析，这样对他来说省心省力。

在大医院看病真的非常复杂，绝大多数家属心力交瘁。很多时候患者家属来找我，我都会说若你们自己搞得定就不用找我，自己多操点心即可。我知道多数人是搞不定的，但是我不愿意推荐自己。医学门槛很高，家属加几个群或网上看看就以为懂了，其实一知半解更加误事。很多医生学医 11 年，学到博士毕业都不敢说自己已经全懂了，何况肿瘤全程管理涉及专业能力、识人能力、沟通能力等方方面面。

肿瘤全程管理不是说你有医疗资源就可以，也不是说你有专业背景就足够，肿瘤全程管理对人文素养的要求很高，天文地理你都要了解，这样才能更好地跟患者沟通。肿瘤全程管理专家需要有较强的分析能力，指南是死的，分析是活的。比如，类似患者的情况，《新英格兰医学杂志》怎么说的，《柳叶刀》怎么说的，研究的入组情况怎么样，是否要做亚组分析；比如，大家都知道不可手术的III期肺癌的标准治疗是同步放化疗后进行免疫治疗维持，但是你有没有做亚组分析呢？入组的黄种人多少，白种人多少？有驱动基因的患者多少，没有驱动基因的患者多少？这些分析是要有科研思维的，光背指南是不行的，所以肿瘤全程管理需要学科化发展，培养专业的人才。

2020 年 9 月 16 日

老百姓对肿瘤全程管理的认知度

在医院里每天都上演各种活生生的案例，我听到最多的一句话是"认识你晚了"，我觉得绝大多数人认识我都会感觉晚了。肿瘤患者求医可能会走很多弯路，产生很多疑问，比如对手术不了解、对医生不了解等，我觉得患者和家属有疑问是正常的。医生没有足够精力管理患者，甚至没有更多的时间做充分的病案解释，这难免让患者焦虑，甚至不配合。

医疗服务就是专业人士介入肿瘤全程管理，先充分了解患者病情，然后给予就诊前的解释，帮助准备材料，推荐专家，陪同患者看门诊，参与临床决策和方案选择以及康复和随访等。肿瘤全程管理架构信息桥梁，提高患者的满意度，减轻医生的负担，这是我能够想到的比较好的医疗服务模式，但是绝大多数患者没有疾病管理的概念。老百姓是怎么知道肿瘤全程管理的呢？有些患者之前去美国治疗，美国的医生告诉他什么叫作肿瘤全程管理；有些患者的家属本身是医务人员，家人生了病来找我，也就接触了肿瘤全程管理。绝大多数老百姓对肿瘤全程管理的认知度是很低的，他们不知道也不理解什么是肿瘤全程管理。

其实，肿瘤全程管理在发达国家不是一种新事物。2018年，美国临床肿瘤学会（ASCO）年会（世界上最权威的肿瘤学盛会）报道，提供全病程管理服务可以使晚期肿瘤患者治疗费用降低21.4%，死亡风险降低38%。我惊讶地发现这个数据基本和我的小样本研究数据一样。我研究了可手术肺癌的治疗费用，从2017年初到2018年末，入组了58位早期肺癌患者，他们分布在复旦大学附属中山医院、上海市肺科医院、上海市胸科医院3个顶尖的医院。通过电话调查和发票统计，手术费用最贵的是9万多，最便宜的是4万多。我将患者分为A、B两组，A组30个患者我只推荐到胸外科，之后不再管理；B组28个患者，管理时间为确诊肺癌到手术后1年。其中B组的治疗费用比A组的少25%，显示出良好的卫生经济学效益，而且B组的肿瘤复发率明显低于A组，可见肿瘤全程管理不但能提高治疗效率，也避免了大量的医疗浪费。

从事肿瘤全程管理不是要取代医生，而是多一个"律师"角色。尤其是医疗的主体一定是医疗机构，现在相对高质量的医疗行为仍旧集中在三甲医院内，全程管理主导者研究病情不是亲自给患者诊疗而是协助医生诊疗。对不规范的诊疗，需要有管理专家鉴别；而对于正确的诊疗，管理专家应该协助医生顺利推进。肿瘤全程管理主导者应该把焦点放在帮助患者厘清就医程序上，做到全程监护管理，以及协助三甲医院的专家诊疗。

2019年2月13日

肿瘤全程管理是理想化的工作模式

目前，肿瘤全程管理是少数人才能够享受的服务。人的精力有限，一个专家不可能管理很多的患者，而肿瘤全程管理的门槛很高，模式不可能大规模复制，这是因为肿瘤全程管理有几个必要条件：一是管理专家需要有过硬的临床技能；二是需要依靠专家库，因为肿瘤治疗的基础是多学科团队会诊；三是所有的治疗需要在顶尖三甲医院内进行，管理专家需要有超高的沟通协调能力；四是肿瘤全程管理需要执行者有信息识别能力，在各种信息泛滥的互联网时代，有综合能力去辨别信息；五是管理专家要具有高度的责任心与爱心，等等。哪怕做到其中一点都是不容易的，就说建立专家库吧，我在上海积累的专家中，有副主任医师以上职称的有 400 多位。这些专家都是我实打实靠着人品与信誉积累的。

目前，我擅长各类肿瘤的全程管理，其中，肺癌的全程管理案例占比最多。我内心特别感谢复旦大学附属中山医院、上海市肺科医院及上海市胸科医院的专家们对我的支持与帮助。所谓管理，就是厘清各方关系，把大家的优势发挥到最大，不光管理患者也要管理专家，比如，什么治疗阶段让什么专家负责，做到治疗无缝对接。我接手的肺癌患者哪怕肿瘤直径达到 8~9 cm 都能做到术前转化成功，最后成功完成手术。如果只让大医院的专家负责治疗，专家没有精力顾及治疗细节，导致治疗效果欠佳；这些患者由家属自己跟进的话可能会失去手术机会。另外，患者在上海顶尖医院住院是阶段性的，治疗期间住几天而已，出院后是要回到当地康复的。那么，出院后怎么监控？出现问题怎么办？这些都需要肿瘤全程管理来解决。我通讯录里有顶尖三甲医院的几百名肺癌专家，我们随时交流，可以做到及时全程管理。现阶段，因为找我的患者很多，我没有精力管理太多患者，但是Ⅲ期肺癌患者可以行转化手术，我来者不拒，因为肺癌患者只要有靶向治疗的可能，生存期也许会很长。

我很多时候会给家属省下几万、几十万的费用，因为无效或重复的治疗是每个患者都可能踩到的雷。无论富贵还是贫穷，基本上每个肿瘤家庭都很不容易。患者无助，家属艰难，我的人生梦想是给社会带来正能量。

2019 年 12 月 16 日

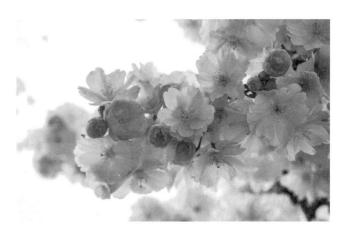

第三部分

肿瘤治疗相关医学知识

第九章　常见肿瘤的诊疗要点

关于治疗晚期非小细胞肺癌的几个要点

肺癌已经成为死亡率最高的恶性肿瘤。老百姓没有医学常识，又不注重健康管理，很多患者查出肺癌来便是晚期了。晚期肺癌多发转移了患者就失去了手术机会，患者和家属也非常恐慌，往往不知道接下来该怎么办。关于中国人发病率很高的晚期非小细胞肺癌的治疗思路和重点，我总结如下，希望患者和家属认真阅读并厘清思路。

（1）寻找靠谱的基因检测公司。基因检测要找大公司，基因检测后根据检测结果用药。尽量用穿刺组织做基因检测，穿刺后的病理白片不够的可以用血液代替；如果一开始用血液做基因检测，没有找到合适的靶点，再想办法穿刺，用实体组织标本做基因检测，或换一个更靠谱的基因检测公司；如果服用靶向药后病情进展了，请再穿刺进行基因检测，根据新的基因检测结果合理用药。

（2）有驱动基因的晚期肺癌患者优先考虑靶向治疗，如果没有可用的靶向药再考虑化疗。

（3）对于骨转移的治疗，使用双膦酸盐或地舒单抗。部分患者使用唑来膦酸可能造成下颌骨坏死，地舒单抗的副作用较小。也可以用放疗加强局部控制，对于骨痛选择合适的镇痛药，甚至可使用抗焦虑药。

（4）定期做影像学检查，监控肿瘤进展。不要忘记做头颅磁共振，有条件的患者可以行 ctDNA 监控。

（5）如果指南内的治疗手段失效，考虑参加临床试验。

（6）请调控好心态，积极面对，配合医生。

2017 年 11 月 13 日

关于甲状腺癌的治疗提醒

临床上甲状腺结节的诊断率非常高，良性甲状腺结节不会恶变，直径在 5 cm 以下的良性甲状腺结节一般不用处理，但是恶性甲状腺结节就需要引起重视。怎么鉴别良性与恶性甲状腺结节显得尤其重要。我把恶性甲状腺结节的特点总结如下，注意"可能性大""有……可能性"等字样。

（1）B 超显示单个实性结节恶性可能性较高。

（2）B 超显示甲状腺结节分级为 3 级或 3 级以上，恶性可能性高。

（3）B 超显示形状规整的实性肿瘤（内部回声均一，常在被膜或结节内见到钙化灶）可能为分化癌。

（4）B超显示形状不规整的实性肿瘤（内部回声低下，内部常可见沙砾状的强回声光点）为分化癌。

（5）B超显示伴有甲状腺外浸润的实性形状不规整的肿瘤为分化癌。

（6）B超显示结节缺乏晕环征，结节边缘不规则，有腺体外延伸，提示恶性病变可能性大。

（7）B超显示结节呈实性或低回声，回声异质性，提示恶性病变可能性大。

（8）B超显示有微小钙化，提示恶性病变可能性大。

（9）B超显示结节内血流紊乱，提示恶性病变可能性大。

（10）B超显示如果存在（6）~（9）中两种以上特征，或低回声结节合并其他一项特征时，恶性病变的诊断敏感率提高到87%~93%。

（11）放射性核素显像提示单个冷结节有恶变可能。

（12）颈部X线片上细小或砂粒样钙化可能为乳头状癌的砂粒体，而不规则的钙化可见于退行性改变结节性甲状腺肿或甲状腺癌。如在气管像中有浸润或变形，则提示有恶性病变。

（13）甲状腺降钙素升高提示有甲状腺髓样癌的可能。

（14）"金标准"是细针穿刺做病理。

以上信息的专业性太强，很多人看不懂，但是只要记住，如果B超提示边界不清、没有晕环、有微小钙化、结节内血流丰富、低回声实性结节、纵横比大于1等，那么恶性的可能性就比较大。若为恶性甲状腺结节，一定要马上处理吗？我认为不一定。对于结节小于0.5 cm的高分化乳头状癌是可以随访的。怎么区分是不是乳头状癌？一般超声纵横比大于1的多数是乳头状癌。我认为甲状腺超声评级大于4级的患者应选择细针穿刺，如果结节太小（比如 3 mm），可能穿刺不到，所以对于直径太小的疑似恶性结节随访也可以，等结节增大后再手术。良性甲状腺结节只要不严重压迫器官，可等直径超过 5 cm 时再处理；如果是为了美观或减缓心理压力，也可以在不超过 5 cm 的情况下处理。此外，最好到大医院做 B 超检查。总之，绝大多数甲状腺癌是"懒癌"，预后比较好，不要太担心。

2020 年 4 月 9 日

关于卵巢癌的治疗提醒

一，卵巢癌的减瘤术是怎么回事？卵巢癌发病隐匿，很多患者确诊时病情已经到了晚期。通常，医生不主张对晚期肿瘤做手术，但是对卵巢癌可行减瘤术，即尽可能把肉眼可见的肿瘤组织切除，所以晚期卵巢癌是可以手术的。

二，发现卵巢癌后，是直接手术还是在新辅助化疗后手术？目前，很多专家对晚期卵巢癌的手术时机并没有统一的建议，有些医生主张直接手术，有些医生主张新辅助化疗后手术。其实这跟医生的经验和水平有关系。到底怎么选择？主要看能否做到理想切除。如果手术医生通过影像学检查（PET-CT 和磁共振）判断可以做到理想切除（所谓理想切除就是肿瘤术后残存组织直径少于 1 cm），就可以直接手术；如果不能做到理想切除，则先行新辅助化疗，然后再手术。无论哪个方案，术后都要化疗，一线化疗方案是紫杉醇联合卡铂。

三，卵巢癌的维持治疗是怎么回事？完成新辅助化疗后要不要维持治疗？我的经验是如果有新辅助方案，术后要维持治疗（需要新辅助治疗一般说明病情严重）；如果基因检测存在 *BRCA1/2* 突变，无论术前有没有新辅助治疗都要维持治疗；如果术后评估存在不理想切除，需要维持治疗。维持治疗的药物是奥拉帕利或贝伐珠单抗。奥拉帕利目前被批准的适应证是铂敏感复发后使用，铂敏感复发指的是使用铂类化疗药的有效时间超过 6 个月。凡是需要维持治疗的，建议在完成新辅助化疗后 6~8 周内使用奥拉帕利。还可使用单药贝伐珠单抗作为维持治疗方案，如果新辅助方案中化疗联合了贝伐珠单抗，且效果比较理想，完成新辅助化疗后还应该维持治疗，可以继续用贝伐珠单抗单药维持。

我的这些经验部分已经超出指南，但不是凭空捏造，我想特别说明的是患者最好到大医院找经验丰富的专家做手术，因为术前判断是否可以做到理想切除，每个专家的水平不一样。假如可以直接切除却实施了新辅助化疗，这意味着化疗方案中产生耐药株的可能会更早、概率会更大（下级医院使用新辅助化疗的概率更大，这跟医生能否做到理想切除有关）。

2020 年 3 月 17 日

关于肾癌的求医要点

如何确定肾癌？初筛可以用 B 超，如果 B 超提示肾脏占位，且有恶性特征，则需要加做增强 CT 或者增强磁共振以进一步确诊。医学上确诊的"金标准"是穿刺后做病理，不过上海大医院的医生水平很高，看片子基本能确诊。要不要做 PET-CT？

PET-CT（这个检查是自费的，费用约为 7000 元）在肾癌中很少做，因为 PET-CT 对血供丰富的脏器不是特别敏感，除非是用 PET-CT 来评估晚期肾癌的远处转移。

治疗肾癌关键在于手术，通过影像学检查排除远处转移后就可以做手术。肾癌手术做干净非常重要，因为肾癌的化疗效果有限，而靶向药一般选用抗血管生成药，这些属于广谱药，也就是说没有经过批准的针对肾癌驱动基因的药物，所以肾癌的内科治疗手段很有限（只有免疫治疗和抗血管生成治疗），一定要抓住手术机会，找有经验的医生做手术。在上海，做肾癌手术比较有名的医院有复旦大学附属中山医院、上海交通大学医学院附属仁济医院、上海市第一人民医院、复旦大学附属肿瘤医院等。手术有两个选择，一个就是常规的腹腔镜微创手术，另一个是达芬奇机器人超微创手术。目前，后者要贵 3 万块钱，且这 3 万块钱不能报销，但是机器人手术是超微创手术，出血很少，伤口也很小，患者术后康复非常快。多 3 万其实也不贵，我上次安排的一个患者做机器人手术前后治疗费用也就 6 万块钱（报销前），这个费用相比手术没有做好再开展内科治疗是低的。

肾癌病理类型很多。不同的病理类型，恶性程度不一样，所以要重视病理诊断，比如肾集合管癌就比较难治。要不要做基因检测？我建议有经济条件的或者肿瘤分期靠后的患者做。肾癌也可能有驱动基因，只是有些靶点没有被批准。对有明显驱动基因而按照指南治疗效果不理想的患者，应开展精准治疗。

2020 年 10 月 24 日

关于胃癌的求医策略

胃癌是高发的消化道肿瘤，早期胃癌的治疗效果比较好。自从日本厚生劳动省开展了全民胃癌早期筛查的项目后，日本的胃癌治愈率高达 80%，这也提醒我国应开展胃癌早期筛查，普及胃镜检查。胃癌的高危因素有幽门螺杆菌（Helicobacter pylori，Hp）感染和胃溃疡。Hp 感染可导致慢性胃炎，长期炎症刺激容易导致胃溃疡，长期胃溃疡则容易导致胃癌。胃癌分为很多类型，我个人把它分为普通型胃癌和难治性胃癌。普通型胃癌包括肠型胃癌，有些胃癌是长期胃溃疡引起的，一般起病缓慢，好发生于中老年人。难治性胃癌包括弥漫性胃癌、胃印戒细胞癌等，胃印戒细胞癌是一种恶性程度较高的低分化腺癌。难治性胃癌往往带有致病基因，好发生于中青年人。弥漫性胃癌横向生长，形成皮革样胃，在免疫组织化学检查中体现为 CDH1 阳性。北京大学肿瘤医院沈琳教授等根据蛋白组学的差异把弥漫性胃癌分为 4 个亚型。

难治性胃癌往往表现为小病灶大转移，尤其好发于年轻女性，发病起始不容易被发现，一旦确诊多数已经转移了，因此要高度重视年轻女性胃癌患者的全身检查，患者可以做 PET-CT（有些基层医院检查不全面，直接行手术治疗了，患者可能就白挨一刀）。在胃癌治疗过程中，首诊非常重要，我建议患者同时去肿瘤内科和胃肠外科就诊，因为内科专家和外科专家的胃癌治疗观点还是有点分歧。外科医生习惯直接做手术，对于很多 N3 淋巴结转移的胃癌，外科医生也一切了之，哪怕术后做化疗，多数患者一年左右肿瘤就复发了；内科医生对这样的胃癌患者更重视综合治疗，会建议先化疗降期，然后行手术，最后再化疗，这通俗地被叫作"三明治治疗"。"三明治治疗"一般预后更好，但是个别患者化疗效果可能并不显著，"三明治治疗"也会失败。目前，肿瘤治疗指南上并没有全面的胃癌组织学分型，我认为未来应该研究更全面的组织学分型，明确化疗能使哪些胃癌患者获益，免疫治疗能使哪些胃癌患者获益。所以，在胃癌治疗上要向乳腺癌治疗模式学习，先做基因检测和蛋白检测，甚至类器官验证。对于有驱动基因的患者，比如 *HER-2* 扩增者，需要化疗联合抗 *HER-2* 治疗；*MET* 阳性者，我个人建议化疗联合抗 *MET* 治疗。前者指南上有推荐，后者无推荐，但是我认为，存在驱动基因的患者在耐受的前提下可以开展联合治疗，否则化疗的有效性和有效时间都可能有限。

这是我对胃癌的一些思考，希望能给大家带来帮助。

2020 年 11 月 6 日

关于肺结节良恶性鉴别的要点

肺结节良恶性鉴别要看大小。放射科对直径 3 mm 以下的肺结节一般不报直径；我认为直径小于 4 mm 的肺结节肯定是良性的；直径 6 mm 以下的纯磨玻璃结节可能是炎症、不典型腺瘤样增生或原位癌；直径 8 mm 以下的纯磨玻璃结节不是炎症就是原位癌，所以对于直径 8 mm 以下的纯磨玻璃结节我们不做处理，甚至对直径 1 cm 左右的纯磨玻璃结节也可以不处理，半年到一年随访一次就可以了。

怎么区别纯磨玻璃结节是炎症还是原位癌？抗炎 2 周后如果结节缩小或消失，就是炎症，否则可能是原位癌。混杂磨玻璃结节多数是恶性的，恶性的就要做手术。实性成分小于 5 mm 的混杂磨玻璃结节通常是微浸润性腺癌，应择期手术；实性成分大于 5 mm 的混杂磨玻璃结节通常是浸润性腺癌，应尽快手术。对于磨玻璃结节，很好鉴别良恶性。诊断难点在于直径 1 cm 以上的实性肺结节，需要结合大小、形态、CT 值来鉴别，有分叶、毛刺、胸膜牵拉等，便为恶性征象。

准确诊断和科学管理肺结节可以消灭肺癌，大家要重视起来。另外，一些短视频里的肺结节科普未必客观，有些医生为了提高手术量，把情况说得很严重，会造成过度治疗，患者找医生要保持理智的头脑。诊断肺结节的良恶性需要看影像源文件，光看报告就告诉你良恶性的医生都不靠谱，因为报告很多时候不准，报告跟放射科医生的水平有关。可以去放射科拷贝影像源文件（用未拆封的 U 盘或光盘）。大多数医生特别厌烦在微信上看胶片，肺结节很小，灯箱下都不容易看清楚，用微信拍照怎么可能看得清？

另外，对于直径 1 cm 以下的肺结节或者任何直径的磨玻璃结节，不用做 PET-CT，薄层 CT 就可以鉴别。微小结节或磨玻璃结节的代谢不会很快，PET-CT 上不会显示 SUV 值升高。

恶性肺结节患者手术后也可能再长出恶性肺结节，那么，肺部小结节二次手术或三次手术选择什么方式？我个人建议先评估几个方面：肺功能、手术难度、副病灶（未来还会长大）、年龄、体质、初次手术。然后，到底是选择射频消融术还是立体定向或是胸腔镜手术，原则是能微创就微创，为患者最大限度地保留肺功能。

2020 年 9 月 30 日

关于弥漫大 B 细胞淋巴瘤的知识

淋巴瘤一共有 100 多个亚型，主要分为霍奇金淋巴瘤与非霍奇金淋巴瘤。弥漫大 B 细胞淋巴瘤是非霍奇金淋巴瘤中最常见的类型。每种亚型的预后都不一样，有些亚型需要手术，有些亚型需要放疗，有些亚型需要化疗，有些亚型需要骨髓移植。

化疗是弥漫大 B 细胞淋巴瘤最基础的治疗。建议化疗前行 PET-CT 检查以评估全身情况，做个基线对照。一般化疗 6 个疗程病情会完全缓解，如果第一个疗程没有美罗华，建议化疗 7 个疗程，疗程太多也没有必要，因为患者会耐药，只要病情完全缓解了就行。化疗完了要不要做移植？主要看是不是高危患者。怎么评估高危因素，主要看 Bcl-6、Bcl-2、MYC 是否有基因异位，以及 Ki-67 数值、TP53 等基因情况。通俗地讲就是评估复发风险和移植风险。弥漫大 B 细胞淋巴瘤复发后再化疗效果会很差，这是肿瘤的异质性造成的，所以我认为未来的趋势可能是对于复发后的淋巴瘤做类器官筛药。

高危的弥漫大 B 细胞淋巴瘤患者需要接受移植。移植怎么做？有没有风险？移植分为自体干细胞移植和异体干细胞移植。自体的就是采集自己的造血干细胞，异体的就是采集他人的造血干细胞。自体造血干细胞移植不易造成免疫排异，但是肿瘤容易复发。异体造血干细胞移植需要配对骨髓，容易造成免疫排异，患者要服用抗排异的药物，但肿瘤不容易复发。造血干细胞移植是拿个针筒去抽骨髓吗？不是！是先输入粒细胞集落刺激因子，目的是让外周血中富集造血干细胞，然后将血浆分离机和静脉相连接，用血浆分离机分离出 CD34 阳性细胞（这些就是造血干细胞），而其他细胞则重新输回体内。这个过程没有什么痛苦，跟献血一样。造血干细胞采集好后在体外培养、扩增，然后把患者送进移植仓，摧毁原来的造血系统，把体外扩增达到数量级的造血干细胞输到患者体内，重建骨髓造血系统。指南规定了哪些情况下要做移植，但是我认为指南是死的，患者是活的，指南外的情况也要考虑，比如做更多的基因检测了解预后信息，若复发风险高就可以积极考虑移植。

2020 年 10 月 8 日

乳腺癌治疗要注重全程管理

在肿瘤全程管理中乳腺癌的管理是非常重要的内容。目前，很多医院只设置了乳腺外科，其实我反对乳腺外科独挑大梁，由乳腺疾病中心负责更为合理。乳腺癌的筛查涉及超声医学科和放射科，大型的乳腺疾病中心应该配备专门的影像科医生，小型的乳腺疾病中心应该和影像科开展紧密合作，由专人配合乳腺疾病中心的工作。乳腺癌的术前治疗又叫新辅助治疗，新辅助治疗的条件是符合以下一项就可：三阴性乳腺癌（多数专家认为同时要求肿瘤直径超过 2 cm）、HER-2 过度表达（多数专家认为同时要求肿瘤直径超过 2 cm）、淋巴结阳性、肿瘤直径超过 5 cm、肿瘤直径小于 5 cm 但患者有保乳意愿且肿瘤占乳房比例过大。因此，乳腺癌术前应该明确分子分型，且需要病理科协作。乳腺癌患者术后化疗由肿瘤内科负责，放疗则由放疗科负责。

乳腺癌的内分泌治疗会抑制卵巢功能，雌激素的灭活会造成骨质破坏、子宫内膜增厚；化疗会引起细胞毒性，造成骨髓抑制，需要监控血象；蒽环类化疗药对心脏有毒副作用。另外，乳腺癌患者的心理问题、情绪问题也需要接受科学干预，所以乳腺癌治疗是多学科团队协作的，手术只是乳腺癌综合治疗的一个环节罢了，不可以让乳腺外科"一手遮天"。我希望更多人能够理解我的理念，来参加乳腺癌全程管理。

2020 年 5 月 4 日

大肠癌治疗要注重多学科团队协作

大肠癌是常见肿瘤，对于早期大肠癌可以直接行手术治疗，通常是常规的腹腔镜下手术；晚期不能做手术的患者就需要接受化疗，大肠癌的化疗有效率很高。肠癌的靶向药不多，对于 RAS 相关基因野生型的患者，可使用化疗联合西妥昔单抗（爱必妥）的方案；对于突变型的患者只能采用化疗联合贝伐珠单抗（安维汀）的方案。

大肠癌的治疗难度在哪里？对于有肝转移的大肠癌，治疗的门道很多，需要多学科团队会诊。部分患者发现大肠癌时已经有肝转移，先手术还是新辅助化疗后再手术，以及化疗方案的强度等都是要探讨的。大肠癌的多学科团队会诊需要胃肠外科、肿瘤内科、放射科、核医学科、放疗科、病理科、内镜中心等的共同参与。我们很多患者不懂怎么就医，极端地只认大专家，比如一门心思要找某教授，但是我管理肿瘤治疗时一定会协调多学科团队会诊，通过上海各大医院不同学科的骨干专家的讨论得出治疗建议。大肠癌治疗的多学科模式是非常典型的模式。

2019 年 4 月 23 日

前列腺癌患者的求医策略

某 77 岁男性患者，发现肺部 1.5 cm 孤立性结节，生化检查发现前列腺特异性抗原（prostate specific antigen，PSA）为 25.00 ng/ml，且有前列腺癌家族史。患者因听信穿刺会死人，拒绝穿刺，拒绝做检查。家属对其隐瞒病情，在劝说下患者同意做磁共振。

我们要理顺几个关键问题。

（1）是否告知患者病情？请家属根据患者心态酌情处理。我个人认为应该告知，理由是患者对疾病有知情权和决策权，了解病情有利于患者理性决策下一步的治疗与生存态度。疾病治疗需要医患双方高度配合、共同决策，决策的基础是医患相互信任且充分了解病情。晚期肿瘤治疗只能控制病情、延迟进展，当疾病进展出现症状时，患者只会往最坏的地方想，甚至认为医生是庸医，不再相信治疗。明明白白将病情告诉患者，患者一时可能如晴天霹雳，但是最终会接受现实。每个人都怕死，在激烈的心理挣扎之后会积极求医，肿瘤患者往往是越害怕越配合。

（2）目前的治疗策略是什么？应明确病理，完善检查。目前胸部 CT 检查发现周边毛糙的 1.5 cm 结节，不排除肺癌原发可能，需要进一步明确。可以选择 PET-CT 检查、穿刺和 CT 随访。我认为 1.5 cm 且周边毛糙的孤立性肺结节不太可能是转移瘤，只需要明确结节良恶性，再进一步决定随访或者胸腔镜下手术。

关于 PSA 水平过高且前列腺肿大，不排除前列腺癌的可能性，需要穿刺明确病理。前列腺穿刺后根据 Gleason 评分了解前列腺癌的恶性程度，提供治疗依据。患者存在前列腺癌家族史，结合指标高度怀疑前列腺癌。前列腺癌家族史可能存在

BRCA1/2 基因突变，该基因是胚系突变且具有遗传性，与男性前列腺癌、女性乳腺癌和卵巢癌等有关。明确以 *BRCA1/2* 为代表的基因突变有利于评估预后、明确是否需要联合治疗，以及明确子女是否需要预防肿瘤。

除穿刺外，患者需要做头颅增强磁共振、胸部 CT、腹部 CT、前列腺磁共振、全身骨扫描来明确肿瘤是否有转移。以上检查也可以用 PET-CT 来代替，PET-CT 可以清楚地看到转移情况，为治疗提供依据，只是 PET-CT 价格较贵且自费（约 7000 元）。除影像学检查外，还要检查其他生化指标，如肝肾功能。

前列腺癌是一个容易转移的肿瘤，尤其容易出现骨转移。一旦转移就失去了手术机会，要进入晚期前列腺癌治疗的程序。总体上，前列腺癌预后良好，即使骨转移了，活过 10 年的患者比比皆是，且年龄越大预后越好。早期前列腺癌的治疗策略是手术，晚期前列腺癌的治疗策略是以内分泌治疗为起始治疗的综合治疗。

雄激素剥夺治疗包括切除睾丸和抗雄激素的内分泌治疗。因为雄激素是前列腺癌的驱动因素，降低雄激素可以阻碍前列腺癌的进展。过去，切除睾丸非常普遍，现在已经不流行。主要是切除睾丸对患者的心理伤害太大，且目前内分泌治疗的效果等同于切除睾丸的效果。内分泌治疗一线方案可以选择服用比卡鲁胺＋注射戈舍瑞林注射液（诺雷得），当然患者也有可能存在原发性耐药，但是比例较低。治疗一段时间后 PSA 水平没有下降就可能存在原发性耐药，需要联合用药，比如联合阿比特龙或如有 *BRCA1/2* 基因突变可以选择奥拉帕利。

如患者内分泌治疗有效，大约治疗 2 年后会进入内分泌抵抗期，除了继续注射去势针外应加用阿比特龙或化疗，直到疾病进展再使用三线方案。

前列腺癌非常容易发生骨转移，最好明确是否有骨转移，对于有骨转移的患者可以使用双膦酸盐，但是此方法也只是延缓骨质进一步被破坏。放射治疗骨转移也是一种有效方案。

（3）在老先生不配合穿刺的情况下能否治疗？前列腺癌病理不明确就治疗属于不规范行为，但是若实在说不动老人家，可先尝试内分泌治疗，1个月后检测 PSA 和睾酮水平，如果二者明显下降，证明治疗对症且有效。PSA 下降到 2 ng/ml 以下属于理想状态，如果没有达到理想状态怎么办？最好联合治疗，联合治疗方案在基因检测后确定。睾酮水平降得越低越好。疾病控制良好后，一个月查一次 PSA 和睾酮水平，直到疾病进展再更换方案。另外最好明确是否有骨转移，其他脏器如有转移，因为没有治疗方法，可以选择随访（若是寡转移可以对转移灶实施手术，寡转移是指单个脏器存在 3 个以下转移灶），原发灶控制住了，转移灶也会得到控制。

（4）前列腺癌穿刺的过程是怎么样的？风险大吗？前列腺穿刺不会造成生命危险或大出血，更不会造成转移。细针穿刺一共 10~12 针，用时 10~20 分钟，患者有刺痛感，但可以忍受。穿刺前做好前列腺磁共振以评估临床分期，预防性应用抗生素（经会阴前列腺穿刺不需要预防），清洁肠道（使用开塞露清除肠道内的大便）。穿刺非常必要，是确诊前列腺癌的"金标准"；穿刺可以明确患者前列腺癌的恶性程度，可以更精准地治疗前列腺癌。

（5）如果老先生配合检查，发现前列腺癌尚处于早期，是否有必要行手术治疗？按诊疗规范，早期前列腺癌的治疗方法是手术。即使寡转移也是可以手术治疗的，寡转移是指单个脏器存在 3 个以下转移灶，这时可以对原发灶和转移灶实施手术。但是鉴于早期前列腺癌患者预后较好，会有较长的生存期，且患者年龄已经 77 岁，很有可能不会因为前列腺癌进展而死亡，如果患者不愿意手术，虽不符合诊疗规范但贴合实际，患者和家属可以自主决定是否手术。

　　我更希望家属能够说服患者积极治疗，不积极治疗肿瘤进展会很快，老先生会产生各种难受症状，等那时再去治疗效果会更差，治疗费用会更昂贵。家里有个出现症状的晚期肿瘤患者，家属会心力交瘁，而现在开始积极治疗完全可以让老爷子有正常的生活，甚至让其他人看不出他是个肿瘤患者。

2019 年 3 月 16 日

第十章　我的肿瘤治疗观念

肿瘤治疗需要个体化精准治疗

　　每个患者的肿瘤特征是有差异的，我们要认识患者个体的肿瘤特征。评估肿瘤最好在影像学与病理诊断的基础上再加上基因检测，因为在精准医疗时代，不仅需要手术和放化疗等常规治疗手段，有可能还需要使用靶向治疗，而靶向药的选择需要先明确驱动基因。

　　肺癌、结直肠癌等疾病的靶向治疗很成熟，医生都能看懂这类肿瘤的驱动基因，但是其他肿瘤需要专业人士进一步挖掘基因组学信息后挑选有效治疗方案（不过分析基因组学信息的专业度太高，国内这方面的人才比较少）。比如对于晚期前列腺癌患者，在内分泌治疗的基础上是否联合其他治疗要根据肿瘤特性来决定；对于某些对化疗特别敏感的患者，可以在化疗降低肿瘤负荷后再开展内分泌治疗，以达到最长的疾病无进展时间；对于基础内分泌治疗效果不好的患者，可开展（联合）新型内分泌治疗。

总之，个体差异是开展精准治疗的前提，但无论怎么治疗，延长生存期及提高生存质量才是肿瘤治疗的王道。

2020 年 3 月 1 日

肿瘤标志物的检查频率是多少？

疫情期间，很多肿瘤患者复查不方便，心理都非常焦急，迫切想知道自己的病情进展了没有。我给患友支招：如果不是特别紧急的复查，建议在家附近的医院查肿瘤标志物。若是化疗期间或者晚期肿瘤的患者，我个人建议查肿瘤标志物间隔不要超过 1 个月。另外，特别强调肿瘤标志物的特异性并不是百分之百，有时候会出现假阳性或者假阴性（尤其是有些对肿瘤标志物不敏感的患者，一定要以影像学评估为标准），大家需要科学看待肿瘤标志物。应注意肿瘤标志物的变化趋势，如果进行性升高就意味着肿瘤进展了，这时需要马上去医院找医生做进一步的检查。

2020 年 3 月 4 日

肠道菌群检测与饮食结构

最近，我遇到一位宫颈癌患者，放化疗后她一直腹胀难受，已经达 5 年。该患者年年做胃肠镜检查，没有发现异常，但症状如此严重，我只能把她当作一位肠易激综合征患者。从她的食谱来看，饮食以清淡为主、荤素搭配合理，所以我评估是化疗使她的胃肠道黏膜屏障受到了破坏，而根本没有想到她的饮食结构出现了问题。找不到病因我就想了解她的消化道微生态情况，所以我推荐她到浙江农业科学院王欣课题组那里检测肠道微生态。一周后的深夜，王欣教授打我电话，说他们也是第一次遇到这样的情况，患者的肠道功能完全紊乱。她和浙江大学医学院附属邵逸夫医院消化科武主任讨论再三，提出看看患者之前的饮食，不看不知道，一看吓一跳：原本我认为很科学的食谱是有大问题的，患者过度食用膳食纤维了。虽然肿瘤患者不需要忌口，但是均衡营养和合理饮食是需要的，对于具体到底吃什么、该怎么吃、吃多少等问题，营养科的医生比较专业，其他医生是不专业的，所以造成的结果是我们认为"很科学"，结果患者很受罪，还不知道受罪原因在哪里。

2017 年 8 月 14 日

　　我们在临床实践中发现很多胃肠道疾病是非器质性病变，也就是说胃肠镜检查不出原因，这种情况被定义为肠易激综合征。该疾病的治疗效果非常差，甚至与精神压力相关。这些非器质性病变是功能上的紊乱，与肠道的微生物密切相关：肠道细菌并非都是有害菌，而是部分属于有益菌、部分属于有害菌、部分属于条件致病菌（条件致病菌在不同的环境中表现出的作用不一样），所以需要个体化的检测，以便临床分析。我希望大家不要被广告和保健品忽悠，不要乱吃益生菌，因为每个人的肠道菌群情况不一样，通过检测才能知道体内哪些菌多、哪些菌少，必须要减少或增加哪些菌，这样才能针对性治疗。另外，肠道微生态除了与胃肠道功能密切相关，同时与很多疾病也有关系，比如说自身免疫性疾病、肿瘤等，因为肠道菌群也参与免疫调控，当然这些还处于研究阶段。

肿瘤患者怎么使用镇痛药？

癌痛对肿瘤患者是一种折磨，它会影响睡眠、降低食欲和免疫力、加速肿瘤的发展、慢性剧烈疼痛若得不到缓解，会发展为顽固性癌痛，成为一种疾病，这也是导致患者自杀的重要因素。

癌痛的管理是晚期肿瘤治疗非常关键的内容，但是很多肿瘤患者服用镇痛药时都会犯原则性的错误，在此我强调一下服用镇痛药应规范：①提倡早期应用阿片类药物，阿片类药物可全程应用；②恰当使用非甾体类药物；③不要随便停药。有些患者认为药物有副作用，感觉不痛了就擅自停药，这样会造成撤药反应，表现为大汗淋漓、面色苍白、疼痛加重，且擅自停药造成血药浓度波动也会加速耐药。

另外，镇痛药要按癌痛三级管理原则服用：对于轻度疼痛，若非阿片类药物不能充分控制，应该根据患者的个体需要，加用低剂量强效阿片类药物镇痛；对于中度疼痛，起始即应用低剂量强效阿片类药物镇痛，加用或不加用非阿片类药物；对于重度疼痛，需要立即使用强效阿片类药物，加用或不加用非阿片类药物。临床上，医生往往要求患者起始服用一些非甾体类药物镇痛，比如塞来昔布胶囊（有胃溃疡史慎用）；非甾体类药物控制效果不佳后再服用中效阿片类药物，比如盐酸曲马多；最后服用强效阿片类药物，比如吗啡缓释片。吗啡类镇痛药可能引起便秘，要引起注意，换用芬太尼便秘可能会缓解。我再强调一下，阿片类药物一定要从低剂量开始服用，慢慢加量以患者感觉不痛为宜，秉持"有效不停药，有效不换药"的原则，即服用镇痛药后疼痛缓解了也必须按剂量继续服用；使用缓释型阿片类药物，只要有效，不要轻易换用另一种阿片类药物。

应去医院让专业医生评估癌痛（很多医院有癌痛门诊或者麻醉门诊，部分医院有癌痛病房），千万不要乱服药。对于镇痛药引起的便秘、恶心、呕吐、瘙痒、呼吸抑制、尿潴留等，要积极处理。

2017 年 8 月 13 日

抗肿瘤辅助药物一定有效果吗？

什么叫抗肿瘤辅助药物？抗肿瘤辅助药物不直接杀死肿瘤细胞，而是提高机体免疫力或者减轻治疗过程中的毒副作用，比如镇吐药、镇痛药、提高血细胞数量的药物等。我认为，镇吐药、镇痛药、提高血细胞数量的粒细胞集落刺激因子是必要且有效的药物，这类药物立竿见影，而提高机体免疫力的药物可能会滥竽充数。

我甚至认为某些抗肿瘤辅助药物可能只是安慰剂，比如肿瘤患者经常用的胸腺肽（胸腺法新）可能没啥作用，它虽然是美国公司生产的，但主要市场在中国（国外不用的，因为没有通过临床试验的证明），肿瘤患者在这个药物上过度花费不值得。我觉得那些性价比很差的辅助用药可以不用，癌症患者要把钱用在刀刃上。

总之，患者要记住，别人介绍说这个药或者保健品是提高机体免疫力的，大多数是忽悠人的。保健品的审批很简单，按我们国家的法规只要备案就能通过，并不需要经过严格的临床试验证明其有效果。

2017 年 12 月 4 日

肺癌靶向治疗的注意事项有哪些？

靶向治疗是晚期肺癌的一线治疗，等到患者对靶向药耐药了，再选择化疗或者其他方法。

个别患者因为条件限制（比如，有些靶向药很昂贵，患者无经济条件使用）也可以选择化疗；或者遇到病情紧急、检测时间过长、疾病空窗期等不起的情况，也可以先使用化疗，等基因检测结果出来了，再考虑换成靶向治疗。服用靶向药需要定时定量，即患者每天服用靶向药最好选择同一时间段，按医嘱服用，这样可以维持血药浓度的稳定，尽可能延缓耐药。

靶向药也有副作用，比如肺癌的靶向药常导致皮疹、甲沟炎、腹泻、肝肾功能指标下降等，一般可以耐受。很多时候，我认为靶向药的副作用越大可能意味着效果越好，如果患者能耐受副作用就不要随便停药，可以对症处理。

服用靶向药的第一个月后一定要复查，以评估靶向药的效果及肝肾毒副作用等。如果效果不理想，那么就要联合用药，比如联合抗血管生成药。有经济条件的患者也可以接受 ctDNA 监测，这样，医生可以动态检测药物的有效性，比如有没有耐药基因的出现、要不要联合用药等。

2020 年 7 月 14 日

怎么更科学地使用靶向药？

晚期患者使用靶向药一定会出现耐药，怎么可以延长靶向药的有效时间呢？一，及时使用靶向药。在低瘤负荷下使用靶向药，其耐药株也会相对减少，药物有效时间不至于缩短。二，联合用药。不同的药物抑制不同的肿瘤细胞，减少耐药株可以延长耐药时间。比如，驱动基因明确的前列腺癌患者单纯使用内分泌治疗的效果不如驱动基因阴性的患者，该类患者需要联合治疗（比如 *BRCA1/2* 基因突变的患者联合使用靶向药奥拉帕利）。三，交替用药。用药一段时间后，耐药株出现或变多，耐药型的癌细胞就会变成优势生长型的癌细胞，通过交替换药来减少耐药株，优势生长癌细胞又变回非耐药细胞株，所以靶向药又有作用了。不过我的这些理论并不在指南中，具体问题需要具体分析。

值得指出的是，肺癌是靶向药运用最成熟的肿瘤，其他类型肿瘤的治疗需要借鉴肺癌治疗的经验。比如晚期前列腺癌，可把奥拉帕利作为 *BRCA1/2* 基因突变患者的优先用药选择。我认为，若驱动基因明确、ctDNA 阳性，在内分泌治疗的同时可以马上使用奥拉帕利，可联合使用或交替使用（但是需要临床研究的证实）。

2019 年 3 月 26 日

基因检测需要注意哪些问题？

关于基因检测我有几个问题要强调。

（1）目前市面上基因检测公司有 3000 多家，有部分公司是不靠谱的，所以一定要选择大公司。

（2）基因组学信息解读专家严重缺少，很多公司的报告解读是没有水准的，绝大多数医生也只能看懂常见的靶点，最好把原始数据拿出来请专家解读，否则就会遗漏检测信息。

（3）晚期肿瘤患者尽量早做基因检测，因为化疗耐药很快，一旦进入治疗空窗期病情进展可能很快，早做检测可避免青黄不接。

（4）关于怎么选择检测套餐，经济条件差点的患者可以做小套餐，把常见的靶点查一遍；有经济实力的患者尽量选择全外显子基因检测，因为切片保存时间长了肿瘤组织会降解，再次取材也比较麻烦。我曾经遇到一位晚期肺癌患者，该患者家里经济条件非常好，看遍了上海的大专家，结果栽在一个很"愚蠢"的问题上：基因检测没有做全，因此没有找到靶点，医生只能给患者使用化疗联合免疫治疗的方案。患者使用免疫药物后，情况变得越来越差，转回老家医院又做了一次基因检测，血液中查出 *MET14* 跳跃突变，家属后悔不已。

（5）理论上，基因检测适合所有的肿瘤患者。在去年的一次学术会议上，上海某院肿瘤科主任做学术报告，他说他要求每个肿瘤患者都做基因检测，我听到后很不理解，我当时认为肿瘤患者应该把钱花在刀刃上，晚期肺癌患者肯定要做基因检测，但是检测几个常规的基因即可。连 NCCN 指南也只要求检测最常规的几个基因，其他肿瘤的靶向治疗没有像肺癌的那样成熟，每位患者做一套基因检测不是增加了患者的负担吗？然后我发短信给在场我认识的一位教授，我们相视而笑。一年过去了，随着靶向药和免疫药物的开发，我越来越明白基因检测是有普适性的，比如，*NTRK* 融合在所有肿瘤中都可能存在，那就有希望用针对 *NTRK* 融合的靶向药。我为我曾经的嘲笑感觉惭愧，那是我的无知，尽管我也是精准治疗专家委员会的成员。

（6）基因检测不仅可以指导靶向药的使用，也可以预测治疗效果、预测化疗药的毒副反应、预估免疫治疗带给患者的获益。我曾经遇到一位直肠癌患者，他在某大医院治疗，医生给他使用伊立替康，患者使用该药后副作用极大，一天腹泻二十几次，差点因此丢了小命，后来通过基因检测发现患者不适合使用伊立替康。还有一位膀胱癌患者，他做基因检测后发现免疫治疗可能会带给他巨大获益，果然用了一次后肿瘤就缩小了。

2019 年 9 月 4 日

ctDNA 对肺癌的意义与局限

我同学打电话给我，说有一位 *EGFR* 基因 19 外显子缺失突变（*EGFR 19del*）的晚期非小细胞肺癌患者服用一代 *EGFR* 抑制剂盐酸埃克替尼（凯美纳）已经 8 个月了，鉴于该药的平均耐药期快到了，患者就做了血液基因检测（ctDNA 检测），结果没有发现任何基因突变，包括原来的 *EGFR 19del* 也消失了。我同学觉得很奇怪，怎么会没有突变了呢？医生给该患者进行影像学检查，结果显示肿瘤没有进展。我同学问我接下来怎么办。

这个问题也是很多人关心的问题。我在此给大家解答下：如果血液检测是准确的，为什么该患者的基因突变消失了？这种情况应该考虑靶向治疗的效果非常好，所以连血液中的驱动基因突变都消失了。接下来怎么办？继续用原来的方案治疗。那么什么时候换方案？耐药后马上换，还是等等再换？怎么评价耐药？我认为血液里出现耐药基因也未必是完全耐药，具体还要参考影像学检查结果。晚期肿瘤的治疗目标是延长患者生存期，所以可以按原来的方案继续治疗，或者在原来方案的基础上加上其他药物，等影像学上发现肿瘤明显进展后，我们再根据新的基因检测结果更换方案。所以，对这位患者的情况我的建议是继续按原来的方案治疗且每 3 个月做一次影像学复查，有条件的情况下同时监控血液基因。如果血液里出现耐药基因，在原来的靶向治疗基础上联合化疗或贝伐珠单抗治疗，直到影像学上完全进展再根据基因检测结果更换靶向药。如果血液中检测不到耐药基因，而影像学上存在明显进展，那就穿刺后用组织做基因检测，之后再换方案。

我再跟大家分享一个案例，一位从日本过来的晚期肺腺癌老年患者。患者年轻时大量抽烟，我很担心她没有常见的基因突变，或者携带很杂乱的基因，在我的推荐下她做了全外显子检测，检测到 *EGFR 19del*，我建议她一线就服用奥希替尼。该患者伴随其他有害突变基因，如 *P53* 基因突变，我很担心她会较早出现耐药，因此她需要定期进行 ctDNA 检测。患者服用奥希替尼仅 3 个月就出现大量胸腔积液，我怀疑是奥希替尼耐药，患者再次复查胸部 CT，影像学检查显示病情没有明显进展，然后患者用胸腔积液去做基因检测，检测到 *CDK4* 扩增和 *CCNE1* 突变，提示患者有可能将要出现耐药。通过 ctDNA 检测，很早发现耐药趋势，及时调整用药方案，最终患者延长了一年多的生存期。

还有患者服用靶向药 3 年多了，病情完全缓解（影像学上找不到肿瘤细胞），我觉得这得益于患者在低瘤负荷下调整了用药方案。这些患者其实应该感谢我，因为当时我推荐他们参加 ctDNA 检测项目，他们多交了 8000 块钱，但终身可进行无限次数的检测。因为亏本，现在各大公司都取消终身检测套餐了，患者需要单次购买，大大增加了经济负担。

另外，血液基因检测可能会存在假阴性，血液里没有查到基因突变有可能是技术上的原因造成的，不同检测公司的水平不一，患者应尽量找大公司做检测。目前，血液检测的准确率不如组织检测，我们在做血液检测的时候也不要忘记做影像学检查。理论上，血液检测会比影像学检查提早发现肿瘤进展，我希望有些癌种的患者（比如有经济条件的肺癌患者）每 3 个月进行一次血液检测。

2020 年 3 月 19 日

肺鳞状细胞癌要不要做基因检测？

晚期肺鳞状细胞癌患者最好做基因检测，因为少数肺鳞状细胞癌患者是存在驱动基因的。晚期肺癌的一线治疗是靶向治疗，对有驱动基因的肺鳞状细胞癌患者可以用靶向药治疗，对没有驱动基因的肺鳞状细胞癌患者可以用免疫治疗。以前的指南要求，对于非小细胞肺癌，程序性死亡受体配体 1（PD-L1）表达阳性才能用免疫治疗；现在则是无论是否表达都可以用免疫治疗，PD-L1 表达超过 50% 可以用单药免疫治疗，PD-L1 表达低于 50% 可以采用免疫治疗联合化疗。最近，我遇到一位肺鳞状细胞癌患者，其临床分期为ⅢB期，不能直接手术，但是治疗后存在做手术的可能，所以医生采用了免疫治疗联合化疗的方案。目前，患者没有做基因检测，因为做基因检测需要等2周出结果，患者怕在等待的过程中肿瘤进一步扩散，所以就暂时不做了，但不做基因检测就使用免疫治疗也存在小概率风险，万一存在超进展基因，那么肿瘤会快速进展。此外，基因检测也能预测患者接受免疫治疗的获益情况，该患者如果新辅助治疗成功就能做手术了，但术后是要进行免疫维持治疗的，维持治疗用什么方案？是单药还是联合治疗，需要依据基因检测的结果来定。

2020 年 9 月 18 日

胰腺癌治疗也步入了精准治疗时代

胰腺癌的基因检测非常重要。有部分外科医生仍旧抱着老思维，认为患者不必做基因检测，其实所有胰腺癌患者都应该做胚系遗传突变筛查。2019 年，ASCO 公布的 POLO 研究指出，*BRCA1/2* 突变的转移性胰腺癌患者在含铂化疗无进展后使用 PARP 抑制剂奥拉帕利，与安慰剂组对比，无进展生存时间（Progression-Free-Survival，PFS）显著延长（7.4 个月 vs 3.8 个月）。晚期胰腺癌患者需要检测遗传相关基因，应特别注重大 panel 基因检测，以便找到合适的药物及相应的临床试验。绝大多数胰腺癌患者存在 *KRAS* 突变，其中 *KRAS G12C* 亚型有靶向药。另外，基因检测可以筛选免疫治疗能带来获益的人群，所以胰腺癌患者必须做基因检测。

2021 年 8 月 9 日

关于微小残留病灶检测的一些错误认知

我大概从 2017 年开始让患者做微小残留病灶（minimal residual disease，MRD）检测。当时大家对 MRD 检测没有什么概念，甚至我推荐患者检测，患者去问其他医生我是不是忽悠他，有些保守的医生讲这个检测没有意义。但是 MRD 检测到底有没有意义？我的很多患者现在有发言权，因为确实在影像学还没有发现的前提下，MRD 检测提示肿瘤开始复发了，这个时候调整治疗方案，患者能够获益。近一两年 MRD 的概念风靡一时，ctDNA 技术是检测 MRD 非常经典的手段，所以现在有好多患者来问我："王老师，我怀疑我得了肿瘤，检查做了，但医生也不敢肯定。我能不能做 ctDNA 检测？去哪里做？"我告诉大家：不要做！癌症的早期筛查最经典的手段是影像学检查，只有影像学上确诊了才有治疗价值。而 MRD 检测目前主要用于术后，就是说你手术做完了，若想看看体内还有没有 MRD，这个时候可以去检查；或者在治疗的过程中想要监控肿瘤的复发情况，也可以去检查，但不是让这个技术代替体检。

2021 年 12 月 10 日

肺癌患者要做头颅增强磁共振检查

肺癌患者行全身检查时如果选择 PET-CT，则要补充头颅增强磁共振，因为 PET-CT 对血供丰富的器官可能不敏感。最近，我连续看到好几位医生给患者做了

PET-CT 后就不再考虑检查头颅情况，这可能会遗漏头颅转移的情况，尤其是驱动基因阳性（如 *HER-2* 基因阳性）的肺腺癌患者特别容易出现头颅转移。医生并不是根据原发灶的大小来判断头颅转移风险，因为临床上小病灶大转移的情况时有发生。头颅转移的患者预后很差，要针对脑部进行放疗，同时配合全身治疗。

2019 年 1 月 31 日

早期肺癌的高危因素有哪些？

　　最近有一个朋友因感冒去做了 CT 检查，发现肺部有占位，然后在市第一医院做了支气管镜检查，穿刺结果报告为良性。后来她把 CT 片子发给我看，我觉得是恶性的，是医生没有穿到，于是她去做了手术。现在手术病理结果出来了：浸润性低分化腺癌，微乳头成分 65%，气道播散（STAS）阳性，脉管癌栓。她问我要不要化疗。可能很多医生吃不准这种情况下要不要继续治疗，因为从临床分期来讲是非常早期，但是我建议化疗，如果 *EGFR* 基因阳性，还需要辅助靶向治疗。因为微乳头容易出现远处转移，虽然病灶不大，但存在潜在转移，所以已经气道播散了，且有脉管癌栓。像这种情况，手术方式是肺叶全切，不做肺段手术。大家记住了，低分化和微乳头亚型是恶性程度高的指标，脉管癌栓和气道播散都是潜在转移的指标，这些都是高危因素。

2021 年 10 月 25 日

肺癌靶向药如何"排兵布阵"?

有基因突变的晚期肺癌一线治疗首选靶向治疗，但是靶向治疗一定会带来耐药，比如 *EGFR* 突变的肺癌，第一代靶向药平均耐药时间是 10 个月，第三代靶向药奥希替尼平均耐药时间是 18.9 个月。有经济条件的患者优选第三代靶向药，因为第三代靶向药的有效时间更长，而且入脑效果更好，可以控制头颅转移。但是一线治疗使用奥希替尼不可以报销，一个月 15000 元全部自费，而第一代靶向药是可以报销的，第一代靶向药耐药后部分患者做基因检测查出 *T790M* 突变，这些人后续可以使用第三代靶向药，也就是二线治疗使用第三代靶向药，这样是符合报销政策的，报销后一个月的花费在 6000 元左右。第一代靶向药耐药后没有 *T790M* 突变的，后续使用第三代靶向药是无效的，所以耐药后的基因检测非要重要，后续的治疗方案要根据基因检测来制订。

怎么判定耐药呢? 有些医生看肿瘤稍微变大就更改治疗方案，有些医生看肿瘤标志物水平升高了就更改治疗方案，这些都不是非常严谨的。肿瘤标志物只是参考，不能完全说明问题，关键我们要看单位时间内肿瘤变大多少。肿瘤进展分为完全进展和缓慢进展，若是缓慢进展则不需要马上换方案，可以联合治疗，这样患者可以继续使用原来的药物(这些药物都是"救命稻草"，不要轻易丢掉，毕竟药没了命也就没了)。

大家记住不要盲用靶向药，盲用靶向药不规范，一旦盲用没有效果更耽误病情。奥希替尼盲用不可报销，费用挺高，如果省了基因检测的钱，其实可能会浪费更多钱。基因检测最好用组织进行检测，实在取不到组织，那么用血液也可以。肺癌患者不要排斥血液基因检测，血液基因检测准确率也比较高。治疗肿瘤一定要规范、科学，找一个负责的医生，信任他、跟随他；也可以参加肿瘤全程管理，我会把患者的治疗过程管理起来，不仅不耽误病情，还节约了治疗费用。

2020 年 7 月 31 日

注：目前肺癌靶向药的价格和医保政策已经变化，具体以最新的为准。

肿瘤患者需要忌口吗？

肿瘤门诊十个患者中九个会问到饮食，我强调一下，若没有特别交代肿瘤患者不需要忌口，只要是健康食物，想吃啥就吃啥，患者只有体质增强了才能承受后续的治疗。患者家属要把有限的门诊时间用到询问其他关键问题上。不忌口的意思是任何食物都可以吃，但是不要偏食、挑食，有些患者听医生说不忌口后就天天吃海鲜喝啤酒，最后吃出痛风，又责怪到医生头上。

还有人担心补充营养会不会导致肿瘤长得太快。这是杞人忧天。肿瘤长得快慢主要是由肿瘤的生物学特性决定的，不是由患者吃什么决定的。饿死癌细胞之前，早把人饿死了，所以患者如果吃得下要多吃点，可以补充一些高蛋白食物，比如乳清蛋白粉等。还有人担心有些食物是"发物"，其实很多时候药物对人体也可能不起效果，更何况食物呢？我通常反对患者忌口（除了特殊情况，比如患者患有痛风、心血管疾病）。肿瘤患者因忌口造成营养不均衡引起的问题更严重，当门诊医生告知不需要忌口时，患者不要反复追问"要不要吃鱼""萝卜可不可以吃"等问题，西医没有"发物"之说。

另外，汤没有营养，"营养都在汤里"这句话是假的。我在这里提醒大家：术后可以喝汤，但是不要喝太多，汤没啥营养，主要含有脂肪和嘌呤，喝多了对身体不好。

2019 年 8 月 2 日

什么是肿瘤共突变？

肺癌的驱动基因一般只有一个（比如 *EGFR* 突变、*ALK* 融合、*ROS-1* 融合等），医生只要针对该突变用药就会有治疗效果。但是如果存在共突变呢？比如 *EGFR* 和 *MET* 阳性，那么光用 *EGFR* 抑制剂是不管用的，需要联合使用 *MET* 抑制剂。

最近遇到一位患者存在 *EGFR* 和 *HER-2* 共突变。家属跟我描述患者没有耐药，但是骨痛加重，当我看到抑制骨破坏的药物已经用上了，那么解决骨痛的问题只剩下放疗与使用镇痛药了。显然，以上手段是姑息性治疗，解决骨痛的根本是控制肿瘤。那到底靶向药有没有耐药？家属发来最新的血液基因检测结果，*EGFR 19del* 的血浆丰度为 15.91%。血液中仍旧能查到这么高的丰度说明什么？说明患者服用的阿法替尼没有起到很好的效果？为什么阿法替尼对该患者没有起到很好的作用？这就要思考是不是耐药了。我马上追看 *T790M* 是否存在突变，结果没有突变。难道是血液基因检测不准，没有检测出来？这时，家属又发给我患者最初的组织基因检测结果，我发现该患者存在 *HER-2* 和 *EGFR* 共突变。一切问题解开了，*HER-2* 阳性的患者可能对 *EGFR* 抑制剂耐药。这种情况下就需要针对双突变用药，医生选择阿法替尼可能是因为考虑到阿法替尼是泛靶点药物，既对 EGFR 突变有效又对 HER-2 突变有效，但是实际上阿法替尼目前可能只对其中一个突变有效。这也是靶向治疗后原发灶没有缩小的原因。骨痛加重说明肿瘤在进展，从血浆 ctDNA 检测看，HER-2 丰度已经不见，我推测有两种可能：一种可能是检测误差（假如没有检测出来那么就需要用组织再去做一次检测）；另一种可能是检测完全靠谱，这说明阿法替尼对 HER-2 突变是有控制的，对 EGFR 突变没有控制，那么就要在阿法替尼的基础上联合使用 EGFR 抑制剂，比如奥希替尼。

共突变现象背后的本质是肿瘤异质性，肿瘤异质性越强，治疗效果越不好，因此医生要对所有的驱动基因一一做出分析并针对性用药。在肺癌领域，不懂基因解读的医生就不能说是专家。该患者的医生一线使用阿法替尼是正常的选择，但是如果使用阿法替尼一个月后复查肿瘤没有缩小，其实应该进一步分析基因谱了。

这个患者接下来该怎么办？双靶向治疗是一个选择：阿法替尼联合奥希替尼或者吡咯替尼联合奥希替尼。化疗是另一个选择，需要评估患者体质能否耐受，一切联合治疗要建立在患者身体耐受的前提下。

2020 年 10 月 10 日

再说共突变驱动基因

前文我讲到了双突变的问题，北京大学肿瘤医院的张医生看到后提了一个非常棒的问题：针对 HER-2 和 EGFR 双突变的患者，为什么阿法替尼没有抑制 EGFR 突变呢？我的回答是这样的。举个例子，*HER-2* 是乳腺癌中的主要驱动基因，在抗 *HER-2* 治疗的药物中，首先开发出的是曲妥珠单抗，当时曲妥珠单抗是 *HER-2* 过度表达的一线治疗；后来开发了帕妥珠单抗，曲妥珠单抗联合帕妥珠单抗成了高危患者的一线治疗，在升阶梯治疗乳腺癌时，双靶向治疗又换成了恩美曲妥珠单抗（T-DM1）。为什么可以这样设计？其实是抗 *HER-2* 治疗的药物结合的 *HER-2* 结构域是不同的（*HER-2* 靶点是一个跨膜蛋白），同样的道理，阿法替尼对 *HER-2* 的抑制是不全面的，这样一来，因为 *HER-2* 突变基因仍旧有活性，所以其抑制 *EGFR* 的效果会很差。换句话说，单用阿法替尼来治疗 *HER-2* 和 *EGFR* 共突变的肺癌不能达到理想效果。不过这些想法是我的推论，有待进一步研究。

2020 年 10 月 10 日

靶向治疗与免疫治疗可能会相互拮抗

声明一下，我今天讲的结论是我在肿瘤管理中发现的，是我的猜测，大家看看就好。目前，肺癌的靶向治疗非常成熟，肺癌的常见驱动基因是 *EGFR*、*ALK* 等。在这类患者中靶向药的效果非常好，但是采用免疫治疗时可能存在超进展现象。

我认为某些时候靶向治疗和免疫治疗某种程度上是相克的，讲得更深一点，驱动基因越强大，免疫治疗的效果越差、风险越大。什么叫作驱动基因强大？就是指造成癌症的主要基因存在且丰度很高，并且肿瘤突变负荷（tumor mutational burden，TMB）很低；反之，PD-L1 表达越高和 TMB 越高，靶向治疗效果可能越差。

我个人认为当前联合靶向治疗与免疫治疗是无奈之举。在肝癌治疗中，靶向治疗联合免疫治疗（仑伐替尼联合帕博利珠单抗）客观有效率 100%，但是单药的效果可能不会很好。为什么要这么组合？就是为了弥补单药效果差；如果单药效果很好，免疫治疗联合靶向治疗就可能有较大风险。

我认为靶向治疗不能根治肿瘤，因为最终会出现耐药；免疫治疗是真正意义上的治疗，但是如何挑选免疫治疗的获益人群是关键，如何把非获益人群转化成获益人群是未来研究的方向，比如免疫治疗联合新抗原、免疫治疗联合菌群移植，这样就能增加肿瘤相关抗原的暴露或激发免疫功能，从而达到靶向免疫的效果。

2020 年 1 月 8 日

关于精准治疗与篮子试验

基因检测是肿瘤治疗中一种非常重要的技术。比如，晚期肺癌的一线治疗是靶向治疗，靶向治疗前必须进行基因检测，然后针对基因突变的情况选择靶向药。考虑到经济和用药规范性，不同肿瘤要求检测的基因数量是有差别的。目前，NCCN 指南推荐的肺癌 panel 基因检测要检测 10 个基因；胰腺癌患者要检测 *BRCA1/2* 基因；结直肠癌患者要检测 *RAS* 相关基因。对大多数患者来讲，检查这些基因性价比最高，但是对渴望积极治疗的患者来讲还不够。检测更多的基因数目可以预测靶向治疗以及免疫治疗的效果，甚至能找到合适的篮子试验。

篮子试验指的是靶向药异病同治。任何靶向药都有自己的适应证，适应证获批需要通过临床试验，所以周期非常慢。靶向药本质是针对突变基因开发的药物，比如 *BRCA1/2* 突变在卵巢癌和乳腺癌中都有被发现，但是完成临床试验最早的是卵巢癌，所以针对 *BRCA1/2* 突变的药物奥拉帕利可以用于卵巢癌的治疗，但是同样有该突变的乳腺癌能不能用奥拉帕利？当然能用，但是医生不敢用，因为当时奥拉帕利还没有来得及被批准用于乳腺癌，这叫跨适应证用药，用了之后医生可能会惹上官司。

很多肿瘤其实都有驱动基因，什么叫驱动基因？就是造成肿瘤的主要突变基因，比如肺癌中的 *EGFR*、*ALK* 等（这些基因是非常明确的驱动基因）。在其他肿瘤中有没有驱动基因？当然有。只是很多驱动基因还没有被完全了解，那么通过检测更多的基因（最好是全外显子检测），我们就可以分析出哪个基因是该肿瘤的驱动基因，以及针对该基因用药大概会有多大效果。比如部分胃癌患者会有 *c-MET* 阳性，存在该基因的胃癌患者预后非常差，化疗作用很有限而且有效期短，那么在化疗的基础上增加 *MET* 抑制剂赛沃替尼可能效果更好，即联合治疗可以大大提高治疗的有效性。

又有患者问："晚期肺癌患者如果有 *MET14* 跳跃突变可以不化疗而单用赛沃替尼，那么胃癌患者若 *MET* 阳性能不能只用赛沃替尼而不化疗？"我的答案是不可以。不同肿瘤的微环境不一样，驱使肿瘤生长的因素可能很分散。针对 *MET* 阳性的胃癌，*MET* 抑制剂只能抑制肿瘤的一个因素，而对于其他因素我们要通过其他途径来抑制，比如化疗。所以，对于篮子试验我不主张单药治疗，而是主张联合治疗。不过我们要评估好联合治疗的副作用。有些人要问了："为什么肺癌靶向药可以单药使用，而我要联合治疗？"我回答："你想一想，如果单药能控制，肯定就会有临床数据出来的。"按我的经验，如果行篮子试验，单药使用不光效果差，而且有效时间短，一般无进展生存期也不会超过 3 个月，但是联合治疗会达到"1 加 1 大于 2"的效果。篮子试验要早用，患者体能好才能耐受联合治疗的副作用，等到肿瘤到终末期了，肿瘤的负荷更大，异质性更强，跨适应证使用靶向药效果就不好了。另外，篮子试验也不是一定有效，所以不能单药一线治疗，比如针对 *HER-2* 阳性的肠癌，目前认为只有突变类型为 *HER-2* 扩增的，*HER-2* 抑制剂才有效，所以篮子试验是有风险的，效果不是很确定，需要由懂基因组学的人来分析。我还想补充一点，可以用类器官模型来验证该方法的有效性。

2020 年 9 月 2 日

什么是肿瘤的异质性？

肿瘤的异质性简单地讲是在肿瘤发生发展的过程中肿瘤细胞的特性发生了或多或少的改变，比如转移灶和原发灶有所不同。我打个比方：原发灶是母亲，转移灶是子女，子女跟母亲会有点差异，子女与子女之间也会有所差异。因此，有些转移灶对治疗有积极的反应，有些没有反应，这就是化疗需要多药联合的理论依据。晚期肿瘤治疗过程中肿瘤标志物同时有升有降的现象也是由肿瘤异质性造成的，这说明该方案已经对部分肿瘤细胞失效了，但同时该方案又对部分肿瘤细胞有效果。这个时候应该综合考虑要不要调整用药方案，具体分析需要保留哪些药、弃用哪些药。另外，晚期肿瘤后线治疗时肿瘤的异质性更强，可以通过类器官筛选有效药物。

2020 年 3 月 31 日

PD-L1 高表达的肺癌患者靶向治疗可能效果差

经典驱动基因阳性的晚期肺癌患者的一线治疗是靶向治疗，但是如果同时 PD-L1 也高表达呢？那可能会存在原发耐药或者无进展生存时间（PFS）缩短。我最近就遇到一例 *ROS1* 阳性但是 PD-L1 表达为 80% 的患者，该患者经靶向治疗后耐药特别快。我们需要进一步研究 PD-L1 高表达但有驱动基因的肺癌患者的治疗和预后。

2019 年 2 月 13 日

不可手术的III期肺癌患者维持治疗方案的选择

PACIFIC 研究指出，不可手术的III期肺癌的标准治疗是同步放化疗后免疫治疗维持。那如果该临床分期的患者存在驱动基因呢？选择靶向维持。PD-1/PD-L1 抑制剂治疗 *EGFR* 阳性的肺癌患者效果差且有肿瘤超进展风险，我个人认为这可能与 TMB 数值有关——存在肺癌驱动基因，TMB 可能低，这会导致免疫识别能力差，所以免疫治疗的有效性差。另外，我认为需要同时研究驱动基因突变丰度，我猜测驱动基因突变丰度高且 TMB 低的患者免疫治疗效果也会差，所以对于不可手术的III期肺癌患者，假如基因突变是 *EGFR/ALK* 阳性，同步放化疗后的维持治疗可选择靶向药。

2019 年 2 月 5 日

关于可手术的Ⅲ期肺癌的免疫治疗的问题

PACIFIC 研究指出，不可手术的Ⅲ期非小细胞肺癌的标准治疗是同步放化疗后单药免疫维持。那么对于可手术的Ⅲ期肺癌呢？还要不要采用免疫治疗维持？我认为需要。ⅢB 期非小细胞肺癌术前需要新辅助化疗，有些还需要新辅助化疗联合免疫治疗。患者经新辅助化疗达到手术指征后再行手术，术后根据基因检测和病理诊断的结果再选择方案。如果术后病理显示仍然有高危侵犯，那么患者术后需要接受放化疗（最近去掉了放疗，可能是因为放化疗的累积毒性使患者的总生存期没有延长）；如果 PD-L1 表达超过 50%，可采用免疫治疗（或联合放疗），可以不化疗。对于基因检测显示不存在超进展基因（包括没有 *EGFR* 和 *ALK* 基因）的患者，我认为可以采用免疫维持。肿瘤治疗需要按指南实施，但是指南不会尽善尽美，只要没有严重的副作用且在患者经济承受范围内，那就积极治疗吧。

2020 年 4 月 23 日

早期肺癌术后要不要治疗？不治疗怎么监控？

根据指南，目前临床上主要根据影像学分期来决定术后辅助治疗，对于ⅠB 期及以下的肺癌（排除高危因素）只需术后随访。对于大多数肺结节，术后不需要继续治疗，一般术后会检测 10 个常见基因，但是突变频率很高或者伴随有害基因突变的患者是容易复发的人群，比如，*EGFR* 高频突变的肿瘤容易出现头颅转移，*TP53* 基因突变的肿瘤恶性程度更高。我在思考除了临床分期外，哪些早期肺癌应该被人为干预？哪些基因突变需要引起注意？突变频率为多少时需要干预？哪些情况下需要做ctDNA检测？想要解答这些问题就需要建立模型，通过大数据进行分析。我想这一系列问题都是值得研究的课题，今后肺癌的精准治疗可能不再单单以影像学分期为唯一依据了。

2020年6月7日

肺癌术后辅助治疗可以选择靶向治疗

我认为针对肺癌采用靶向治疗有两个重要意义。一是延长晚期肺癌患者生存期并提高患者生存质量。二是为中期肺癌患者争取根治机会，比如，通过新辅助靶向治疗使肿瘤缩小，之后再切除；术后复发的局部晚期肺癌患者使用靶向治疗使肿瘤进一步局限，然后行放疗根治肿瘤；ⅠB期及以上的 *EGFR* 突变高危患者术后辅助使用靶向药也许能达到根治……换句话说靶向药不应该成为最后的手段，而是用于为其他根治疗法争取机会和时间。中国的研究表明，术后有驱动基因的肺癌患者，可以将靶向药提前到早中期使用。从吴一龙的研究数据来看，术后驱动基因阳性的患者采用靶向药吉非替尼辅助治疗的无病生存期（disease free survival，DFS）比术后化疗要长［但是DFS没有转化成总生存期（overall survival，OS）的获益］。那么如何筛选早中期使用靶向药的适应证应该是我们研究的热点：建立模型，而且肺癌的分期、相关基因的突变丰度都应该被考虑在内。如果血液基因检测为阳性，我认为是要治疗的，这部分患者选择靶向辅助治疗可能效果更好。有研究显示，早期肺癌术后辅助化疗能提高患者的生存率，但是化疗带来的副作用对有些患者而言会较大。

另外，我认为高频驱动基因突变是容易导致复发的因素（但是也不是绝对的，毕竟基因组不直接构成生命体，蛋白质组才是构成生命的物质），这类患者要及时进行术后随访，尤其是高频突变的 *HER-2*、*EGFR*、*ALK* 阳性患者，千万不要忘记做头颅磁共振。

2020 年 11 月 27 日

肝癌患者的复查

奶奶做体检发现肝脏占位，考虑肝癌可能性大，我第一时间联系了复旦大学附属中山医院肝外科医生给她做了手术。肿瘤临床分期较早，没有出现淋巴结转移，但奶奶有乙型肝炎，医生让她每天服用抗病毒药。此外，专家要求她术后每个月复查一次B超、肝肾功能、肿瘤标志物。

奶奶第一次复查是在当地医院，她做了磁共振，生化检查显示除了 CA19-9 约为50 U/ml，其他指标无异常。因为肿瘤标志物不是特别敏感的指标，所以我也没有要求特别处理。我现在回想，奶奶第一次复查就应该到中山医院做增强磁共振，毕竟当地医生的磁共振阅片能力有限。其实我已经算谨慎的了，奶奶肝癌术后第一次复查做的是磁共振检查，因为 B 超医生的水平差异太大了。奶奶后面几次复查，我找了本地最权威的超声科主任，没有查出有复发。不过幸亏术后半年我带奶奶去做了一次磁共振，发现有一个 1.6 cm 的病灶。我马上带奶奶到上海的医院进一步检查，肝外科医生讲可以再做手术试试。我对手术能不能做干净存疑，甚至对这次病灶是复发还是原来的微病灶长大了也存疑，在这两种可能性中我更倾向于后者。我详细问了介入治疗科的医生，我认为介入治疗是可以处理干净的，考虑到奶奶的年龄等各方面因素，就让奶奶做了一次介入治疗。介入治疗是局部治疗，而肿瘤是全身性疾病，所以介入治疗后我马上让奶奶服用靶向药仑伐替尼。

现在，我认为就算是早期肝癌，但是因为奶奶有乙型肝炎病史，有可能有一些小病灶在手术前没有被检查出来。如果奶奶术后第一次复查就在中山医院做增强磁共振检查，如果检查出来有可疑的小病灶，我肯定是要求她再做介入治疗的。我后来也反思，对典型的乙型肝炎肝硬化肝癌，术后可能要采用介入治疗。

2020 年 6 月 23 日

高危肝癌患者术后需要辅助治疗

肝癌主要的治疗手段是手术，若术中发现淋巴结转移，那肿瘤复发的可能性比较大，术后别忘记行辅助治疗。淋巴结肿大相当于监狱门打开了，有部分"犯罪分子"（肿瘤细胞）逃出去了，这些"犯罪分子"会做坏事。现在常规的术后辅助治疗有靶向治疗（索拉非尼或仑伐替尼）、肝动脉栓塞化疗、放疗、免疫治疗。

该怎么选择呢？这是很多患者纠结的问题。我个人把抗血管生成治疗比作饿死肿瘤细胞，但是，零星跑出去的肿瘤细胞可能会休眠、潜伏，它们用不到大量的氧气和营养，免疫治疗反而更能把这些肿瘤细胞消灭。我认为术后有条件的患者首选靶向治疗或抗血管生成治疗联合免疫治疗。

中国人患肝癌的原因与西方人不一样，西方人的肝癌主要由酒精引起，中国人的肝癌主要由慢性肝炎引起。肝炎病毒引起的肝癌是播散式的，肉眼可见的病灶经手术被切除掉了，但肉眼不可见的病灶没有被切除，这些不可见的病灶就会变成星星之火燎原。介入治疗（经导管动脉栓塞化疗）可以进一步杀灭微小病灶。至于要不要放疗，请放疗科医生评估。

别忘记肝炎病毒引起的肝癌需要抗病毒治疗。

2019 年 2 月 25 日

怎么解读乳腺癌的免疫组织化学检查结果？

病理诊断："左乳"乳腺癌改良根治标本；肿瘤位于左乳外侧，肿瘤在送检腺叶内多灶性分布，最大病灶直径 1.2 cm；组织学类型为浸润性导管癌Ⅲ级；肿瘤浸润程度分级为Ⅲ级；肿瘤上皮肤、乳头以及肿瘤下基底切缘未见累及。

癌周乳腺：导管内癌，高级别，其余乳腺发现乳腺病伴导管扩张，脉管内浸润（＋），神经周围癌浸润（＋）。

腋下淋巴结见肿瘤转移：8/21。

免疫组织化学检查结果：ER（－），PR（－），HER-2（2+），Ki-67（10%+），E-cd（＋），EMA（＋），P63（－），Calponin（－）（肿瘤区域肌上皮表达缺失）。

以上是一张乳腺癌病理报告单上的信息，我以此为例来谈谈乳腺癌病理和免疫组织化学结果的解读。

患者左乳乳腺癌，多病灶分布，最大病灶直径为 1.2 cm。虽然直径为 1.2 cm 的病灶算比较小，但是我认为多病灶分布就不能仅以 1.2 cm 为准。患者的免疫组织化学检查结果中，雌激素受体（ER）和孕激素受体（PR）阴性说明乳腺癌不是内分泌依赖性的，术后无须内分泌治疗。HER-2 蛋白两个加号是临界值，需要做荧光原位杂交（fluorescence in situ hybridization，FISH）检测，如果 FISH 检测结果阳性就是 HER-2 过度表达型乳腺癌，化疗时要联合抗 HER-2 治疗，最佳模式是双靶治疗：曲妥珠单抗联合帕妥珠单抗。如果 FISH 检测结果是阴性，结合雌激素和孕激素受体不表达，该患者就患有恶性程度最高的三阴性乳腺癌。三阴性乳腺癌患者接受免疫治疗能获益，但是头对头对照试验显示疾病无进展生存时间（PFS）只延长 2.5 个月左右。少数患者基因检测存在 *BRCA1/2* 突变，可以使用奥拉帕利。Ki-67 是增殖活跃值，数值低表示不活跃，数值高表示活跃。该患者为浸润性导管癌Ⅲ级，脉管内浸润阳性，神经周围癌浸润阳性，腋下淋巴结转移 8/21 个，这些都是高危因素，患者术后必须接受放化疗。此外，左乳在心脏同侧，放疗需要做好心脏保护，假如用蒽环类化疗药，该类药物对心脏也有一定毒性，需要评估心功能和定期监测心功能。对于该患者，最佳治疗是开展新辅助治疗后再手术，经新辅助治疗达到病理学完全缓解（pCR）后再手术可以明显改善患者的预后。

因此，乳腺癌患者应该术前做穿刺，明确分子分型，同时行影像学检查（最好做磁共振）以明确是否有淋巴转移，而不是匆忙去做手术。

2020 年 4 月 29 日

为什么乳腺癌多原发灶的情况比较普遍

乳腺癌的驱动因素（比如，雌激素受体和孕激素受体过度表达、*HER-2* 阳性等）很明确，因此乳腺癌的内科治疗需要抑制这些驱动因素。乳腺癌多原发灶和肿瘤微环境有关吗？跟驱动因素有关吗？还是和挤压乳房有关？我觉得需要建立模型，研究哪些分子亚型偏向多原发灶，这些是否跟侵袭力有关？是不是乳腺组织癌变后经过人为挤压，癌细胞转移到乳房的另一个地方了，抑或该乳房有特定的肿瘤微环境？这些都是很有意义的研究。

2020 年 9 月 16 日

抽烟的肺癌患者肿瘤恶性程度更高

一位肺癌伴头颅转移的患者基因检测发现 *EGFR 19del*，按最佳理念使用第三代 *EGFR* 抑制剂（*EGFR*-TKI）。该患者肿瘤负荷比较大且 *TP53* 突变，虽然我预料到了他可能会比较快出现耐药，但是想不到 3 个月还差几天他就出现了大量胸腔积液。我猜这可能和他年轻时大量抽烟有关。我呼吁大家不要抽烟，很多抽烟的肺癌患者没有常见突变，退一万步讲，就算有常见突变，也可能伴随有害突变，耐药会出现得非常快。

我最近遇到一位年轻的小细胞肺癌女性患者。小细胞肺癌好发于大量抽烟的人群，我问她是做什么工作的，她说自己是教师，而且她和她老公都不抽烟。像她这样的情况比较少见，可能与吸入物有关。在同情之余，我想告诉大家几点建议：戒烟；少接触厨房油烟（做饭炒菜时要开油烟机）；避免接触粉尘（教师经常接触的粉笔灰也应该算粉尘）；雾霾天戴口罩。

有些人讲，很多人不抽烟也会得肺癌。是的，抽烟不代表一定会得肺癌，不抽烟也不是说一定不会得肺癌，但是抽烟得肺癌的患者比例大大上升。治疗小细胞肺癌没有靶向药可用，只能靠化疗和放疗。治疗小细胞肺癌的化疗药的种类跟 30 年前相比没有进步，而且患者会很快出现耐药。绝大多数小细胞肺癌患者确诊时已经失去了手术机会，一旦停止治疗，大多数患者的病情会很快进展，预后相当差。近些年，免疫治疗被炒得很热，小细胞肺癌属于鳞状细胞癌，可以使用免疫治疗，但是小细胞肺癌患者采用免疫治疗（PD-L1 抑制剂）联合化疗对比单纯化疗平均控制时间也只延长 2.5 个月，只有少数患者的病情被控制得比较久。

综上，针对小细胞肺癌，我认为突破点不在于治疗而在于不抽烟！

2019 年 8 月 17 日

肺结节是个让人纠结的疾病

为什么说肺结节是个让人纠结的疾病呢？因为患者对肺结节很纠结。

其一，纠结肺结节到底是恶性还是良性的。有些患者只要发现有肺结节，感觉天要塌下来了，吃不好，睡不好。其实，绝大多数肺结节是良性的，良性的肺结节不用手术。

其二，纠结原位癌是否需要马上做手术。其实原位癌患者不用做手术，新版的指南把原位癌纳入癌前病变，可能很多年后才需要做手术。

其三，纠结何时复查。其实肺结节复查是有频率的，没有必要三天两头检查，对于原位癌，一般半年到一年检查一次就足够了，结节肯定不会一下子长大。另外，磨玻璃结节不用做 PET-CT，代谢不会很高，也不可能转移。

其四，纠结会不会复发。微浸润性肺癌一般不会复发，浸润性肺癌才有可能复发（数据显示有磨玻璃成分的浸润性肺腺癌也不会复发）。患者如果坚持定期随访，在微浸润期及时进行手术，预后非常好。

另外，一定要用发展的眼光看待肺结节，不能"非左即右"。假如患者理解不了，就不要固执己见，遵医嘱定期随访复查，医生说需要手术了再手术。今天，有位患者把她的病理报告发给了我，术后病理结果为微浸润，其实术前我已经告诉她她的情况是微浸润，可以做手术，但是她纠结了好久。她的肺结节非常典型，存在几年了，在随访过程中长大了，变成了混杂磨玻璃结节，但实性成分小于 5 mm，这就是微浸润性肺腺癌的特征。此种情况下患者可择期手术，术后肿瘤不会复发。有研究表示，微浸润性肺腺癌 5 年生存率为 97%；也有研究表示，微浸润性肺腺癌和原位癌一样，5 年生存率为 100%。

2021 年 9 月 15 日

对于肺部小结节一定要随访

这是我遇到的一位患者的 CT 片子（图 10.1），左图显示的是 2015 年发现的磨玻璃结节（混杂磨玻璃结节，未浸润），右图显示的是最近（2017 年底）的影像（已经是浸润性肺癌了），所以我一直强调必须要随访管理磨玻璃结节。

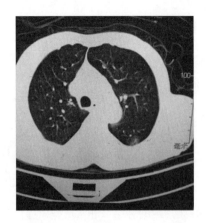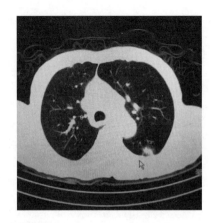

图 10.1　胸部 CT

临床上，一部分肺结节是恶性的，对肺结节治疗的重视让我看到了消灭肺癌的希望。肺癌的进展过程为：不典型腺瘤样增生——原位癌——微浸润——浸润——晚期肿瘤。如果在微浸润阶段就消灭它，基本上 5 年生存率为 100%。肺结节患者不要太揪心，毕竟绝大多数肺结节是良性的，常见的是炎性结节，慢性炎症造成的小结节用抗生素治疗是无效的，但对身体也没有影响；只有少数肺结节是恶性的，需要手术治疗。患者千万不要听到有肺结节就被吓得半死，其实很多人都有肺结节，只是他们不体检，没有发现罢了。

判断肺结节的良恶性首先看大小。肺部直径 3 cm 以下的孤立性肿块都叫肺结节，肺结节的直径大小与良恶性有关联性。按我的经验，直径 4 mm 以下的结节肯定是良性的，直径 6 mm 的结节只有极少数是恶性的；直径 8 mm 是一个分界线，恶性的比例比直径 6 mm 的要高得多；直径 1 cm 以上的恶性比例就更高，但是恶性的概率仍旧比良性的概率要低，所以肺结节恶性的概率是很小的。很多时候，患者的心理压力很大，比疾病本身造成的危害还要大。

其次，还要看成分。直径小于 1 cm 的实性小结节多数是良性的，磨玻璃结节恶性的可能性比实性的要高。形状规则、周边光滑的纯磨玻璃结节很多是原位癌，我们认为原位癌是癌前病变，因此可以继续随访，结节可能会几年保持不变化。部分实性磨玻璃结节也叫混杂磨玻璃结节，多数是恶性的，它长得相对比较快，因此要择期手术！所以，对于肺结节，需要做薄层 CT，一看大小，二看形态和密度。

我借本书也表态一下：我对我所有的患者都会很负责，我若认为肺结节恶性的可能性大，我会请复旦大学附属中山医院、上海市肺科医院、上海市胸科医院主攻肺结节诊断的专家来会诊。

2017 年 12 月 28 日

高频驱动基因突变的肺结节患者术后是否需要治疗？

最近，我遇到一位患者，他的肺结节突然快速增大，我看了片子考虑结节是恶性的，于是帮他协调了手术，术后病理诊断为浸润性肺癌。患者问我术后是否需要治疗。术后需不需要治疗主要看病理。肿瘤病灶直径才 1.3 cm，无淋巴结转移，属于ⅠA 期。根据指南，ⅠA 期的肺癌无须治疗，但是基因检测发现 *EGFR 19del*，突变频率高达 47.58%，*TP53* 突变频率为 41.26%，这让我陷入思考。

EGFR 是肺癌的常见驱动基因，目前已经开发出了针对 *EGFR* 突变的靶向药——一代到三代的小分子酪氨酸激酶抑制剂（TKI）。这些靶向药主要用于治疗局部晚期和晚期肺癌。*TP53* 是抑癌基因，它的突变意味着该抑癌基因失活，可以诱发多重癌症。本病例虽然是早期肺癌，但是基因突变频率非常高。

我个人认为患者存在高频驱动基因，因此术后存在复发的可能，且复发的风险比相同临床分期的其他肺癌患者高得多。我建议患者行外周血基因检测，如果液体活检阳性，我觉得可给予靶向治疗，用奥希替尼治疗 3 年。争议的焦点是：这样会不会造成过度治疗？有没有无病生存期（DFS）的获益？DFS 能否转化成总生存期（OS）的获益？如果外周血基因检测阴性，还要不要靶向治疗？没有相关研究。如果不辅助靶向治疗，监控手段是否必须加上 ctDNA 监控？我认为可以加上。定期监控 ctDNA 会比影像学检查提早发现肿瘤复发。是否可以辅助免疫治疗？不可以，免疫治疗对高频 *EGFR* 驱动的肺癌未必有效且可能造成超进展。是否辅助化疗？不宜化疗，该分期的肺癌一般不存在微小转移灶，化疗不能使患者获益。

这是一个特殊案例，建议进一步研究。

2020 年 5 月 30 日

肿瘤患者为什么要做 PET-CT？

肿瘤若发生远处转移患者就失去手术机会了，所以术前做全身影像学检查是有必要的。PET-CT 可以评估全身肿瘤情况，尤其是能够明确肿瘤是否存在转移。

PET-CT 与传统的影像学检查相比具有灵敏度高、分辨率好、图像清晰等特点。PET-CT 的最大优点是，患者接受检查时，只需静脉注射微量的显像剂，患者的全身状况便可以一目了然，这使临床医生能更加准确地诊断恶性肿瘤等全身疾病和制订治疗方案。而且，PET-CT 整个检查过程是安全、无创伤、无痛苦的。

我遇到一位来自重庆的 30 多岁的女性患者，她通过胃镜检查发现了胃癌，但肿瘤体积不大，范围很局限，当地大医院准备给她做手术。我让她的家属把她的病理报告发给我，我一看是低分化印戒细胞癌。考虑到这种恶性程度高的胃癌虽然原发灶小，但是很有可能已经远处转移，我强烈要求她做 PET-CT 检查，结果果然发现肿瘤已经远处广泛转移了。这个患者做手术就没有意义了，做手术反而会缩短她的生存期。

PET-CT 检查需要有经验的医生来操作和解读。有一位山西的患者把他的 PET-CT 报告单发来给我看，报告单上显示可疑病灶代谢不高，像这种模棱两可的情况需要做延迟，延迟就是再扫描一遍。所以患者做完 PET-CT 不要马上离开，离开前不要吃东西且一定要问医生："我可以走了吗，还需要做延迟吗？"

我要强调的是，患者做 PET-CT 前要空腹至少 6 小时，做完 PET-CT 后需要大量喝水，尽快把显像剂排泄出去。

2020 年 4 月 28 日

什么是新辅助治疗？

新辅助治疗是为手术服务的治疗方式，通过新辅助治疗可以让手术做得更干净。新辅助化疗就是手术前的化疗，一般是化疗 2~3 个疗程后再行手术，主要适用于中晚期肿瘤，因为中晚期肿瘤手术难度大，不容易完全切除，通过新辅助化疗可以让病灶局限，从而完整地把肿瘤切除。因为有化疗 – 手术 – 化疗这个过程，所以医生又通俗地将这种方案称为"三明治疗法"。

临床分期靠后的患者直接做手术，预后往往很差。新辅助治疗能使不能手术的患者重新获得手术的机会，延长生存期。对于经济条件好的患者，给予新辅助治疗时也可以要求患者做全基因组检测，根据基因检测的结果调整新辅助治疗的方案，使患者获益最大。但是一定要严格把握新辅助治疗的适应证，如果患者直接手术获益更大，那就要考虑直接手术。我最近遇到一位初诊肺癌的患者，其肿瘤标志物水平略微升高，影像学检查显示目前全身没有转移，但当地医院的专家根据肿瘤标志物阳性打算给患者行新辅助治疗。患者亲属咨询我，我建议患者直接做手术或者到上级医院治疗。

是否行新辅助治疗还需要根据主刀医生的手术水平而定，比如卵巢癌手术，大医院的医生认为可以做到理想切除的，都会选择直接手术。因为新辅助放化疗和新辅助靶向治疗会对术后辅助治疗产生影响，造成肿瘤异质性更强、耐药更快，毕竟肿瘤负荷越大对药物的影响越大。

至于上文提到的肺癌患者，影像学上没有任何转移，患者更加不用做新辅助治疗。胸部 CT 可以非常清晰地评估手术能不能切干净。患者的肿瘤标志物水平升高，这可能是肿瘤或者炎症代谢所致，术后肿瘤负荷小了，肿瘤标志物水平就可以降下来。在临床实践中，肿瘤标志物水平稍微超标也有可能是假阳性，因此不用太担心。如果肿瘤标志物水平没有在术后 2 周降下来，影像学上也没有发现转移，那么应谨慎一点，可超适应证化疗。

肿瘤治疗一定要有依据，绝对不能过度治疗。

2020 年 9 月 25 日

靶向药会引起哪些副作用？

靶向药能够精准作用于肿瘤靶点，机制明确、副作用少，但这并不是说靶向药就没有副作用。靶向药常见的副作用有皮疹、甲沟炎、腹泻、血细胞水平下降、肝肾功能不全等。

有不少肺癌患者服用靶向药会出现皮疹，比如服用吉非替尼（易瑞沙）和厄洛替尼（特罗凯）。靶向药引起的皮疹一般不痛，部分患者会感觉瘙痒，但皮疹对身体的伤害不严重，主要是影响外观，这时患者可以服用一些控制皮疹的药物。一般我们认为，服用靶向药发生皮疹的肺癌患者治疗效果更好。服用阿法替尼可能会引发甲沟炎，甲沟炎就比较痛，建议患者每天温水泡脚，平时穿拖鞋。肺癌或者乳腺癌患者服用吡咯替尼可能会发生腹泻，可以服用止泻药，如蒙脱石散。有些靶向药的副作用是手足综合征，患者日常不要碰凉水，穿戴应宽松。某些靶向药（如抗血管生成药阿帕替尼、安罗替尼等）会引起高血压，患者血压升高时可以服用抗高血压药来控制。

少数人服用奥希替尼会出现血小板减低。

　　不同的靶向药有不同的副作用，靶向药的具体副作用又因人而异，所以患者开始服用靶向药一周后就需要检查血常规和肝肾功能，密切观察副作用。

2017 年 11 月 30 日

哪些药物不能和免疫治疗联用？

　　免疫治疗药物 PD-1/PD-L1 抑制剂的临床运用已经越来越普遍，它们在很多肿瘤的治疗中已经成为一线用药。除"通过生物标志物预测免疫治疗的有效性和通过基因检测排除超进展后使用"这些普遍被医生认知的内容外，我还想提供一些信息：免疫治疗不要和抗生素联用，联用会降低免疫治疗的有效性，如果实在迫不得已要用抗生素，请用口服的非广谱抗生素；免疫治疗不要和糖皮质激素连用，糖皮质激素会降低免疫治疗的有效性，如果免疫治疗发生不可耐受的副作用，就立即停止免疫治疗，改用激素治疗；免疫治疗不要和质子泵抑制剂联用（很少有医生了解这一点），质子泵抑制剂是抑制胃酸、治疗胃病的一线用药，常见的有奥美拉唑、泮托拉唑、埃索美拉唑等，通常在化疗期间质子泵抑制剂会和化疗药联用以护胃，而免疫治疗也往往和化疗联用，所以临床上常见质子泵抑制剂和免疫治疗联用的情况，而联用会降低免疫治疗的有效性。

2020 年 4 月 21 日

肿瘤免疫治疗有哪些？

近年来，免疫治疗特别热门，但是免疫治疗是什么呢？免疫治疗包括细胞免疫治疗与免疫检查点抑制剂治疗。

细胞免疫治疗包括无靶向性的和有靶向性的。无靶向性的细胞免疫治疗主要有CIK、DC-CIK、NK等疗法。肿瘤在某种程度上是免疫逃逸的过程，没有明确的靶点，T细胞就找不到肿瘤细胞。或许在培养过程中产生的细胞因子有一定的抑瘤作用，但是作用微乎其微。万不可把这些不具有靶向识别能力的免疫细胞治疗当作主要治疗手段而抛弃通过临床验证的放化疗。

有靶向性的细胞免疫治疗包括CAR-T和TCR-T。我有不少朋友在研究这两种治疗方式，前者相对成熟，已经有成熟产品了。目前最成熟的靶点是CD19，针对急性淋巴细胞白血病有效果。但是，我认为CAR-T只对血液肿瘤有效果，治疗实体瘤目前还没有突破，也没有值得信服的临床数据。对实体瘤有效果的是TCR-T，但是TCR-T治疗风险更大、研发难度更高，目前还处于基础研究阶段。

临床上，医生通常说的免疫治疗指的是免疫检查点抑制剂治疗，免疫检查点抑制剂包括PD-1抑制剂、PD-L1抑制剂以及CTLA-4抑制剂等。目前国内外免疫检查点抑制剂治疗已经获得批准用于不少癌种，且效果很不错。预测PD-1抑制剂治疗效果的生物标志物主要有PD-L1的表达率（表达越高效果越好）、肿瘤突变负荷（TMB）值（TMB值越高效果越好）及微卫星（微卫星不稳定的患者免疫治疗效果好）。目前发现的主要生物标志物是这几种。

对于经济条件好的患者，可以不把生物标志物放在第一位，而是把并发症的预测放在第一位，比如排除自身免疫病或间质性肺炎等。妊娠期女性、老年患者需要慎用免疫治疗，老年患者免疫系统本身就在退化，采用免疫治疗是否能达到良好效果或者是否会引起严重并发症值得探讨。另外，排除了禁忌证及预测并发症，我认为免疫治疗晚用不如早用。可能指南上并没有这样的描述，但是我从自己的逻辑出发，我认为尽量早用为好。通过生物标志物预测免疫治疗可能获益不理想的患者需要联合治疗来协同免疫治疗的效果，但是免疫治疗作为一个新生事物，很多医生还缺乏经验，临床数据也不够多，所以患者可以找有经验的医生好好咨询下。

2018 年 12 月 1 日

怎么理解乳腺癌免疫组织化学中的 HER-2 蛋白表达？

乳腺癌有一个非常关键的指标：HER-2 蛋白的表达。如果 HER-2 蛋白是 3 个或 3 个以上加号就是阳性；2 个加号是临界值，需要进一步做 FISH 检测以明确，FISH 检测结果阳性就是 HER-2 过度表达。

对于 HER-2 过度表达的乳腺癌患者，要用靶向药治疗。[HER-2 低表达其实也有意义，目前 HER-2 低表达患者使用某些抗体–药物偶联物（antiboby–drug conjugate，ADC）是有获益的，所以未来三阴性乳腺癌的分子分型可能还要重塑。] 目前常用的抗 HER-2 抑制剂有曲妥珠单抗、帕妥珠单抗、T–DM1 等，乳腺癌的抗 HER-2 药物一线治疗可以是双靶治疗，即帕妥珠单抗和曲妥珠单抗联用。T–DM1 是

ADC 类药物，靶向性更好，所以在乳腺癌全程管理中把它作为抗 HER-2 药物一线治疗失败后的补救性治疗或者升阶梯治疗。比如通过新辅助治疗没有达到病理学完全缓解（pCR）的患者在术后辅助治疗用抗 HER-2 药物时可以把双靶治疗更换成 T-DM1 治疗。应在术前通过免疫组织化学检查明确患者的 HER-2 是否为阳性。如果 HER-2 过度表达，尤其是肿块超过 2 cm，就要做新辅助治疗。

有很多患者问我：既然 HER-2 过度表达是一种不利因素，那么为什么 HER-2 不表达的三阴性乳腺癌的恶性程度更高？是不是悖论？当然不是，因为虽然 HER-2 过度表达是不利因素，但是我们已经开发出了针对 HER-2 过度表达的药物，而且这类乳腺癌的驱动基因相对简单，我们把驱动基因抑制住，就会达到治疗肿瘤的良好效果。三阴性乳腺癌患者的肿瘤微环境更复杂，驱动因素分散不明，我们只能通过化疗和放疗去治疗。这也给我很大的启示：在肿瘤治疗中，尤其是局部晚期肿瘤的治疗，我们要明确肿瘤的驱动基因，针对驱动基因联合用药（但是，要评估好联合用药的副作用），这样控制肿瘤的时间才长，所以患者最好行全基因检测。

乳腺癌的治疗是规范化治疗的典范，通过对乳腺癌规范化治疗的分析，我们会得到很多关于肿瘤治疗的启发。

2020 年 5 月 4 日

胃癌的化疗方案有哪些？

一家非常知名医院的前院长在学术会议和媒体上劝阻对局部晚期胃癌患者直接行

手术治疗，他认为临床分期靠后的胃癌患者直接手术的预后并不好，平均一年肿瘤就复发了。我认为该教授的观点正确，但是有待进一步细化：不光要参考临床分期，还应该参考分子分型来决定是否行新辅助治疗及综合治疗，未来的研究也应该朝这方面深度挖掘。

那么胃癌的新辅助化疗有哪些呢？胃癌的新辅助化疗（术前化疗）方案常见的有：氟尿嘧啶＋亚叶酸钙＋奥沙利铂（FOLFOX）；顺铂＋氟尿嘧啶（PF）；卡培他滨（希罗达）＋奥沙利铂（XELOX）；S-1+奥沙利铂（SOX）；氟尿嘧啶＋亚叶酸钙＋奥沙利铂＋多西他赛（FLOT）；吡柔比星＋顺铂＋氟尿嘧啶（ECF）；与术前放疗同期的新辅助化疗用氟尿嘧啶类、铂类或紫杉类药物等。

胃癌术后的辅助化疗常用方案有：卡培他滨（希罗达）＋奥沙利铂（XELOX）；S-1单药治疗；与术后放疗同期的辅助化疗用氟尿嘧啶类药物，如氟尿嘧啶＋亚叶酸钙＋奥沙利铂（FOLFOX）；S-1+奥沙利铂（SOX）；卡培他滨（希罗达）＋紫杉醇（XP）等。

化疗是治疗肿瘤的重要方法，是治疗晚期肿瘤的基石，患者切勿排斥化疗。

2020 年 12 月 3 日

胃癌患者胃大部切除术后可能会出现贫血

胃大部切除术后贫血要考虑营养性贫血，应补充维生素、叶酸。关于贫血，我们要想到 3 个原因：一是消耗太多，常见的原因是月经量过多；二是微量元素补充不足，常见的原因是饮食不当；三是生成障碍，生成障碍就比较严重了，属于血液科的重病。胃癌患者缺铁多数是由于微量元素补充不足。实际上胃癌患者行胃大部切除术后，维生素 B_{12} 和叶酸就吸收不足了，这会影响铁的转化，所以需要补充这些微量元素。与铁剂一起补充效果更好。

2020 年 10 月 11 日

早期胃癌患者行内镜黏膜下剥离术的指征

胃癌发病率高，主要原因是生活习惯不良和基因突变。为什么日本人的胃癌治愈率高，主要是因为日本厚生劳动省把胃癌纳入全民筛查体系，早期发现、早期治疗，所以预后好。

早期胃癌患者可以做内镜黏膜下剥离术，该手术创伤较小。肿瘤超过 2 cm、肿瘤突破黏膜层、有溃疡形成，只要符合其中一个条件就不能做内镜黏膜下剥离术了。我个人认为，对于早期胃癌中的低分化或者黏液腺癌类型，最好做腹腔镜根治手术。

大家要按时体检，体检时可选择胃肠镜检查。另外，胃癌异质性强，有些医生还没有建立分型治疗的理念。

胃癌患者术后要找肿瘤内科医生和病理科医生评估预后。

2021 年 7 月 13 日

乳腺癌新辅助化疗的指征

在乳腺癌的治疗中，术前影像学检查很关键，尤其是行磁共振排查淋巴结的情况。淋巴结转移意味着临床分期靠后，患者就要接受新辅助治疗。淋巴结阴性的乳腺癌患者也可以接受新辅助治疗，因为乳腺癌的术前新辅助治疗不是只看临床分期，还要考虑分子分型。

三阴性乳腺癌患者、HER-2 蛋白过度表达的乳腺癌患者及肿块直径大于 5 cm 的所有类型的乳腺癌患者要接受术前治疗。更多专家认为肿块直径大于 2 cm 的三阴性或 HER-2 蛋白阳性的乳腺癌患者必须接受术前治疗。肿块直径小于 5 cm 但是占乳房比例较大又有保乳意愿的患者也要接受新辅助治疗。

新辅助治疗的好处包括：使肿瘤进一步缩小，以便手术完整切除；进一步消灭微病灶，这些微病灶肉眼可能不可见，手术后会遗留；验证化疗药的有效性，给后续方案提供指导，比如，若经新辅助治疗未达到病理学完全缓解（pCR），那就要升阶梯治疗。

新辅助治疗的风险主要是：如果新辅助治疗没有效果，肿瘤会进一步增大，手术效果比一开始做更差。但是，这种风险很小。早期乳腺癌患者术后要不要做化疗呢？要看有没有高危因素，具体还可以做专门的 21 基因或者 70 基因检测来确定。

2020 年 9 月 5 日

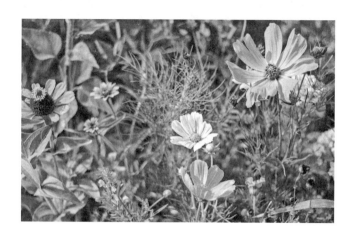

第四部分

病情分析与指导

第十一章　治疗分析与跟踪

一例 *EGFR* 罕见突变肺腺癌的治疗分析

患者男性，66 岁，肺腺癌伴骨转移。患者患有晚期非经典通路的 *EGFR* 突变肺腺癌，不能手术却做了手术，术后服用靶向药，且没有规范复查，具体如下。

2019 年 1 月初，患者因"久坐致右大腿外侧、右髂疼痛 2 月余，腰部疼痛 1 周余"入院，发现右肺下叶浸润性腺癌，L1 椎体转移性肿瘤。

2019 年 1 月 18 日（术前）行 PET-CT 检查：右肺下叶背段占位（2.9 cm×2.6 cm）SUV$_{max}$ 11.4；纵隔及右肺门可见多发淋巴结影，SUV 摄取不详（PET 缺页）；全身多发骨质破坏（胸骨柄、T6 棘突、L1 椎体、右侧髂骨、右侧股骨上段），代谢活性增高，右侧肾上腺结合部局限性结节状代谢活性增高，具体描述不详（PET 缺页），是否转移待排。

2019 年 1 月 25 日，行肺部胸腔镜手术（右肺下叶背段部分 + 右肺上叶后端部分切除术）。

2019 年 2 月 16 日，行基因检测：*EGFR* exon20 P.S768i，频率 35.61%；*EGFR* exon18 P.G719C，频率 35.42%；*APL* exon16 P.I1926Sfs*21，频率 15.83%。

2019 年 2 月 17 日，行腰椎手术（处理骨转移病灶）。

2019 年 2 月 28 日，开始服用阿法替尼 40 mg/d。在治疗过程中，每天服用 1 片阿司匹林；每周注射 2 支胸腺肽（每半年停 1 个半月），每半月静脉滴注 1 次伊班膦酸。

2019 年 4 月 29 日，行头颅 MRI 检查：无异常，胸腰椎内固定可见。

2019 年 7 月 8 日、2019 年 12 月 11 日、2020 年 3 月 10 日行胸部 CT 检查：无异常，胸腰椎内固定可见。2020 年 11 月 10 日行胸部 CT 检查：左侧第 4 肋腋段骨皮质见小片高密度影，胸骨处见结节状高密度影，胸腰椎内固定可见。

2019 年 10 月 29 日（术后）行 PET-CT 检查：全身多发骨质破坏（胸骨柄、T6 棘突、L1 椎体、右侧髂骨、右侧股骨上段），代谢活性未见异常增高，右侧肾上腺结合部局限性结节状代谢活性轻度增高。

2020 年 8 月 6 日（术后，实际服用阿法替尼 17 个月）行 PET-CT 检查：胸骨柄、双侧髂骨、骶骨结节状高密度影，未见氟代脱氧葡萄糖（FDG）代谢异常增高（与上次 PET-CT 检查对比无变化）；右侧髂骨见骨质破坏，FDG-PET 见放射性摄取增高灶，SUV_{max} 9.68，SUV_{avg} 6.11；左侧上臂远端软组织见团块状稍低密度影，FDG-PET 见团块状放射性摄取增高灶，SUV_{max} 4.04，SUV_{avg} 3.09，直径 3.6 cm。

2021 年 6 月 28 日（术后，实际服用阿法替尼 29 个月后）行 PET-CT 检查：右侧髂骨骨质破坏，FDG 代谢增高，与 2020 年 8 月 6 日检查结果对比病灶范围增大，代谢程度稍微增高，SUV_{max} 11.66，SUV_{avg} 5.39。

2021 年 7 月 20 日请肿瘤全程管理专家王曙光评估

　　王曙光点评： 患者确诊时已经发生全身骨转移，肿瘤属于晚期肺腺癌，晚期肺腺癌不符合手术适应证，针对 *EGFR* 非经典通路的晚期肺腺癌的一线治疗为化疗，化疗不耐受或者排斥化疗的患者在药物可及性的前提下可以选择奥希替尼或者阿法替尼，该患者使用阿法替尼有效。

　　该患者理论上不应该做手术，如果一定要积极治疗原发病灶以降低肿瘤负荷，其实选择立体定向放疗更佳（创伤小）。可以做腰椎手术以预防腰椎骨折和瘫痪，当然把开放性手术换成骨水泥治疗更好。（对于晚期肿瘤患者，在治疗的同时一定要考虑患者的耐受性，把创伤降到最低。）

　　使用伊班膦酸抗骨质破坏是正确的。

接下来怎么办？

　　王曙光建议：

　　（1）目前从 PET-CT 的报告来看，肿瘤有进展，请对比影像学材料并加做 ctDNA 监控来明确是缓慢耐药还是完全耐药。如果是缓慢耐药，请在原来的治疗基础上联合抗血管生成药贝伐珠单抗或者联合化疗药培美曲塞；如果是完全耐药，请放弃原来的方案改成化疗或者重新进行基因检测后制订治疗方案。

　　（2）针对右侧髂骨骨质的进一步破坏，请评估骨折风险，确定是否行骨水泥治疗，同时考虑局部加强放疗。请到上海市第六人民医院治疗，该院为治疗肿瘤骨转移的特色医院。

　　（3）马上补做头颅增强磁共振。*EGFR* 突变的患者容易出现头颅转移，且对非经

典通路的 *EGFR* 突变使用阿法替尼，该药入脑血药浓度不如外周血药浓度，而对于头颅转移病灶 PET-CT 的敏感性差。

（4）请规范复查，正常情况下每月做一次肿瘤标志物检测；每 3 个月做一次头颅增强磁共振、腹部增强磁共振、胸部增强 CT 及骨扫描；有经济条件的患者每 3 个月行一次 ctDNA 监控。

2021 年 7 月 20 日

一例疑似双原发灶的复杂患者的治疗分析

患者男性，53 岁，在上海交通大学医学院附属仁济医院体检发现肺门部占位、肺门和纵隔淋巴结肿大、肿瘤标志物水平升高。结合 30 年抽烟史，首先考虑肺癌。患者求助于上海市第一人民医院的专家，该专家拜托我帮忙做全程管理。

我的原则就是尽可能让患者不走弯路，仔细分析病情，精准导医。因为纵隔淋巴结肿大，就要明确肿瘤是否已转移，因此我让家属把 CT 片子给我，由我亲自阅片。我阅片后发现纵隔淋巴结直径超过 1 cm，考虑转移可能。纵隔多发转移就意味着患者已经失去手术机会了。我马上为患者协调肿瘤内科检查和治疗，检查期间，胃镜报告也出来了，胃镜检查结果显示胃窦部为低分化腺癌，但因活检组织太少，无法做免疫组织化学检查。因肺部考虑原发性肺癌，且肺鳞状细胞癌可能性大（患者大量抽烟，中央型肺癌），这样一来患者很有可能患有双原发肿瘤，情况很复杂。几天后，患者行全身影像学检查发现头颅转移、骨转移、淋巴结转移等，病情非常危重。

针对这个患者怎么治疗？

王曙光建议：

（1）等待肺部穿刺组织的免疫组织化学结果，同时说服患者再去做胃镜活检和肿瘤免疫组织化学检查，明确胃部肿瘤的性质。但是因为之前已经做过胃镜，患者可能会排斥二次检查，所以假如肺部免疫组织化学检查的结果是肺鳞状细胞癌，那么肯定是双原发肿瘤；如果肺部免疫组织化学检查的结果是肺腺癌，那么再去明确下胃部的情况，但是肺腺癌转移到胃窦的可能性极小，基本上胃部仍旧考虑原发肿瘤（且有胃溃疡）。在明确肺部和胃部的肿瘤性质后，就要分析其他地方的转移瘤是由哪个原发病灶转移过来的。从概率上讲，肺癌出现头颅转移和胸骨转移的可能性更大。

（2）针对头颅转移瘤，需要行头颅放疗。紫杉类化疗药可以针对肺癌也可以针对胃癌，那么我们选择可以兼顾两种肿瘤的药物。在肺鳞状细胞癌和胃癌患者中，目前免疫治疗都是一线治疗。从 PET-CT 报告来分析，胃部肿瘤即使是原发病灶，那肿瘤也是早期可能性大。针对患者的早期胃癌，需要行手术治疗吗？我认为不要做手术，因为患者已经出现头颅转移（源于肺癌），生存期有限。

总之，这是一个病情很复杂的患者，需要进行认真讨论及多学科团队会诊。

2021 年 9 月 3 日

一例肺黏液表皮样癌的治疗分析

病理诊断如下。

（1）右上肺叶：黏液表皮样癌Ⅱ级（中度恶性），大小 2.5 cm×1.5 cm，局部浸润脏胸膜，见血管腔内癌栓，未见神经侵犯。支气管切缘阴性。

（2）LN2/4：0/20 阳性。

（3）LN3：0/4 阳性。

（4）LN7：0/7 阳性。

（5）LN10：0/2 阳性。

（6）LN12：0/1 阳性。

（7）LN13：0/3 阳性。

免疫组织化学检查结果：PD-L1（TPS=10%+），PD-L1-NC（-），CD10（部分+），CD34（+），CK7（+），P40（-），CK5/6（表皮样区域阳性）。

大家比较熟悉的肺癌有非小细胞肺癌、小细胞肺癌。有的人可能还听说过癌肉瘤变。但是，大家有没有听说过黏液表皮样癌呢？口腔肿瘤科医生有可能会觉得这是腮腺癌的一种类型。该类型在腮腺癌中比较多见，但是在肺癌中比较罕见，对于这种罕见类型我们要进行多学科团队会诊。

拿到肿瘤病理报告后，我们先看癌种，然后判断 TNM 分期（早期、中期、晚期）。该患者患有肺黏液表皮样癌，大小 2.5 cm×1.5 cm，也就是直径小于 3 cm。按大小的话算 T1，但是侵犯脏胸膜，这种情况就考虑分期为 T2；再看淋巴结有没有转移，该病例没有出现淋巴结转移，为 N0；最后看有没有远处转移，患者术前做过全身检查，没有远处转移医生才会给患者做手术，也就是分期为 M0。这个患者的 TNM 分期是 T2aN0M0，对应的就是Ⅰ B 期。

　　Ⅰ B 期是重要的治疗卡点，有的患者术后需要治疗，有的患者术后不需要治疗。指南规定具有高危因素的Ⅰ B 期肺癌术后需要治疗，所以我们来看看该患者有没有高危因素。血管腔内癌栓是高危因素，所以患者就需要接受辅助治疗。至于辅助治疗用什么方案，考虑到肺黏液表皮样癌是腺癌的一种，那么就采取肺腺癌的一线治疗方案，可以选择培美曲塞联合顺铂。但是，Ⅰ B 期的肺癌患者化疗获益比较少，再加上肺黏液表皮样癌化疗效果本身就比较弱，且该类型预后较好，所以总体上化疗有多大帮助不能明确。因此，可以选择副作用小一点、效果明确一点的治疗方案，即靶向治疗可能更合适，所以我推荐患者去做基因检测，后续治疗根据基因检测结果决定。

2021 年 12 月 29 日

一例高频驱动基因突变肺癌的治疗分析与跟踪

　　患者女性，58 岁，体检发现肺部占位，医生给予手术治疗。术后病理为早期肺腺癌（Ⅰ A 期），根据指南不需要进一步治疗。患者行基因检测发现 *EGFR* 突变，频率高达 30%。该患者是省会城市三甲医院的科室主任，有较深厚的医学底蕴，治疗也是严格按指南进行。该患者还去了美国安德森肿瘤中心接受会诊，也是被告知无须进一步治疗。但术后 1 年患者出现头颅转移，显然预后是不佳的。

那么我们回过头来分析这位患者当初术后到底要不要接受辅助治疗，有没有更好的处理方式。我告诉大家，有。按现在的 NCCN 指南，ⅠB 期及ⅠB 期以上的高危患者术后需要接受辅助化疗，化疗完成后再使用靶向治疗（奥希替尼）维持。这位患者当时的临床分期在ⅠB 期之前，且当时的指南也没有靶向辅助治疗的概念，所以医生没有给予靶向治疗，从规范化治疗的角度来看医生没有失误，但是我在临床实践中发现，伴随高频驱动基因突变是预后不好的因素，尤其是突变频率大于 20% 的浸润性肺腺癌转移风险很高，且首发转移多是头颅转移。这个患者术后可能有必要使用奥希替尼辅助治疗 3 年，或者需要行 MRD 监测（如果存在 MRD，那么需要尽快治疗）。这带给我们什么启示？指南不是万能的，具体问题要具体分析，找一位专业的肿瘤管理专家帮助分析比在门诊走流程要靠谱得多。

接下来怎么办？

王曙光建议：患者需要先处理颅骨转移灶，然后服用奥希替尼治疗。

复发后再次评估

王曙光建议：患者服用奥希替尼 22 个月后发现肿瘤进展，其实晚期肺癌患者一线治疗采用奥希替尼的无进展生存期是 18.9 个月。患者服用奥希替尼一年半的时候我就提醒患者要进行全面复查，因为头颅转移的控制时间一般比 18.9 个月更短，但是患者有点害怕面对，所以拖了半年才去复查。这带给我们什么启示呢？不要做鸵鸟，无论你面对还是不面对，病情都客观存在，早点发现就可以早点干预。在我的坚持下，患者再度复查，发现出现了头颅转移，ctDNA 为阴性，肿瘤标志物为阳性，PET-CT 提示头颅有一个占位，其他部位无复发。于是我建议患者去复旦大学附属华山医院针对头颅做立体定向放疗，放疗完毕再维持原来的方案，即服用奥希替尼治疗。指南规定，针对头颅寡转移需要局部治疗联合原方案全身治疗。

我们来分析下为什么要维持原来的方案。因为奥希替尼对患者仍旧有效，PET-CT 没有发现外周有进展，且 ctDNA 为阴性。血脑屏障的存在使大脑的药物浓度低于外周，所以头颅处的肿瘤首先进展了。此时如果放弃使用奥希替尼，就相当于打仗的时候扔掉了还有子弹的枪，而实际上我们应该把子弹全部用光才对。有人要问，这个时候可以奥希替尼联合贝伐珠单抗治疗吗？不需要，因为最近的研究表明奥希替尼联合贝伐珠单抗的效果并不比使用奥希替尼单药好。可能又有人要问了，这个时候加量服用奥希替尼（比如，原来服用 80 mg/d，现在服用 160 mg/d）可以吗？这个方案在有脑膜转移的患者中是能带来获益的，对出现头颅转移的患者应该也有效果，但我的处理方案是仍旧维持 80 mg/d，如果患者出现症状了再加量至 160 mg/d，同时针对骨转移使用地舒单抗。

患者在治疗大半个月后肿瘤标志物水平仍旧上升，但是上升的趋势已经减慢。这说明 80 mg/d 的奥希替尼对她的病情有效果，但是存在耐药的情况。家属和患者有积极治疗的欲望，于是我将方案改成了化疗。因为该患者没有使用过化疗，我认为化疗可以把肿瘤负荷降低，所以我建议患者暂停服用奥希替尼，在化疗后再调整方案。目前患者化疗了一个周期，血液 ctDNA 出现了 *EGFR* 突变，但是频率只有 0.05%。此时要不要联合奥希替尼治疗？我担心患者不耐受联合治疗的副作用，所以暂时不予联合治疗。这给我们什么启示？在晚期肿瘤的二三线治疗中，肿瘤的异质性增强了，针对肿瘤的异质性应该采用联合治疗，但是要评估好联合治疗的副作用，若患者不耐受就不能勉强使用。另外，如果患者选择不化疗，我认为患者可以每天服用 160 mg 的奥希替尼，但是这个方案对耐药株是无效的。不管选择奥希替尼还是选择化疗，有一部分耐药的癌细胞肯定是控制不住的。患者获益肿瘤治疗才有价值。化疗对 *EGFR* 耐药癌细胞株和敏感癌细胞株都有效，理论上等肿瘤负荷降下来后，再服用奥希替尼（160 mg/d）效果会更好。（该患者化疗完成 4 个周期后服用奥希替尼，肿瘤仍旧处于有效控制中。）

2021 年 12 月 25 日

一例晚期肺癌老年患者的治疗分析与跟踪

患者女性，79 岁，2013 年行右上肺切除术，2017 年 10 月左下肺新长直径小于 2 cm 的肿瘤，行质子重离子放疗。患者为肺癌晚期，伴肝、脾、肾、肺、头颅转移，以及骨转移。

新鲜穿刺组织全外显子：微卫星稳定（MSS），TMB 为 0.74 个 /Mb，*EGFR* p.Ser752_Ile759del 频率为 7%。

外周血 825 基因：TMB 为 2.15 个 /Mb，*EGFR* p.Ser752_Ile759del 频率为 2.4%，*EZH2* 频率为 1%，*FGFR3* 频率为 0.3%，*TP53* 频率为 2.6%。

接下来怎么办？

王曙光建议：服用奥希替尼，注射唑来膦酸（天晴依泰），同时保肝护肝。该患者肿瘤多处转移，肿瘤负荷大，治疗难度大，建议使用靶向药 1 个月后检测血液 ctDNA，之后每隔 3 个月行 ctDNA 检测和影像学检查。

奥希替尼的无进展生存时间（PFS）为 18.9 个月，意味着中位控制的时间为 18.9 个月，但是由于个体差异的存在，尤其是该患者肿瘤负荷大且存在有害突变，控制的时间很可能会短于平均时间，建议密切随访，至少每 3 个月随访一次。

后续跟踪随访

2019 年 10 月底患者第一次复查，医生对比了影像学材料：肿瘤有所缩小，但是还没有到达部分缓解（PR）。我认为该患者驱动基因频率不高，夹杂着很多有害突变，该患者可能会很快出现耐药。在临床实践中，一代 TKI 联合抗血管生成药可以达到"1+1 ＞ 2"的效应，理论上奥希替尼联合抗血管生成药也是可以的，只是没有人对此做过研究，最终，医生建议奥希替尼联合贝伐珠单抗（抗血管生成药）治疗。

2019 年 11 月 12 日，患者开始使用贝伐珠单抗 400 mg/d，血压控制尚可。

2019 年 12 月 6 日，患者因憋气入院，诊断为阻塞性肺炎合并气胸，胸部 CT 发现大量胸腔积液，3 天共抽出 2000 ml 胸腔积液。胸部 CT 显示肿瘤稳定。查胸腔积液发现：*CCNE1* 错义突变，频率为 0.6%；*CDK4* 基因扩增，频率为 2.1%。

王曙光建议：培美曲塞（力比泰）联合贝伐珠单抗是可供选择的方案，培美曲塞副作用温和、可以穿透血脑屏障（建议采用标准剂量）；此外，也可采用吉西他滨节拍化疗（副作用温和，药力强大，建议第 1 天为 1000 mg/m^2，第 8 天和第 15 天根据第 7 天的血象调整剂量，联合贝伐珠单抗增效）。不建议采用长春瑞滨节拍化疗，其力度不如吉西他滨节拍化疗。清除耐药细胞，与奥希替尼轮换使用。如果有机会，患者可参与 U3-1402 临床试验。

2019 年 12 月 25 日，上海市肺科医院专家会诊认为：虽然 CDK4 扩增，但是不建议用哌柏西利，因为该药副作用大且治疗肺癌并不成熟。目前，患者虽然存在耐药基因，但是肿瘤控制稳定，继续奥希替尼联合贝伐珠单抗治疗。年后患者再来调整方案，如情况稳定可继续使用奥希替尼，建议穿插使用培美曲塞（力比泰）联合贝伐珠单抗的方案，大多数患者耐受性好。重视头颅转移和骨转移情况的评估，必要时针对脑部进行放疗，针对承重骨进行骨水泥治疗。目前在高肿瘤负荷的情况下，单独使用奥希替尼有效控制时间短，建议采用联合治疗。

2020 年 2 月 7 日，胸部 CT 示左肺下叶团块影，大小 4.4 cm×4.9 cm（2019 年 12 月 6 日为 3.3 cm×3 cm）；全腹部 CT 示肝硬化、脾大；双侧髂骨、胸椎、腰椎、骶椎、肋骨多发骨转移；癌胚抗原（CEA）：95.64 ng/ml。

王曙光评估：肿瘤已经进展，尽快请专家会诊，完善检查，修改方案。

2020 年 2 月 20 日，上海市肺科医院专家会诊认为患者的肿瘤有缓慢进展，奥希替尼的治疗效果不够好，鉴于家属对化疗有顾虑、彩超显示肝硬化、患者高龄等，建议奥希替尼联合埃克替尼（凯美纳）治疗，且继续使用贝伐珠单抗与唑来膦酸。患者家属提出免疫治疗，被专家否定。有 EGFR 驱动基因的患者使用 PD-1 抑制剂容易发生肿瘤超进展，高龄患者也容易发生肿瘤超进展；对于有突变的患者即使使用免疫治疗也需要采用联合治疗，但联合奥希替尼毒性太大，等以后万不得已的时候再用该方案。

王曙光建议：同意专家的意见。奥希替尼联合埃克替尼按说明书正常服用即可，无须错峰使用。鉴于家属透露患者牙齿有松动，不排除长期使用双膦酸盐造成下颌骨骨质溶解的情况，唑来膦酸改成伊班膦酸（少数人使用唑来膦酸会出现下颌骨骨质溶解）。专家修订过的方案请立即执行，后续复查间隔时间缩短到 2 个月。

2020 年 4 月 24 日，复旦大学附属中山医院呼吸科专家会诊，分析影像学检查和治疗史后认为目前治疗有效，建议继续以当前方案治疗，对于基因检测发现的耐药株可以用培美曲塞控制。患者总体上情况稳定，目前有少量胸腔积液，无须抽出；如果胸腔积液量多了再抽，抽完封管之前注入少量化疗药。建议继续吃保肝药，没有什么副作用就不要停。另外，患者最近体重下降，营养需要跟上。

2020 年 7 月 9 日，复旦大学附属中山医院呼吸科专家会诊，对比影像学检查认为病灶是稳定的，虽然肿瘤标志物水平升高，但是要结合 ctDNA 检测结果一起分析。专家认为如果患者仍旧非常排斥化疗，那么请继续执行原方案，并要加上贝伐珠单抗和伊班膦酸。建议患者尽快完善 ctDNA 检测，再进一步会诊。

2020 年 9 月 11 日，复旦大学附属中山医院专家会诊认为患者肺部情况稳定，但是肿瘤指标上升，考虑肿瘤进展，可能是骨转移加重，建议患者化疗，如果患者不愿意化疗，可以联合同位素骨治疗。患者拒绝治疗。

2020 年 11 月 26 日，复旦大学附属中山医院专家会诊认为骨破坏进一步加重，但是患者可能无法承受其他治疗，建议使用地诺单抗治疗骨转移。

2020 年 11 月 26 日

一例伴头颅转移的肺癌的治疗分析与建议

患者女性，65 岁，患有肺癌。

2018 年 5 月 11 日，患者发现左下肺肿块，大小为 18 mm×20 mm，行左下肺切除术，术后病理诊断为肺腺癌，临床分期为ⅠA期，患者未做其他治疗。

2018年5月22日，肺部组织基因检测显示*EGFR 19del*，频率为26%。

2019年11月底，患者发现头颅右顶部肿块，直径20 mm。

2019年12月24日，手术切除肿块，术中未发现肿瘤侵犯硬脑膜，术后病理诊断为转移灶。

2020年1月1日，患者行头颅转移灶基因检测：*EGFR 19del*，频率为27.27%。

患者术后咨询笔者，在笔者的提议下补做了全身检查。

2020年1月3日PET-CT提示：右颈部Ⅴ区一枚肿大淋巴结，大小为10 mm×10 mm，SUV_{max} 3.2；右肺上叶尖段支气管开口旁结节影，边界清晰，大小为7 mm×6 mm，SUV_{max} 3.7。

肿瘤全程管理专家王曙光组织多学科团队会诊

复旦大学附属肿瘤医院放疗科专家朱教授建议：不管怎么样，只要有头颅转移就按Ⅳ期治疗，建议直接使用奥希替尼。对于头颅和颈部淋巴结转移，不需要放疗，服用奥希替尼1个月后看淋巴结肿大有没有消退。如果没有消退且其他部位没有转移，可行放疗。按现在的情况，不建议直接放疗。该患者初发肿瘤为ⅠA期，但是肿瘤很快复发，而且*EGFR 19del*频率这么高，像这样的患者尽量不要折腾她；如果是术后很多年才复发成这样，我们可以激进一些，给予同步放化疗。

上海市肺科医院肿瘤科专家苏教授建议：目前来看，患者出现头颅转移和颈部淋巴结转移，肿瘤属于Ⅳ期。因为基因检测发现存在*EGFR*突变，优先选择使用奥希替尼。建议患者1个月后行胸部增强CT、头颅磁共振检查并复查颈部淋巴结，之后再决定后续治疗。另外，要看患者的主诉，如果患者主诉颈部淋巴结疼痛，给予对症治疗，不过也是用奥希替尼治疗。至于 PACIFIC 方案，这个模式比较适合局部晚期肿瘤患者，而该患者已经出现头颅转移，肿瘤属于Ⅳ期，就不建议该方案了。即使目前通过头颅手术处理掉病灶，由于存在驱动基因，患者使用 PACIFIC 方案获益也很少。另外，基因检测的标本很重要，这种很快复发的患者的转移灶和原发灶很有可能不一样，如果复发切记还要针对转移灶进行穿刺并做基因检测。患者目前在服用奥希替尼的过程中需要注意血小板数量、心功能，有条件的话进行 ctDNA 监控。

张教授建议：患者已经出现头颅转移，理论上就应该直接使用第三代 *EGFR-TKI*——奥希替尼。

王曙光建议：该患者已做完头部转移灶切除术，目前右颈部 V 区有一枚肿大淋巴结，考虑肿瘤转移，应按晚期肺腺癌治疗，直接使用奥希替尼。建议每 3 个月做一次血液 ctDNA 检测，以提早发现问题。

2020 年 1 月 13 日

一例局部晚期肺癌的术后治疗分析

患者男性，40 岁，左上肺癌术后。

2019 年 12 月 3 日，患者接受胸腔镜下左上肺叶切除术 + 纵隔淋巴结清扫术。

病理结果为：浸润性肺腺癌，直径 1.5 cm；Ⅱ ~ Ⅲ级，腺泡型为主，少部分为微乳头型；癌组织未累及脏胸膜；周围肺可见气道播散（STAS）；支气管切缘未见累及。检出支气管旁淋巴结 6 枚，均未见癌转移（0/6）。肺部 MT 分组淋巴结送检：第 11 组淋巴结检出淋巴结 2 枚，其中 1 枚见癌转移（1/2）；第 5 组淋巴结，见癌转移（1/1）。

接下来怎么办？

王曙光建议： 该患者体内可能存在癌细胞，需要继续治疗，特别是如果血液 ctDNA 查出阳性，那基本上其他部位还会有微转移病灶，但 ALK 融合在血液检测中的敏感性不如 EGFR 突变，有可能在血液中没有被查出（但不代表没有）。如果查到了，可以选择靶向治疗。

至于要不要做放疗，可能不同的医生会有不同的看法，但术后辅助化疗是必须要做的，要努力达到根治肿瘤的目标。微乳头型、STAS 及淋巴结阳性是高危因素，年龄不大的患者需要积极接受治疗。化疗前做一次血液 ctDNA 检测，如果检测出驱动基因阳性，化疗后继续用靶向药维持。尽管术后辅助靶向治疗仅针对 EGFR 突变型肺癌，其实有 ALK 融合的患者理论上也可以接受辅助靶向治疗来提高 PFS。如果化疗前血液 ctDNA 检测为阴性，化疗后半年再测一次，如果出现阳性，患者应提早服用靶向药。靶向药可选择二代 ALK 抑制剂，如阿来替尼，其入脑效果好，患者 PFS 更长。

关于免疫治疗，PACIFIC 方案是，针对不可手术的Ⅲ期肿瘤患者，在同步放化疗后用 PD-L1 抑制剂维持。该患者是术后患者，已经超出指南规范，风险和获益没有研究支持，且 PACIFIC 方案中有基因突变的亚裔患者入组太少，研究没有进行亚组分析，还有数据表明有 *ALK* 融合的患者接受免疫治疗存在肿瘤超进展的风险，故不予免疫治疗。

2019 年 12 月 27 日

一例肺癌伴头颅转移的治疗分析

患者男性，52 岁，肺癌伴头颅转移。

2017 年 7 月 6 日，胸部 CT 发现左肺下叶占位。

2017 年 7 月 7 日，PET-CT 显示：左肺下叶外基底段结节灶，考虑周围型肺癌；左肺门多发淋巴结肿大。

2017 年 7 月 15 日，患者在全身麻醉下行胸腔镜左下肺叶切除术＋纵隔淋巴结清扫术。术中可见大小约 2.0 cm×1.5 cm 的类圆形肿块，纵隔及肺门可见肿大淋巴结。

术后病理：左侧肺浸润性腺癌，乳头状腺癌为主，含部分腺泡腺癌；支气管切缘未见累及，支气管旁见淋巴结 1/5 枚转移癌。另送第 5、7、9 组淋巴结 7 枚，未见癌细胞。另送第 10 组淋巴结，见 1/1 枚癌转移。另送第 11 组淋巴结，见 2/5 枚癌转移。

患者术后按 "TP 方案" 接受 4 次化疗。

2018 年 1 月 2 日，PET-CT 显示：头颅转移，左肺门结节状代谢增高，不排除淋巴结转移。

2018 年 1 月 3 日，头颅磁共振发现顶叶异常信号，考虑头颅转移。后行颅脑放疗（CTV 35 Gy/15 F，GTV 55 Gy/25 F），左侧瘤床区 + 肺门 + 同侧纵隔精准放疗（6 MV–X 线，GTV 50 Gy/20 F）。

2018 年 2 月 21 日，患者行顺铂 20 mg/d 化疗一次。基因检测发现 *EGFR* 第 21 外显子 p.L858R 突变，其后患者一直口服吉非替尼。

2019 年 4 月 5 日，胸部 CT 发现双肺转移，患者要求化疗。

2019 年 4 月 15 日，再次行基因检测发现 *EGFR* 第 21 外显子 p.L858R 突变。将吉非替尼换成埃克替尼。

王曙光评估与建议：

（1）该患者首次行 PET–CT 发现左肺肺癌，左肺门淋巴结肿大，术后病理可见第 10、11 组淋巴结转移。如果纵隔淋巴结有转移，肿瘤属于晚期，患者不应该直接做手术，所以 PET–CT 是否评估准确有待进一步验证，请家属把第一次 PET–CT 的完整报告发给我。

（2）患者确诊肺癌时未做头颅磁共振，不排除术前就有头颅转移。如果术前就有头颅转移，患者就不适合做手术。患者于 2017 年 7 月 15 日做手术，于 2018 年 1 月 2 日发现头颅转移，其间还做了 4 个疗程的化疗。在如此短时间内发现头颅转移，很有可能患者术前已经存在头颅转移，所以大概率没有评估好手术指征。

（3）头颅转移后应该考虑靶向治疗，吉非替尼不入脑，对头颅转移瘤无效，如果服用吉非替尼，建议针对脑部转移灶进行放疗，也可以直接使用奥希替尼。

（4）患者于 2018 年 3 月初开始服用吉非替尼，于 2019 年 4 月 5 日发现双肺转移。患者很有可能对吉非替尼耐药，理论上吉非替尼耐药时间是 1 年，符合时间窗。患者再次行基因检测未检测 *T790M* 基因，建议尽快完善基因检测。如果存在 *T790M*

插入突变，请换用奥希替尼。建议做大 panel 基因检测以及更详细地了解病情，以便明确下一步使用何种靶向药。

（5）吉非替尼与埃克替尼属于同一代 *EGFR*-TKI，如果对吉非替尼耐药，不建议服用埃克替尼。

（6）请患者尽快与我见面，以便调整治疗方案。建议到复旦大学附属上海中山医院或者上海市肺科医院治疗。

2019 年 7 月 23 日

一例伴小细胞肺癌分化的晚期肺腺癌的分析

患者中年女性，右肺腺癌。

2018 年 4 月 13 日，患者被确诊为晚期 c-T4N1M1a。

2018 年 4 月 25 日至 2018 年 12 月，患者使用培美曲塞联合顺铂的化疗方案。

患者做基因检测，发现 *EGFR 19del*。

2018 年 12 月至 2019 年 3 月，患者服用吉非替尼（易瑞沙），效果不好，换成埃克替尼（凯美纳）。

2019 年 10 月 16 日，基因检测显示仍旧存在 *EGFR 19del*，但是伴随其他有害突变，所以单用靶向药的效果不是特别理想。同时，鉴于患者存在神经内分泌分化，所以调整了方案。

2019 年 10 月，患者开始使用 EP 方案（依托泊苷和顺铂）化疗 4 个疗程并联合凯美纳治疗。

2020 年 3 月 13 日，患者行血液 858 基因检测，检测到 19 个基因突变，TMB 为 12.90，主要突变为 *EGFR 19del* 和 *T790M* 突变，指南推荐采用第三代 *EGFR*-TKI 抑制剂治疗。但值得注意的是，该患者出现了 *TP53* 和 *RB1* 的失活突变，有报道提示该类型存在由非小细胞肺癌转化为小细胞肺癌的可能，同时会造成靶向药耐药。此外，患者还有 *APC*、*NF1* 和 *AKT1* 等多通路基因突变，这可能导致提前对靶向药耐药。

目前，针对神经内分泌分化类型已经使用 4 个疗程的 EP 方案，但肿瘤仍在进展。

王曙光建议： 针对腺癌成分，鉴于存在 *T790M* 插入，患者可服用奥希替尼；针对神经内分泌成分，可使用小细胞化疗方案；若两者都有驱动，建议予以奥希替尼联合化疗。综上所述，建议予以奥希替尼联合化疗；或者先服用奥希替尼 1 个月，肿瘤进展后再联合化疗。鉴于 TMB 数值高和伴随有害突变，单药使用奥希替尼效果不会很好，我建议还是要同时联合化疗，后续请主治医生调整方案。

2020 年 3 月 30 日

一例晚期肺癌的二线治疗分析

某患者咳嗽 6 月余，CT 发现右肺下叶占位且有转移。（不要把咳嗽不当回事儿，尤其是对于刺激性咳嗽伴随消瘦的情况，一定要查 CT。该患者咳嗽 6 月余才确诊肺癌，耽误了病情。）

患者行基因检测发现 *EGFR 19del*，针对有该突变的晚期肺癌患者，有很多靶向药可供选择。该患者选择了使用第一代靶向药吉非替尼，吉非替尼平均控制时间为10个月。实际上，如果患者经济条件较好，可以一线使用第三代靶向药奥希替尼，奥希替尼平均能控制 18.9 个月。

患者服用吉非替尼 2 个月后联合使用贝伐珠单抗。如果由我处理，我会让患者检测更多基因，以了解有害基因突变，综合分析后确定靶向治疗要不要联合抗血管生成药，或者让患者在服用靶向药 1 个月后复查影像学，若影像学上没有达到目标状态，考虑靶向治疗联合抗血管生成药。

患者服用靶向药 5 个月后查 *T790M*，没有发现阳性，我不清楚患者为什么选择在这个时候查 *T790M*，也许是因为肿瘤进展才去检测，但是我认为仅查 *T790M* 突变是不够的，因为第一代靶向药耐药的形式有好几种，只不过 *T790M* 突变最常见。在没有发现 *T790M* 突变后，医生让患者加量服用靶向药。

1 个月后肿瘤还是进展，所以患者又查了 10 个基因，没有发现耐药突变，患者又加量服用吉非替尼 3 个月，肿瘤仍旧控制不住，然后医生建议吉非替尼联合安罗替尼治疗。如果是我，我不会如此建议，因为安罗替尼是抗血管生成药，和贝伐珠单抗的作用大同小异。（贝伐珠单抗都控制不住，安罗替尼能行吗？）此时要考虑吉非替尼耐药，要去找耐药证据，患者需要做更多基因检测及影像学检查。又过了 1 个月肿瘤还是没有被控制住，医生建议使用国产第三代靶向药阿美替尼，其实患者没有 *T790M* 突变，换阿美替尼属于盲试。

患者于今年 8 月份做了粒子植入，但肿瘤仍旧没有被控制住，行粒子植入后患者身体反而变得更差。患者女儿平常会读我朋友圈的科普文章，她建议医生给患者做大

panel 基因检测，结果发现 *BRAF* 突变。终于找到答案了，此时应该马上给予阿美替尼、曲美替尼和达拉非尼。

肿瘤耐药的形式是多样的，基因检测应尽量查全。另外，若全身肿瘤没有被控制住，局部强化治疗的效果是不好的，我不支持她做粒子植入。粒子植入是一种近距离放疗，控制效果有限，反而把患者的血象破坏了。

2020 年 10 月 10 日

一例ⅢB期肺癌的治疗分析

患者男性，61 岁，左肺下叶后基底段 74 mm×47 mm 占位（侵犯胸膜）、左肺下叶基底段结节、左肺门肿大淋巴结（考虑转移）、纵隔淋巴结稍大。

拿到这个 PET-CT 报告，绝大多数医生认为患者失去根治机会了，但是我考虑到了两个关键因素。其一，为什么肿瘤将近 8 cm 还只是肺内转移？这说明肿瘤侵袭性不强。为什么肿瘤侵袭性不强？可能没有驱动基因。询问病史了解到患者大量抽烟，我考虑肺鳞状细胞癌可能性大，马上建议行免疫组织化学检查以明确诊断（如果是肺鳞状细胞癌，基因突变的可能性小，免疫治疗的获益性大），这决定后续用药的选择。其二，明确纵隔稍大淋巴结的性质。如果纵隔淋巴结肿大是由于肿瘤转移，那么手术就没有可能了，如果纵隔淋巴结肿大是由于炎症，那么争取治疗后达到手术指征。我仔细看了 PET-CT 报告，报告上描述淋巴结稍大且 SUV_{max} 1.9，按这个描述我判断为炎性淋巴结，需要行纵隔镜检查进一步明确。

　　鉴于以上分析，我对新辅助治疗有一半把握，但是肿瘤临床分期晚，治疗非常艰巨。患者之前在当地医院已经做了穿刺，他把免疫组织化学检查结果给我看，如我所料是肺鳞状细胞癌。我立刻向上海市肺科医院某主任申请了床位，要求明确纵隔淋巴结的性质。我反复交代医生，我打算给该患者争取手术机会，医生一定要按最积极的方案治疗，努力达到降期的效果。考虑到免疫组织化学中 PD-L1 表达为 10%，我们给患者的方案是化疗联合免疫治疗。实施免疫治疗前需要排除超进展基因，但考虑到肺鳞状细胞癌存在驱动基因的概率比较小，且做基因检测又要耽误两周，这两周的时间窗是非常关键的，所以先给患者上了免疫治疗。免疫治疗的药物有国产和进口之分，价格相差一倍，效果大同小异，为了给患者省钱，我们选择了国产的替雷利珠单抗，化疗药我们选择了白蛋白结合型紫杉醇和卡铂，白蛋白结合型紫杉醇的副作用比紫杉醇小，且不用预处理，预处理使用糖皮质激素会影响免疫治疗的疗效。

　　为了帮助该患者成功做手术，我和医生私下多次沟通，每次化疗都提前为患者协调好床位，院方的每一个治疗方案都会告知我。在患者化疗期间，我要求他把每周2 次的血常规和每周 1 次的肝肾功能检查的结果及时发给我，反复强调饮食不应该忌口，以便他能有强大的免疫力来抵抗治疗的副作用。除了白细胞水平降低，患者在治疗期间无明显副作用，但是由于我及时让他在当地医院复查血常规，及时发现问题并使用了重组人粒细胞集落刺激因子，白细胞水平得到恢复。患者第 3 次化疗前，我要求主治医生给他预约胸部增强 CT 检查，因为一般行新辅助治疗 2~3 个疗程就要判断手术时机。患者第 3 次化疗后完成复查，我亲自跑去和医生探讨，如我们所料肿瘤明显缩小一半（图 11.1）。我和医生认为手术时机已经来临，接下来需要寻找有经验的专家来给患者做手术，手术后患者也需要继续接受化疗。

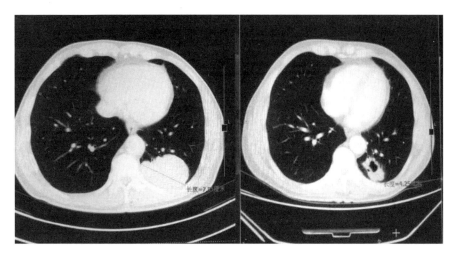

图 11.1 胸部增强 CT

这个患者的治疗效果非常完美，他没有走任何弯路。患者是农民，他的女儿对医学知识一窍不通，他们甚至不明白这一切的发生意味着什么，只有我和几位专家才明白这个患者原本只有 1 年的生存期，现在我们给他争取到了根治的机会。不过，后面的变数也很大，我将为患者积极协调好一切资源，给予最科学、最积极的治疗方案。无论患者是富贵还是贫穷，我将一如既往对所有生命报以最大的敬畏。

患者于 2020 年 11 月 18 日完成手术。

2020 年 12 月 10 日

一例罕见肺癌术后复发患者的治疗分析

患者男性，1967 年生，左肺癌术后复发。

2019 年 9 月 25 日，患者行胸部 CT 检查发现左肺结节突然增大至 2.2 cm×1 cm，增大的速度比常规要快，所以专家会诊考虑不排除炎症或结核，之后通过进一步检查，明确结节为恶性。

王曙光点评：该患者于 9 月中旬求助于我，我安排复旦大学附属中山医院呼吸科的肺结节专家进行鉴别，专家考虑肿瘤增大的速度太快，且生长位置不易穿刺，建议家属把以前的片子调出来对比。

2019 年 10 月 14 日，上海市肺科医院专家主刀。

术后病理：非小细胞肺癌，分化差，伴大片坏死，结合免疫组织化学检查的结果考虑肉瘤样癌，癌浸润脏胸膜弹力层。切缘未见累及，未见淋巴结转移，未见脉管内癌栓，未见神经浸润。PD-L1 表达 60%。

术后 3 天肿瘤复发：患者皮肤表面长了若干癌性结节。

王曙光点评：术后患者家属再次联系我，我认为该患者的肿瘤恶性程度很高，虽然肿瘤直径最大只有 2.2 cm，但是伴大片坏死，这说明肿瘤增长的速度非常快。侵犯胸膜意味着肿瘤至少是ⅠB 期，术后患者需要接受化疗。家属提出赴美治疗，我建议患者不要轻易出国治疗，在国内先完成综合治疗。PD-L1 表达高达 60%，超过 50% 可以予单药免疫治疗，患者应尽快行基因检测，排除肿瘤超进展基因后接受免疫治疗。

复旦大学附属肿瘤医院病理会诊：低分化癌伴大片坏死，结合酶标倾向于考虑为大细胞癌，伴小区鳞样分化，切缘未见累及，可能侵犯胸膜，未见淋巴结转移，未见脉管内癌栓，未见神经浸润。PD-L1 表达 40%，Ki-67 为 50%。

王曙光点评：肿瘤恶性程度高是肯定的，伴小区鳞样分化提示该肿瘤可能是混合瘤，异质性比较强。因为 PD-L1 表达高，即使有靶向治疗的机会，靶向治疗效果也可能比较差。该患者术后 3 天肿瘤出现转移，更要考虑患者存在免疫功能障碍。手术本身对免疫功能的伤害比较大，肿瘤罕见地发生了快速转移，需要对患者的免疫功能进行评价。家属仍旧坚持带患者赴美国安德森癌症中心治疗。

患者赴美 2 个月期间，肿瘤进展迅速，转移至右肺、皮肤、胰腺、双肾及肾上腺。患者治疗无果，返回国内。

2019 年 12 月 30 日，患者入住上海市肺科医院肿瘤科病房。

2020 年 1 月 6 日，患者开始接受化疗：卡铂 + 白蛋白结合型紫杉醇 + 帕博利珠单抗，病情迅速改善。

第二、三周期的化疗方案为白蛋白结合型紫杉醇 + 帕博利珠单抗，患者全身转移病灶基本消退。后续单药（帕博利珠单抗）免疫治疗维持 6 次。

2020 年 5 月初，患者被确诊为头颅多发转移，于上海伽玛医院接受放疗。

王曙光点评与建议：虽然患者的全身情况控制得较好，但是因为每个器官的免疫应答是不一样的，所以出现头颅转移的可能性是存在的，这意味着患者以后每次复查都要考虑全身器官的检查。头颅转移预后较差，放疗属于局部治疗，除局部治疗外要加强全身治疗。全身治疗考虑采用免疫治疗联合化疗，因 PD-L1 表达为 40%（采用复旦大学附属肿瘤医院的检测标准），后续不要再单药使用帕博利珠单抗了，建议在患者能够承受的情况下给予联合治疗。由于未见热点靶向突变，又因为患者一共只用了 2 次白蛋白结合型紫杉醇，所以后续方案可以是白蛋白结合型紫杉醇 + 贝伐珠单抗 + 帕博利珠单抗。用药期间注意监控血液毒性、肝肾功能、免疫性肺炎、高血压等。该患者病情特殊，经济实力较强，鉴于肿瘤的异质性，建议取材再次做基因检测。如无法取组织标本，也可以进行液体活检以检测 ctDNA。

另外，我认为患者需要重建免疫功能，但目前无较成熟的免疫功能重建方式，患者可以和临床免疫学专家研讨，制订个体化方案。可以考虑在 PD-1 抑制剂治疗的基础上联合细胞过继免疫治疗，如 NK 细胞疗法。肿瘤存在免疫逃逸的情况，单独的细胞过继免疫治疗未必能起效果，联合 PD-1 抑制剂可能会起效果。目前 NK 细胞疗法的安全性还是可以保证的，在安全性可以保证的前提下我认为家属可以自主决定。

查看患者的 FoundationOne 基因检测结果，发现该患者微卫星稳定，且有以下基因突变：*NF2 splice site 448-1G > A*，*BARD1 E270**，*KRAS G12D*。针对 *KRAS G12D*，后线治疗可以尝试曲美替尼。建议家属把基因检测的所有原始数据发给我，我重新再解读下。

2020 年 5 月 23 日

一例局部晚期胃癌的治疗分析——新辅助治疗之争

患者男性，1963 年生，患有胃癌。

既往病史：高血压；2017 年开始出现胸背痛，后行冠状动脉造影检查（左前降支狭窄 20%），诊断为冠心病，后规律服用阿司匹林、阿托伐他汀、单硝酸异山梨酯、美托洛尔、氨氯地平等药物；慢性胃炎、胆囊炎、肝囊肿、肺气肿、主动脉附壁血栓形成。

2020 年 10 月，患者背痛加重，进一步进行检查。

2020 年 11 月 24 日，患者行胃镜检查发现胃癌。

2020 年 12 月 2 日，PET-CT 显示胃部占位，胃周多发淋巴结 FDG 代谢异常增高，考虑肿瘤转移，病理为低分化胃癌（印戒细胞癌，T2N3aM0，ⅢA 期）。

2020 年 12 月 4 日，患者行新辅助化疗一次，方案为紫杉醇 200 mg 静脉滴注 + 奥沙利铂 300 mg 静脉滴注，d1~d3 亚叶酸钙 300 mg 静脉滴注 +5- 氟尿嘧啶 3 g 泵入 2 天。后患者着急手术，故新辅助化疗只进行了一次。

2020 年 12 月 16 日，患者接受手术：腹腔镜下全胃切除伴食管空肠吻合术 + 腹腔镜下胃 D2 淋巴结清扫术。肿瘤位于胃小弯近贲门侧，大小约 4 cm×3 cm，浸润溃疡型，质地硬，侵及浆膜层，胃周见肿大淋巴结。

术后病理（胃癌根治术标本）："胃窦小弯"印戒细胞癌（浸润溃疡型，5.5 cm×4.5 cm×1 cm），侵至深肌层，可见脉管癌栓，可见神经束侵犯。胃小弯淋巴结（5/8）、第 7 组淋巴结（3/4）见癌转移。上下切缘、网膜、胃大弯淋巴结（0/1）、第 6 组淋巴结（0/2）、第 9 组淋巴结（0/2）、第 8 组淋巴结纤维脂肪组织、第 20 组淋巴结纤维脂肪组织均阴性。食管下切缘阴性。胃癌为 ypT3N3aM0 ⅢB。

2020 年 12 月 25 日，免疫组织化学检查结果为：胃窦小弯印戒细胞癌，HER-2（2+），HER-2-FISH（扩增），Ki-67（20%+）（可能化疗后数值变低了），P53（+），PD-L1（-），MLH1（+），PMS2（+），MSH2（+），MSH6（+）。

患者术后接受 3 个周期的化疗（白蛋白结合型紫杉醇 + 替吉奥），末次化疗时间为 2021 年 2 月 23 日。

2021 年 3 月 8 日，患者完成放射治疗计划系统（TPS）计划，靶区范围为术后高危引流区，计划靶体积（PTV）给予 50 Gy，每次 2 Gy，共 25 次。放疗期间同时给予替吉奥口服。

2021 年 5 月 9 日，给予靶向联合化疗（曲妥珠单抗 + 奥沙利铂 + 替吉奥），治疗过程中患者出现轻度胃肠道反应及Ⅱ度骨髓抑制。

2021 年 5 月 29 日，给予靶向联合化疗（曲妥珠单抗 + 奥沙利铂 + 替吉奥），治疗过程中患者出现轻度胃肠道反应。

其他：肿瘤标志物不敏感，术后至今患者体重下降 20 kg，目前偏瘦。

王曙光评估：该患者术后病理显示肿瘤为 ypT3N3aM0 Ⅲ B，分期较晚，印戒细胞癌、*HER-2* 扩增、*TP53* 阳性都预示着预后不良，所以术后治疗与管理非常重要。

（1）首先要重视辅助治疗的完整性，目前患者已经接受了标准放化疗联合靶向治疗（XELOX 联合曲妥珠单抗）。接下来需要用曲妥珠单抗维持至少 1 年。有研究表明，ctDNA *HER-2* 与组织标本的一致性为 97.01%，所以后续可以进行 ctDNA 监控或者一年之后参考 ctDNA 检测结果决定是否停用曲妥珠单抗。

（2）至于完成标准治疗后是否需要采用替吉奥维持治疗，或者想进一步了解化疗的有效性，可以检测循环肿瘤细胞。

（3）有经济条件的患者请完善组织版的大 panel 基因检测，以全面了解基因情况及预测预后。

（4）请按时复查，我建议该患者每 3 个月复查一次。由于 *HER-2* 扩增，不要忘记复查头颅磁共振。

（5）患者目前营养不良，请营养科会诊，调整营养状况。

（6）低分化印戒细胞癌属于难治性胃癌，请其他专家参与会诊。

（7）肿瘤标志物不敏感，复查时请重点关注影像学检查与循环肿瘤细胞检测。

（8）曲妥珠单抗维持治疗期间患者可能会出现腹泻，可服用蒙脱石散。

（9）患者一定要调整心态，抓大放小，放弃完美主义情结，第一任务是吃好、睡好、增加体重。

（10）无论是否应该采用新辅助治疗，过去的已经过去，不要想它了，目前的治疗是积极有效的。

2021 年 6 月 15 日

一例胃腺癌的治疗分析——要严格评估手术指征

患者男性，患有胃癌。

2019 年 4 月 2 日，患者被确诊为胃腺癌。

2019 年 4 月 8 日，患者接受腹腔镜下全胃切除 D2 根治术。

术后病理：胃角 - 胃体处见一肿物，大小约 6 cm×5 cm×1.5 cm，镜下示腺癌（黏液腺癌为主，约占 85%，约 15% 为中分化），癌组织侵犯胃壁全层及周边脂肪组织，可见脉管癌栓及神经侵犯；肿物旁胃小弯侧见一糜烂区，面积约 2.5 cm×2 cm。镜下局部见腺癌（黏液腺癌为主），癌组织侵犯胃壁至外膜层，脉管可见癌栓。

送检胃周淋巴结（2/4）见癌组织，送检 LN1 淋巴结（2/2）、LN3 淋巴结（2/2）、LN4d 淋巴结（2/8）、LN5 淋巴结（4/6）、LN6 淋巴结（6/12）、LN7 淋巴结（6/6）、LN8a 淋巴结（4/5）、LN9 淋巴结（1/1）、LN11p 淋巴结（4/4）、LN12a 淋巴结（1/1）

见癌转移。

免疫组织化学检查结果：HER-2（1+~2+），Ki-67（约50%），其他不详。

2019年5月5日，给予XELOX方案。

2019年5月16日，患者因颈椎疼痛发现骨转移。

2019年5月28日至9月1日，患者采用FLOT方案化疗5个疗程。

2019年6月4日至6月19日，患者颈椎转移灶接受10次放疗，调强放疗（IMRT）照射，肿瘤的吸收计量（DT）：30 Gy/10 F。

2019年6月13日至今，每隔21天给予伊班膦酸（艾默坤）6 mg治疗骨转移病灶。

2019年7月8日，开始给予胃体部位放疗25次。

2019年9月3日，患者服用阿帕替尼（每日1粒，规格为0.25 g），一个月后出现牙齿出血、松动，2019年11月23日停药至今。

2019年9月10日，患者开始服用替吉奥（每日4粒，规格为0.2 g），至2019年12月13日停药。其间患者全身发麻，骨转移处有按压痛。

2019年11月23日，复查结果与2019年5月28日化疗前相仿。

王曙光评估与建议：该患者术前检查不够完善，骨转移很可能发生在术前。即使术前没有骨转移，也应该行新辅助治疗。XELOX方案只用了1次，FLOT方案用了5次，卡培他滨（希罗达）还是有使用余地的，可以重新组合化疗药。再次评估骨转移，有必要行骨水泥介入治疗。如果肿瘤全部进展，可根据基因检测在指南外寻求靶向药。

2020年1月13日

一例晚期前列腺癌的治疗分析

患者男性，65 岁，患有前列腺癌。

2011 年 11 月，发现支气管类癌，病理诊断为典型类癌。

2011 年 12 月，患者接受手术，术后无后续治疗。

2016 年，胸部 CT 发现肺部小结节，按随访处理。当年患者还出现血尿，经泌尿外科会诊考虑精囊炎。患者行前列腺磁共振检查发现小结节，诊断为前列腺增生。

2018 年 12 月 26 日，胸部 CT 发现肺部多发结节，最大 1.4 cm×1.9 cm。PET-CT 检查发现：右肺上叶结节，代谢轻度升高；左侧髂血管旁、左侧腰大肌旁、双侧盆壁淋巴结增多并增大，代谢轻度增高，考虑肿瘤转移可能；前列腺左侧代谢增高；胸骨、右侧耻骨局部代谢增高。

2019 年 1 月 5 日，患者采用"EP 方案"化疗了第 1 个疗程。

2019 年 1 月 10 日，患者转院治疗，截至今日已接受 6 次放疗。

患者诉化疗后血尿减轻，放疗后左胸不适感加重，但右侧胸部症状有所减轻。生化检查发现前列腺特异性抗原（PSA）为 52 ng/ml，其他肿瘤标志物为阴性。

王曙光评估：这是一个典型的糊涂治疗的案例。我问完病情和治疗史，心里非常吃惊：病情还没有搞清楚就开始放化疗了？！患者 2 年前的肺部小结节和血尿的性质有待进一步明确。目前，肺部占位和前列腺占位的性质也没有明确，不排除类癌复发转移，但是典型类癌恶性程度低，不容易复发转移；不排除肺部占位是良性的，也不排除肺部占位是由于前列腺癌转移；不排除肺部类癌与前列腺癌双原发。因此，关键是要先行穿刺明确病理诊断再治疗。此外，肺部放疗会干扰穿刺。

王曙光建议：① 暂停放化疗，进一步检查；② 建议穿刺肺部占位以明确病理；③ 做胸部增强 CT；④ 行前列腺穿刺以明确病理诊断；⑤ 根据病理情况治疗；⑥ 需要家属配合寻找病历记录或者补充检查（2011 年支气管类癌的病理报告单，首次住院病程记录；2016 年胸部 CT 片子和前列腺磁共振片子；既往前列腺相关检查的资料，如 PSA 指标；其他补充的检查）。

反思：肿瘤治疗关键在于管理，方向错误患者就会多花钱又遭罪，甚至搭上性命。该患者要不是偶然间遇到我，后果不堪设想。

2019 年 1 月 21 日

注：这位患者最后被确诊为晚期前列腺癌。

一例前列腺癌的治疗分析与跟踪

患者男性，72 岁，患有前列腺癌。

患者既往患有高血压、2 型糖尿病、下肢动脉硬化性闭塞症。

2018 年 10 月 19 日，患者因"左下肢间歇性跛行 1 年余伴静息痛 1 月余"入院。

2018 年 10 月 22 日，患者做检查发现前列腺特异性抗原（PSA）高达 415 ng/ml，医生怀疑患者患有前列腺癌。

2018 年 10 月 24 日，上腹部 CT 平扫、头颅 CT 平扫、胸部 CT 平扫、腹膜后 CT 平扫未见肿瘤相关特征，仅盆腔 CT 平扫发现前列腺增大，CT 所见范围内全身骨骼多发小结节样成骨性改变，不排除肿瘤转移。

2018 年 10 月 29 日，患者行前列腺穿刺，病理明确为前列腺腺癌。Gleason 评分为 9 分。

2018 年 10 月 31 日，全身骨显像未见骨转移。鉴于 CT 怀疑存在骨转移，医生暂拟按晚期前列腺癌治疗（不考虑手术，采用比卡鲁胺治疗）。

2018 年 11 月 27 日，PET-CT 显示：前列腺密度不均匀伴 PDG 摄取轻度增高，符合前列腺癌改变；全身多处骨骼斑点状高密度影，PDG 摄取轻度增高；$SUV_{max}=1.2$，成骨性骨转移可能性大；无其他肿瘤相关特征。

2018 年 12 月 24 日，患者在接受内分泌治疗后第一次复查。前列腺磁共振检查发现：前列腺形态僵硬，周围带强化不均，考虑治疗后改变；前列腺中央带部分结节强化异常，结合临床随访；与前列腺顶部相邻的膀胱壁不规则增厚，建议随访。

2019 年 3 月 11 日，患者接受全程管理，专家会诊考虑到 PSA 水平未降到合适值且 Gleason 评分为 9 分，建议患者行基因检测以明确是否需要联合治疗。

2019 年 3 月 21 日，基因检测结果为：*BRCA2* 缺失突变，*ERCC5p.P197fs*，*CDK12p.H111R* 突变等。专家建议联合用药或者在 PSA 水平升高时联合用药。

2019 年 4 月 3 日，上海的专家建议患者进一步检查，如果是寡转移应积极地行根治手术，针对骨转移部位进行放疗。

王曙光评估与建议：两位专家都是著名的前列腺癌专家，针对局部进展期前列腺癌的临床策略是有多种的，不能说谁对谁错，只是概率的问题。前一位专家的策略是保守治疗，后一位专家的策略更积极一些。我建议患者进一步检查，完善盆腔磁共振、骨扫描，甚至 PET-CT，如果确实是寡转移，我不反对患者做手术。患者今年

73 岁，需要评估体能，并评估保守治疗和积极治疗的总生存期。如果家属放弃积极治疗，我建议内分泌治疗和靶向药奥拉帕利联用。理由是：在低瘤负荷下提前使用靶向药，使用过程中耐药株会相对比较少，达到耐药的时间就会延长；不同的药物抑制不同的肿瘤细胞，联合用药能消减耐药株，延长达到耐药的时间。如果全面检查出来提示肿瘤属于寡转移，而且家属要求手术，建议术后仍旧给予内分泌治疗。

2019 年 4 月 24 日，患者在治疗后复查盆腔磁共振，结果显示：前列腺中央腺体区强化欠均匀，周围未见异常强化；L4 椎体斑片状强化灶；全身骨扫描未见异常。

2019 年 5 月 8 日，复旦大学附属华东医院专家建议机器人手术。

2019 年 5 月 27 日，上海交通大学医学院附属仁济医院董教授认为：虽然 PSA 水平降到了理想区间，但是前列腺指检显示前列腺缩小得不理想，影像学检查显示前列腺对膀胱的侵袭存在；患者 Gleason 评分为 9 分，基因检测存在 *BRCA2* 突变、*CDK12* 突变，这些突变都属于内分泌耐药突变。董教授认为不着急手术，担心手术造成前列腺癌的转移，建议患者在精准医学指导下进一步行分子学评估，并再次行前列腺癌血液 panel 基因检测。

2019 年 6 月 10 日，董教授认为患者的最新基因检测结果显示有害突变消失，可以安排手术，暂拟定于 7 月 8 日手术。

2019 年 7 月 17 日手术完毕，患者的前列腺形状和大小基本正常，跟周围组织没有粘连，术中出血 20 ml。

2019 年 8 月 5 日，患者看董教授特需门诊，董教授要求患者在术后第 6 周检查生化指标，如果 PSA 水平下降到合理区间，之后随访就可以了；如果 PSA 水平仍旧没有降低，再行全身评估，局部可以做放疗。

　　2019 年 9 月 5 日，患者看董教授特需门诊，因为术后 PSA 水平没有降到理想区间，董教授建议后续仍需要治疗。在患者住院期间，大查房讨论过他的病情，认为他的前列腺癌属于Ⅳ期，但是手术可以延长他的生存期。董教授认为术后 PSA 水平没有降到理想区间或许是因为停了内分泌治疗，认为患者需要继续接受雄激素剥夺治疗，但不需要接受放疗。后来董教授详细看了病史，发现该患者术前刚打了效期 3 个月的去势针，认为患者已经耐药了。家属问是否是因为停了比卡鲁胺，董教授否定，建议进一步检查。患者看完门诊后我查了文献，存在 CDK12 突变的患者确实会更快出现内分泌耐药。

　　2019 年 9 月 16 日，患者看董教授特需门诊，董教授和我都认为手术前停了比卡鲁胺导致了 PSA 水平的升高，术后 6 周时患者仍旧未服用比卡鲁胺，术后第 8 周 PSA 水平下降可能是由于手术后肿瘤负荷较少所致。目前可以肯定的是比卡鲁胺对患者非常有效且患者没有产生耐药，董教授不建议目前上化疗、免疫治疗及阿比特龙，建议继续一线内分泌治疗且随访 PSA 与睾酮。

　　2019 年 10 月 21 日，最新 PSA 指标出来，高达 11.3 ng/ml，董教授建议 1~2 周后再复查下，因为家属反映患者近期重感冒，不排除因重感冒而引起 PSA 水平升高。

　　2019 年 11 月 25 日，PSA 水平已经上升到 20.20 ng/ml，确定患者已经产生耐药了。董教授认为患者需要做一次基因检测，因为第一次基因检测提示存在 CDK12 突变，这类患者使用阿比特龙效果不好，而免疫治疗可能效果不错。另外，存在 DNA 修复缺陷的患者用铂类化疗药效果不错。还需要看患者是否存在 BRCA 突变等。最终，董教授建议在基因检测后上最佳方案，对于患者最近频繁腹泻的现象，行肠镜检查。

2019 年 12 月 9 日，董教授建议使用阿帕他胺，该药是用于治疗有高危转移风险的非转移性前列腺癌患者的新一代雄激素受体抑制剂。使用该药能使发生远处转移或死亡的风险降低 72%，使中位无转移生存期延长 2 年以上，达 24.31 个月。

2020 年 3 月 3 日，患者复查血液学指标，指标都在控制范围内，建议继续执行目前的方案。

2020 年 3 月 6 日

一例具有肺癌史的乳腺癌患者的治疗分析

患者女性，1952 年出生，具有肺癌史、乳腺癌史、高血压史。

2017 年 7 月 31 日，患者因肺部占位被收治于某省人民医院胸外科。

2017 年 8 月 2 日，患者接受胸腔镜下右肺下叶楔形切除术 + 淋巴结清扫术。

术后病理：右肺下叶腺癌（T1cN0Mx），高分化腺泡腺癌；肿瘤最大径约 2.5 cm；肿瘤累及脏胸膜，切缘无累及；淋巴结无阳性。

患者行基因检测发现 *EGFR 19del*。

患者术后口服化疗药替吉奥。

王曙光点评：累及脏胸膜是高危因素，患者术后可做辅助化疗，但是化疗方案错误。

2017 年 11 月 24 日，患者因发现左乳包块 2 年，被收治于四川省人民医院乳腺科，穿刺发现：浸润性乳腺癌，左侧腋窝多发异常肿大淋巴结，考虑转移。

2017 年 11 月 27 日，患者行左乳癌根治术（左乳切除 + 同侧腋窝淋巴结清扫 + 筋膜组织瓣成形术）。

术后病理：左乳浸润性导管癌（6 分，2 级）；肿瘤最大径约 4.5 cm；未见钙化；未见脉管癌栓；腋窝淋巴结有癌转移（2/8）；左腋窝第 2 组淋巴结无癌转移（0/3）；左胸大小肌间淋巴结为脂肪组织。

免疫组织化学检查结果：三阴性乳腺癌，P53 阳性 98%，Ki-67 为 90%。

术后方案：患者对紫杉醇脂质体耐药，药敏检测后选用 TEC 方案（多西他赛 120 mg+ 表柔比星 120 mg D8+ 环磷酰胺 0.8 g，q21d，共 5 个周期）。

王曙光点评：可能患者的乳腺癌在肺癌之前就存在，当时没有查出来很可惜。三阴性乳腺癌恶性程度极高，无内分泌药物可用；Ki-67 为 90%，提示恶性细胞增殖很快；P53 阳性 98%，说明预后不好。研究发现奥拉帕利对 BRCA 基因突变和 P53 基因突变都有一定功效。该患者淋巴结阳性，术前未行新辅助治疗以及术后未做放疗是失误。

2019 年 7 月 24 日，复查胸部平扫 CT，结果显示：右肺见数个大小不等结节影，右肺上叶尖端胸膜下见一结节影，最长径约 15.6 mm；右肺下叶背段见一实性结节，最长径约 6.6 mm，边缘清楚，形态规则，较 2019 年 4 月 26 日的旧片增大。上述改变考虑肿瘤转移可能性大。双侧锁骨上查见多发低回声结节（左侧大者 8 mm×6 mm，右侧大者 16 mm×9 mm），考虑异常肿大淋巴结。

穿刺病理：右锁骨上淋巴结穿刺考虑转移性癌，结合免疫表型提示乳腺来源，但是出现了雌激素阳性（ER 表达为 50%）（原先为三阴性），Ki-67 降为 40%（原先为 90%）。

2019 年 8 月 8 日，按 GP 方案（吉西他滨 1.4 g ivgtt d1、8+ 顺铂 50 mg ivgtt d1~2，q21d）给予化疗。

王曙光评估与建议：该患者肺癌复发的可能性较小，考虑乳腺癌复发，淋巴结穿刺也考虑乳腺癌来源。肺部转移灶虽未做病理，但大概率考虑乳腺癌转移。伴有内脏转移的乳腺癌预后极差，患者生存期约为 1 年。目前可行的方案为化疗，因 ER 阳性可以上内分泌治疗。建议患者行全基因检测。患者雌激素阳性（ER 表达为 50%），原先为三阴性，这种转变是有可能出现的，因为大多数三阴性乳腺癌来自腺上皮细胞（能产生乳汁的细胞），细胞的 ER 表达缺失可能是由表观遗传学引起，另外确实是异质性造成化疗杀死三阴性乳腺癌细胞而富集 ER 阳性细胞，但如果三阴性乳腺癌来自基底细胞，那可能比较难以逆转。因此，必须进行个体化分析与治疗。淋巴结穿刺病理中 ER 达到 50% 阳性，说明内分泌治疗是有效的，但肿瘤还会复发，应注意是否有 *ESR1* 突变，如果有 *ESR1* 突变，内分泌方案可以为氟维司群联合或不联合 *CDK4/6* 抑制剂。

2019 年 9 月 2 日

一例乳腺癌患者的术后分析

患者女性，52 岁，右乳腺癌术后，未绝经。

2019 年 12 月 18 日，患者接受"右乳腺癌改良术 + 右腋窝淋巴结活检术"。

2019 年 12 月 18 日，病理结果显示：（右乳 10 点）浸润性导管癌Ⅲ级（脉管形成 3 分, 核形 2 分, 核分裂 3 分, 共 8 分), 肿块大小 2.5 cm×1.3 cm×1.3 cm, 部分导管原位癌; (右乳 6 点) 浸润性癌Ⅱ级 (脉管形成 3 分, 核形 2 分, 核分裂 1 分, 共 6 分), 肿块大小 3 cm×2.8 cm×2.5 cm; (右乳 6 点 2) 纤维瘤; 右侧前哨淋巴结见癌转移 (1/2)。

手术残腔周围未见癌残留。

其余各象限乳腺组织未见累及。

乳头累及: 无。

乳腺表面皮肤累及: 无。

基底筋膜累及: 无。

腋窝淋巴结转移: 无 (0/18)。

(左乳 11 点近, 旋切) 腺病; (左乳 11 点远, 旋切) 腺病伴纤维腺瘤。

免疫组织化学检查结果: ER (100%)、PR (90%)、HER-2 (++)、Ki-67 (80%) (2019-37270C); ER (100%)、PR (80%)、HER-2 (++)、Ki-67 (90%) (2019-37370B); ER (100%)、PR (100%)、HER-2 (0)、Ki-67 (90%) (2019-37370H)。

王曙光分析:

(1) 病理 HER-2 (++), 建议再行 FISH 检测, 如果 FISH 检测结果阳性最好给予双靶治疗, 如果经济条件不够, 靶向药可以只选择注射用曲妥珠单抗 (赫赛汀)。假如 FISH 阳性且前哨淋巴结阳性, 还是要行腋窝淋巴结清扫; 如果不行清扫就要行腋窝放疗。肿瘤区域的放疗需要做, 在化疗完成前请放疗科医生制订方案。

(2) 至于化疗方案, 如果患者能耐受 EC 方案 (表柔比星 80~90 mg/m² + 环磷酰胺 600 mg/m², q21d), 可给予 4 周期 EC 方案序贯 4 周期 TH 方案 [多西他赛 80~90

mg/m²+赫赛汀（首剂 8 mg/kg，后续 6 mg/kg），q21d]；若不耐受，建议按照 TCH 方案［多西他赛 80~90 mg/m²+环磷酰胺 600 mg/m²+赫赛汀（首剂 8 mg/kg，后续 6 mg/kg），q21d]行 4 程化疗。赫赛汀靶向治疗期间可考虑联合帕妥珠单抗靶向治疗，靶向治疗期间每隔 3 个月复查心脏彩超。多西他赛化疗前一天、当天、次日早晚患者应口服地塞米松 7.5 mg 预处理。化疗期间应定期复查血常规（每隔 3 天）、肝肾功能（每隔 7 天）。后续行放疗与内分泌治疗。

（3）补做头颅增强磁共振，因为如果 HER-2 阳性，容易发生头颅转移；补做骨扫描，因为乳腺癌容易发生骨转移。

（4）建议有经济条件的患者后续可以行 ctDNA 监测。要重视管理放化疗期间的骨髓抑制，以及内分泌治疗期间的骨保护、心血管并发症、子宫内膜增厚。

2019 年 12 月 31 日

一例右半结肠癌伴术后肺转移的治疗分析

患者男性，69 岁，右半结肠癌术后肺部多发转移，有高血压史，有鞍区占位。

2017 年 12 月，患者因"反复腹痛伴便血 2 月余"至当地医院行肠镜检查，结果提示：结肠占位，考虑为恶性；多发息肉。

2017 年 12 月 20 日，腹部增强 CT 提示：局部升结肠、回盲部肠壁增厚，结肠癌累及浆膜面，周围淋巴结肿大。

2017 年 12 月 25 日，患者在全身麻醉下接受腹腔镜下结肠癌根治术。

术后病理：溃疡型中 – 低分化腺癌伴淋巴结转移；pMMR；两段切缘为阴性；肿瘤侵至浆膜层周围脂肪组织；肠周淋巴结 7/22 枚见癌转移，另见 3 枚癌结节。

术后方案：给予 8 个周期的 XELOX。

2019 年 3 月 12 日，胸部高分辨率 CT：两肺部多发小结节，考虑肿瘤转移。

2019 年 3 月 18 日、4 月 2 日、4 月 16 日，给予 FOLFIRI+ 贝伐珠单抗方案 3 周期（伊立替康 300 mg d1+ 氟尿嘧啶 700 mg d1+ 氟尿嘧啶 4300 mg civ46 h+ 贝伐珠单抗 300 mg d1，q2w）。因患者出现骨髓抑制，2019 年 4 月 29 日、5 月 14 日、5 月 29 日、6 月 11 日给予 FOLFIRI（减量）+ 贝伐珠单抗 3 周期（伊立替康 260 mg d1+ 氟尿嘧啶 600 mg d1+ 氟尿嘧啶 4000 mg civ46 h+ 贝伐珠单抗 300 mg d1，q2w）。

2019 年 5 月 9 日，复查胸部 CT：两肺多发转移，转移灶减小。

2019 年 7 月 9 日，两肺多发转移，胸部 CT 同 2019 年 5 月 9 日。

基因检测（520 基因，组织 + 血液）：*BRAF* 野生型、*KRAS* 突变、*NRAS* 野生型；TMB 为 7.1；微卫星稳定。

王曙光分析与建议：该患者发现肿瘤时已经出现淋巴结转移，且肿瘤侵至浆膜层周围脂肪组织，这预示着术后复发转移风险大，必须行辅助化疗。患者接受一线化疗 XELOX 方案 8 周期，稳定近 16 个月。后出现肺部多发转移，改为二线 FOLFIRI+ 贝伐珠单抗方案，患者已完成 7 个疗程，病情稳定，双肺转移缩小。

患者微卫星稳定，不适合免疫治疗；患者有 *KRAS* 突变，不适合使用靶向药西妥昔单抗（爱必妥），但抗血管生成药效果较好；患者右半结肠癌中低分化，预后差。

指南建议完成二线化疗方案并进行影像学随访。肺部无须处理，可密切随访。如果肿瘤进展，就改用三线药呋喹替尼。虽然患者微卫星稳定，但是 TMB 也是免疫治疗的生物标志物，TMB 为 7.1 属于低于中位数。目前有数据报道，针对 *KRAS* 基因突变的微卫星稳定型肠癌，免疫治疗（PD-1 联合抗血管生成药瑞戈非尼）的有效率为 33%。该患者已经用过贝伐珠单抗，指南内三线方案可能效果较差，如果患者经济条件不错，病情进展后，三线方案可以尝试免疫治疗（PD-1 联合抗血管生成药瑞戈非尼）。

上海市第一人民医院肿瘤科专家会诊：① 患者情况稳定，但是若停止化疗肿瘤估计会很快进展，建议继续化疗；②FOLFIRI 方案减量（伊立替康 280 mg d1+ 氟尿嘧啶 500 mg d1+ 氟尿嘧啶 4000 mg civ46 h）或者单药贝伐珠单抗维持；③ 延长用药间隔，建议 3 周为一个疗程；④ 肺部多发转移灶不用处理；⑤ 不建议免疫治疗，后线治疗结束且肿瘤进展后没办法了可以尝试；⑥ 无须特别给予营养支持；⑦ 不排斥中医疗法，但是不要只使用抗肿瘤的中药。

2019 年 7 月 24 日

一例直肠癌的治疗分析与跟踪

患者男性，53 岁，直肠癌新辅助放化疗后暂不能手术。有高血压（稳定）、放化疗期间脑梗死病史（现服用硫酸氢氯吡格雷片）。患者父亲有胃癌史。

2019 年 2 月 27 日，患者于当地县医院行肠镜检查发现直肠距肛门约 4 cm 处全腔黏膜隆起，横结肠近结肠右曲见一增生性颗粒。

病理类型：低分化直肠黏液腺癌，大部分为印戒细胞癌。

基因检测：*RAS* 野生型，pMMR，TMB 为 26.1。

2019 年 3 月 2 日，全腹部 CT 增强：直肠壁增厚，周围脂肪间隙混浊。胸部 CT 未见异常。

2019 年 3 月 10 日，CA19–9 为 39.5 U/ml。

2019 年 3 月 11 日，盆腔增强磁共振：直肠壁增厚伴周围脂肪间隙及小淋巴结显示。

2019 年 3 月 19 日，核医学科报告：直肠及邻近乙状结肠癌，侵犯浆膜、肠系膜，FDG 代谢异常增高；左侧上颌窦慢性炎症；右肺慢性炎性小结节可能；肝多发囊肿；两侧睾丸鞘膜积液。

2019 年 3 月 25 日，磁共振成像显示：直肠壁增厚伴强化，考虑肿瘤转移；左侧髂内血管旁、骶前及直肠系膜内数枚异常强化小淋巴结影。结合临床，考虑为：T3aN2a，MRF（–），EMVI（+）。

体格检查：肛检示距肛 3 cm 处直肠整周肿块，质硬，活动性欠佳。

复旦大学附属肿瘤医院病理会诊（直肠、活检）：镜下见低分化腺癌细胞，部分为印戒细胞癌。

复旦大学附属肿瘤医院大肠外科专家建议给予新辅助放化疗。

2019 年 4 月 10 日至 5 月 31 日，患者接受新辅助放疗。总剂量为 5000 CGy/25 次（共 25 次放疗，中间因脑梗死中断 12 天），共用了 51 天。同期给予卡培他滨（希罗达）早 1000 mg 晚 1500 mg+ 伊立替康 2 次（4 月 1 日和 4 月 19 日）。

患者放化疗期间出现较多并发症，里急后重感加重。

2019 年 7 月 17 日，CT 示腹膜后淋巴结强化，肿瘤转移待排。

2019 年 7 月 17 日，盆腔磁共振示距肛门约 3.7 cm 处直肠病灶与之前相仿。

2019 年 7 月 17 日，专家建议给予 XELOX+ 贝伐珠单抗（安维汀）。

2019 年 7 月 26 日，患者接受肿瘤全程管理，转入上海市第六人民医院肿瘤科治疗。

2019 年 7 月 30 日，患者使用西妥昔单抗（爱必妥）700 mg（新方案第一周期）。

2019 年 7 月 31 日，给予"奥沙利铂（乐沙定）230 mg d1+ 卡培他滨（希罗达）（早 1500 mg，晚 2000 mg），d1~14 方案"化疗。

2019 年 8 月 20 日，患者使用西妥昔单抗（爱必妥）700 mg（新方案第二周期）。

2019 年 8 月 21 日，给予"奥沙利铂（乐沙定）230 mg d1+ 卡培他滨（希罗达）（早 1500 mg，晚 2000 mg），d1~14 方案"化疗。

王曙光点评：该患者患有局部进展期直肠癌。直肠是指盆腔里的最后一段肠管，其通过肛门与外界相通。局部进展指没有发生远处转移，但是肿瘤大小至少在 T3 或 T4，或者淋巴结阳性。从分期来讲，Ⅱ期与Ⅲ期直肠癌就属于局部进展期直肠癌。该患者肿瘤病灶处于直肠距肛 7 cm 以下，属于低位直肠癌。直肠癌的位置也是非常关键的因素，位置越低，局部复发危险度越高。

中低位直肠癌整个瘤体全部位于盆腔内，而盆腔是人体最深在的一个结构。个子较矮又比较肥胖的男性患者骨盆非常狭小，留给外科医生手术操作的空间非常小。因此，同样的分期如果是结肠癌，手术的治愈率可能非常高，局部复发率很低；但如果是直肠癌，外科医生很难将肿瘤切除干净，局部复发率非常高，并且一旦发生局部复发，患者的生活质量将非常差。

目前，全球的标准治疗模式是：术前同步放化疗把肿瘤潜在的微小转移灶消灭，再做根治性手术，以最大限度地减少局部复发。这个模式的优点很明显，那就是减少局部复发，但问题也很明显：第一个问题是，虽然局部复发减少，但远期生存率并没有改善；第二个问题是，多种治疗模式的应用会对患者的器官和功能造成很大的影响。由于直肠癌部位的特殊性，低位直肠癌手术可能保不住肛门。即使位置不是太低，肛门得以保留，但是做过放化疗再做手术，患者的生活质量会很差，会伴发明显的里急后重、放射性直肠炎。由于肿瘤部位在盆腔，治疗时患者的膀胱功能和性功能也会受影响。

局部进展期直肠癌的范围很宽泛，T 分期分为 T3、T4，T4 又分为 T4a、T4b，N 分期有 N0、N1、N2，治疗这样一种分期比较复杂的肿瘤运用同一模式不合适。基于这一情况，欧洲肿瘤内科学会（ESMO）提出了很好的建议：利用高分辨率磁共振对直肠癌进行分期，之后综合肿瘤的部位、T 分期、N 分期、肿瘤有没有侵犯外科医生的预期手术路径［即"环周切缘"，在术前磁共振成像上被称之为"直肠系膜筋膜（MRF）"］以及有无高危因素进行分析，对肿瘤局部复发的风险进行评级（分成 5 级，即极好、好、中、差、极差）。危险度的分级直接对应治疗模式。ESMO 提出，不是所有患者都需要接受术前治疗，对于差和极差的分级，考虑给予新辅助治疗。该患者的对应分级为差。

新辅助治疗分很多种，有短程放疗、长程放疗、单纯化疗等。不同的危险度分级对应不同的治疗模式。简单来说，应用高分辨率磁共振来进行危险度分级，同样的 T、N 分期，危险度跟直肠癌的位置有关。位置越低，危险度越高，患者越需要接受术前治疗。并且，危险度越高，患者越需要接受放疗，尤其需要接受长程放疗以使肿瘤缩小。相比于短程的 5×5 Gy，标准的长程放疗能使肿瘤更大程度地缩小。所以该患者选择长程放疗是没有错的，只是因为治疗期间并发症较多，放疗中断了 12 天，这对预后有极大的负向作用。

新辅助化疗应使全身治疗有效，同时又能使患者对放疗增敏。我国的研究发现，将 2 周一次的标准 FOLFOX 方案（氟尿嘧啶 + 奥沙利铂）与放疗同步，能使病理学完全缓解（pCR）率提高 1 倍。另外，标准 CAPOX 方案（卡培他滨 + 奥沙利铂）与放疗联合，也能将 pCR 率提高 1 倍，使肿瘤缩小的比例提高 20%。该患者的主治医生领衔的 CinClare 研究发现，如果加入伊立替康，虽然是每周 1 次，但伊立替康单药是有效的，所以将剂量提高到 65 mg/m² 或 80 mg/m² 以后，可以看到很好的协同效应，pCR 率从 17% 提高到 33%。该患者运用的正是此方案，但值得注意的是，这个方案对耐受性的要求很高，即伊立替康治疗的周期越多，患者的疗效越好。而该患者只使用了 2 次伊立替康，显然耐受性较差，预后也不理想。

关于同步放化疗的研究到目前为止都没有看到生存率的提高，但同步放化疗对于手术治疗极其重要。

2019 年 7 月 23 日王曙光建议：

（1）患者接受新辅助同步放化疗后出现较多并发症，可能跟缺乏医护人员的精细化照护有关，建议住院治疗。

（2）同意化疗方案改成 XELOX，因存在再次脑梗死的风险，暂时不用抗血管生成药。靶向药换成爱必妥（*RAS* 野生型）。对于 *RAS* 野生型的患者，靶向药用爱必妥优于贝伐珠单抗。（前面采用新辅助方案后效果不好未必是伊立替康耐药，现在改成奥沙利铂，争取手术机会。）

（3）血小板 80×10^9/L，建议用特比澳预处理。

（4）请求主治医生联系胃肠外科专家会诊；评估脑梗死风险。

（5）2019 年 7 月 27 日经检测发现伊立替康对该患者是毒性增强药物。

2019 年 8 月 29 日王曙光建议：第 3 周期化疗开始前一周给予手术评估。术后继续化疗，同时进一步邀请专家一起解读 NGS 基因检测结果，以便指导后续治疗。

2019 年 9 月 16 日，患者被收治于上海市第六人民医院胃肠外科。

2019 年 9 月 16 日，行经导管髂内动脉栓塞术，以防止术中大出血。

2019 年 9 月 23 日，行腹会阴联合直肠癌根治术、腹腔粘连松解术，留置导尿管。

2019 年 9 月 27 日，术后病理（直肠）：黏液腺癌，肿瘤细胞大部分消失，黏液湖残留，肿瘤穿透肠壁全层，累及肠壁外横纹肌组织，见黏液湖及个别肿瘤细胞。

直肠肿瘤侵犯精囊腺处：纤维脂肪组织内见少量黏液湖及个别肿瘤细胞残留。

免疫组织化学检查结果："F、G、H、I、J、K"号，肿瘤细胞 CK（＋）；"N"号，肿瘤细胞 CK（＋），CK7（－），CK20（部分弱＋），Ki-67（50%＋），CD-2（＋），SATB2（－），Villin（＋）。

标本类型：直肠、肛门切除标本。

肿瘤位置和大小：切除肠管全长 22 cm，肿瘤位于直肠，距一侧切缘 17 cm，距齿状线 0.5 cm，肿瘤大小为 7.5 cm×5 cm×2 cm。

大体类型：溃疡浸润型肿瘤环绕肠壁。

全周组织学类型：黏液腺癌。

浸润深度：浸润肠壁全层至肠壁外横纹肌组织，侵犯邻近器官，黏液湖距切缘最近约 0.05 cm 处见脉管内癌栓，神经侵犯（＋），标本上切缘（＋），标本下切缘（－），区域淋巴结（－），肠系膜淋巴结 12/12 内均见黏液，其中 2 枚见腺癌转移。非肿瘤区病变。

2019 年 10 月 25 日王曙光分析与建议： 分析基因检测结果，患者的癌细胞中两条主要信号通路存在异常活化（驱动肿瘤演化）。一是 *APC* 灭活突变造成 *WNT* 信号通路异常激活，同时患者 *APC* 突变位点所在的保守区域直接影响细胞的黏附性、迁移等生物学行为，因此这是一个强有力的驱动力量，但针对 *APC* 灭活突变，目前尚未有上市的直接靶向药。二是以 *MTOR* 和 *TSC1* 突变为核心的 *mTOR* 信号通路的异常激活，这造成癌细胞获得代谢与生长优势；加上 *KDR* 和 *PDGFRA* 基因编码的两种受体酪氨酸激酶的活化，*mTOR* 信号的异常活化被加强。因此，根据患者目前的基因检测结果，治疗上需要重点关注这两条信号通路。

（1）靶向 *mTOR* 信号通路：由于这个通路是主要驱动力量之一，因此可以使用针对该通路的上市靶向药依维莫司或替西罗莫司。

（2）*APC* 突变驱动了 *WNT* 通路的过度活化，但目前针对这一通路尚未有直接的靶向药，研究只显示非甾体抗炎药在一定程度上能帮助抑制 *APC* 缺失肿瘤细胞的生长。因此，在靶向治疗或化疗的同时，可以选择应用抗炎药，如塞来昔布（西乐葆）或甲苯达唑。

（3）关于 *KDR* 和 *PDGFRA* 的活化作用，两种受体都属于受体酪氨酸激酶，前者主要参与驱动肿瘤血管生成，后者主要与细胞的增殖有关，但它们的信号都会汇集到 *mTOR* 通路这个节点上来，因此，*mTOR* 抑制剂依维莫司或替西罗莫司能阻断这两种受体的信号，但为了加强抑制效果，可以联合使用一些广谱靶向药（包括仑伐替尼、舒尼替尼、阿帕替尼、安罗替尼等）。

（4）免疫治疗：患者 TMB 高达 26.1，微卫星不稳定，理论上可以用免疫治疗药物帕博利珠单抗（K 药）与纳武利尤单抗（O 药）。但从基因突变谱来看，患者不存在 *POLE* 和 *POLD1* 等 DNA 损伤修复关键基因的突变；且检测公司以 qPCR 技术检测外周血单个核细胞中 PD-L1 的 mRNA 表达水平，其结果并不能反映癌组织中真正的 PD-L1 蛋白水平（应该用免疫组织化学技术检测癌组织中的 PD-L1 蛋白水平）。因此，需要先完善相关指标，之后可以考虑使用免疫治疗药物。

总之，可以在常规化疗方案的基础上，加上靶向药（依维莫司或替西罗莫司），兼顾使用仑伐替尼或阿帕替尼等广谱靶向药。后续根据治疗效果再调整方案，请主治医生定夺。

患者可看营养科门诊，让医生指导饮食。

随访建议：每隔 3~6 个月随访 1 次，共随访 2 年。然后每隔 6 个月随访 1 次，共随访 5 年。1 年内复查结肠镜，若发现进展期腺癌，需在 1 年内复查。若未发现进展期腺瘤，则 3 年内复查，之后每隔 5 年复查一次。每 3 个月复查一次癌胚抗原（CEA），共 2 年，然后每 6 个月复查一次 CEA，共 5 年。每 6~12 个月复查一次胸 / 腹 / 盆腔 CT，共 5 年。

术后按术前的化疗方案继续治疗。

2019 年 11 月 5 日，患者做检查发现：CA19-9 达 27.11 U/ml，CEA 达 8.51 ng/ml，CA72-4 达 13.31 U/ml；CT 示后腹膜多发肿大淋巴结；纵隔内多发肿大淋巴结，符合肿瘤转移的表现；肝内多发低密度灶。

2019 年 12 月 12 日，患者做检查发现：CA19-9 达 58.8 U/ml，CEA 达 7.16 ng/ml，CA72-4 达 30.42 U/ml。肿瘤标志物水平较前升高（上一次化疗后复查略微升高），这可能意味着患者出现耐药。B 超示颈部多发肿大淋巴结，有肿瘤转移的可能，最大的淋巴结位于右侧，大小为 34 mm×16 mm。双侧锁骨下未见形态饱满的淋巴结。双侧腋下未见明显肿块及形态饱满的淋巴结。右侧腹股沟淋巴结肿大，较大者为 10 mm×6 mm。

2020 年 1 月 21 日，患者做检查发现 CA19-9 达 69.3 U/ml，CEA 达 8.62 ng/ml，CA72-4 达 51.78 U/ml。

2020 年 2 月 5 日患者做检查发现：CA19-9 达 61.9 U/ml，CEA 达 7.07 ng/ml，CA72-4 达 37.28 U/ml。B 超示左侧甲状腺内可见 2.8 mm×1.6 mm 低回声结节；双侧颈部淋巴结肿大，右侧大小为 25 mm×14 mm，左侧大小为 25 mm×12 mm；锁骨上窝淋巴结肿大，右侧较大者为 15 mm×8.4 mm，左侧较大者为 29 mm×14mm；双侧腋下淋巴结可及，右侧较大者为 13 mm×8.6 mm，左侧较大者为 16 mm×5.3 mm；腹股沟淋巴结可及，右侧较大者为 16 mm×5.6 mm，左侧较大者为 11.6 mm×5.5 mm。

2020 年 2 月 7 日王曙光建议：截至目前患者按最新方案化疗 6 次（术前 2 次，术后 4 次），但肿瘤仍进展，建议多学科团队会诊，修改化疗方案。

2020 年 2 月 10 日，给予恒瑞 PD-1 联合瑞戈非尼；3 月 2 日、3 月 23 日按原方案治疗，肿瘤仍旧进展。

2020 年 3 月 30 日

注：这是一个非常难治的局部晚期直肠癌患者。其实，直肠癌非常容易发现，便血、消瘦、里急后重都提示可能是直肠癌，特别是中国人大多数是低位直肠癌，通过指检就能发现，所以大家若发现上述症状，一定要及时求医。另外，年龄大于 45 岁的人群一定要定期做肠镜检查。对于直肠癌，早期发现、早期处理效果很好，到了晚期治疗效果就非常差了。

一例食管癌的术后治疗分析

患者男性，67岁，因进行性吞咽困难1个月确诊食管胃结合部鳞状细胞癌，于2021年12月16日被收治于上海市胸科医院。

2021年12月22日，患者在全身麻醉下接受胸腔镜下食管部分切除术＋食管胃胸内吻合术，Ⅱ类切口（Ⅱ/甲）。

术后病理：低分化鳞状细胞癌，大小2.7 cm×2.5 cm×1cm，浸润食管壁外膜，环周切缘未见累及，食管环及胃切缘未见累及；送检大网膜组织未见累及；淋巴结1/20枚见肿瘤转移（"腹腔干组"1/2枚见肿瘤转移）。

免疫组织化学检查结果：HER-2（−），Ki-67（70%+）。

王曙光评估与建议： pTNM，T3N1M0，ⅢB期。必须化疗，具体方案请门诊专家拟定。我认为需要放疗，具体方案请放疗科专家拟定（结合患者对同步放化疗毒性的耐受情况）。如果患者放弃放疗，请在肿瘤科治疗；如果坚持放化疗，请化疗也在放疗科做。

其他：该患者肿瘤分期偏晚，复发风险极大，请提前完善基因检测，以便后续接受免疫治疗和参加临床研究。请到上海市胸科医院病理科借调白片15~20张，因胸科医院不外借白片，请以病理会诊为由借调。就诊时请带上出院小结和病理报告。必要时看营养科门诊。

2022年1月12日

一例终末期膀胱癌的治疗分析

患者男性，57 岁，患有膀胱癌，患糖尿病 10 余年。

2016 年 11 月 4 日，患者因体检发现膀胱癌。

2016 年 11 月 8 日，患者接受膀胱癌电切术。

术后病理：浸润性尿路上皮癌伴鳞化。

术后治疗：表柔比星灌注，后换为卡介苗。

2017 年 10 月 11 日，肿瘤局部复发，10 月 12 日患者接受膀胱部分切除术。

术后病理：（膀胱）浸润性癌，侵犯全层，符合浸润性尿路上皮癌。

术后继续卡介苗灌注治疗。

2018 年 2 月 8 日、3 月 3 日、4 月 3 日，给予多西他赛 100 mg+ 吉西他滨 1.4 g+ 顺铂 80 mg，共 3 个周期。

2018 年 8 月 4 日，患者发现淋巴结转移，接受腹腔镜下双侧髂血管旁淋巴结清扫术。

2018 年 9 月 1 日，患者接受膀胱全切除术 + 原位新膀胱术。

术后病理：左髂外静脉旁淋巴结可见癌转移（1/6），其余淋巴结未发现转移。

基因检测：APC 基因 12 外显子 p.R499X 丰度为 44.9%，TP53 基因 5 外显子 p.E171fs 丰度为 40.4%，TMB 15.2。患者对丝裂霉素 C、伊立替康敏感。

2018 年 10 月 26 日、11 月 16 日，给予化疗（脂质体阿霉素 20 mg+ 洛铂 20 mg d1~2），2 个周期后肿瘤未见明显缩小。

2018 年 12 月 12 日，给予吉西他滨 1.6 g d1、6+ 顺铂 40 mg d1~3+PD-1 单抗（可

瑞达）100 mg。

2018 年 12 月 25 日，患者因血小板与白细胞水平降低被收治于某医院。

2019 年 1 月 22 日，给予培美曲塞 + 帕博利珠单抗化疗 1 个周期（本次化疗后间质性肺炎加重）。

2019 年 2 月 14 日，CT 检查提示肺转移瘤缩小，双肺间质性肺炎加重；肺功能检查提示重度限制性通气功能障碍。

2019 年 3 月 1 日至 20 日，停止化疗，使用激素治疗间质性肺炎。

2019 年 5 月 20 日，给予培美曲塞化疗。

2019 年 7 月 17 日，患者被收治于某省肿瘤医院。7 月 19 日行 CT 检查提示肿瘤复发及转移（膀胱左后壁均匀增厚，左后方有肿块，考虑肿瘤复发；双侧髂血管走行区、髂血管分叉处、腹主动脉旁多发肿大淋巴结，考虑肿瘤转移）。肿瘤标志物水平升高。

2019 年 7 月 22 日，给予白蛋白结合型紫杉醇 + 阿帕替尼，后因患者不适应，停药。

2019 年 9 月 13 日，PET-CT 提示（与前次 PET-CT 检查结果对比）：左侧髂血管旁肿大淋巴结代谢活跃，较前明显增多；直肠前方不规则软组织肿块代谢活跃，腹膜后、盆腔及右侧髂血管多发肿大淋巴结代谢较活跃，左侧第 11 肋骨质破坏及软组织影代谢活跃，以上较前均为新发，考虑肿瘤转移。

王曙光分析与建议：该患者治疗周期较长，病情反复，但治疗还算比较规范。2017 年 10 月肿瘤复发时应该行膀胱全切除术，此时未及时实施有点遗憾。患者接受免疫治疗的获益较大，但是无法耐受副作用——间质性肺炎。建议：请擅长处理免疫性肺炎的张教授会诊；寻找相关临床研究，请泌尿外科姜教授会诊并协调临床试验。

张教授会诊建议：患者肺部存在慢性支气管炎，但通过激素治疗间质性肺炎已经改善，目前是三度阻塞性障碍，再上 PD-1 治疗的风险较大，在没有其他手段的情况下可以把 PD-1 改成 PD-L1 阿特珠单抗，但是也有再次发生间质性肺炎的可能性。

姜教授会诊建议：指南内的方法基本用完，应尽快做免疫组织化学检查，看看 HER-2 有没有表达。如果有表达，第一考虑是使用 RC48-ADC，目前国内外该药物没有上市，但是临床试验数据显示有效率高达 60%，且对晚期膀胱癌患者非常有效。第二考虑是使用在美国上市的一种药物——厄达替尼，但需要 *FGFR* 融合，后线治疗有效率为 32.2%，其成为美国食品药品监督管理局（FDA）批准的首款治疗膀胱癌的靶向药。第三考虑是换用 PD-L1 阿特珠单抗，但效果会比 PD-1 差。

2019 年 9 月 26 日，患者报名参加临床试验。据悉，该临床试验引起间质性肺炎的可能性较大，患者本身具有间质性肺炎史，如能入选，需要格外注意。目前患者已经进入初选，但该临床试验要求受试者为 HER-2 阳性（2 个 + 以上），目前患者 HER-2 表达为一个 +，有可能不符合。

王曙光评估与建议：各种治疗并发症较多，个人建议姑息治疗，以癌痛管理、营养支持和心理支持为主。

2019 年 9 月 28 日

一例终末期胰腺癌的治疗分析与建议

患者男性，62岁，患有胰腺癌。有25年吸烟史（每日一包，戒烟12年），少量饮酒。

基因检测：*FGF3* 扩增，频率 3.05；*KRAS* p.G12V，频率/拷贝数 16.28%；*TP53* p.V73fs，频率/拷贝数 7.35%；*SOX* 扩增，频率/拷贝数 2.16；TMB 高。

2018年7月，CT 检查提示胰体占位，考虑癌症可能性大；行 PET-CT 检查提示胰腺稍低密度肿块，边界不清，长径 3.8 cm；SUV_{max} 为 4.3，CA19-9 为 105.7 U/ml。

2018年8月2日，患者因"腹胀3月、腹泻2月，发现胰腺占位10天"被收治于北京协和医院。

2018年8月7日，患者在全身麻醉下接受腹腔镜探查、粘连松解、开腹胰体尾及脾切除、胆囊切除、肝结节切除术。

术后病理：胰腺中分化导管癌，侵犯神经组织，脾脏未见特殊；肝结节为转移性低分化腺癌；慢性胆囊炎；淋巴结转移（胰腺周围1/6、第8组0/5）。

2018年8月23日，给予吉西他滨 1.4 g 治疗。

2018年8月29日，感染疟疾，之后得到控制。

2018年9月15日，给予奥沙利铂 100 mg d1+ 伊利替康 200 mg d1+ 左亚叶酸钙 300 mg d1+5- 氟尿嘧啶 ivgtt 500 mg d1+5- 氟尿嘧啶 civ46 h 3000 mg，q14d。

2018年10月8日、10月23日、11月19日、12月9日、12月27日及2019年1月21日、2月20日同上方案，共8个周期。

2019年3月19日、4月11日，给予吉西他滨 1.4g d1、6+ 注射用紫杉醇脂质体

（力朴素）180 mg d1，q21d，共 2 个周期。

2019 年 5 月 7 日、6 月 11 日，给予白蛋白结合型紫杉醇 100 mg d1、6+ 替吉奥（早 2000 mg ，晚 2000 mg）d1~14 po，q21d，共 2 个周期。

王曙光评估与建议：该患者已经接受了规范化的治疗，后续建议予以营养支持与癌痛管理，不建议再上化疗。根据今年的 ASCO 会议报道，奥拉帕利对 *BRCA* 突变的胰腺癌有效，但是患者不存在该突变。虽然奥拉帕利对铂类化疗后未突变的患者也有一定效果，但患者经济压力较大，且获益较小甚至可能无获益，应酌情考虑。

2019 年 9 月 27 日

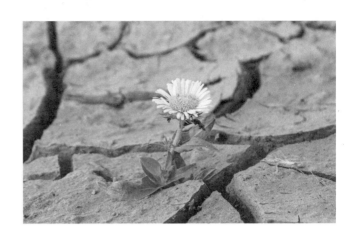

第五部分

我与患者的故事

第十二章　我与患者的故事

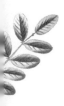

一个非要和主任碰面的住院患者

　　这位患者一开始在当地医院治疗，被诊断为下颌下腺肿瘤，没有穿刺就直接做了手术。做完手术后进一步行 PET-CT 检查发现肺部有占位，怀疑肺癌，且已经有纵隔、头颅转移。朋友找到我，委托我帮患者找一个治疗肺癌比较权威的医院，我爽快答应，快速帮患者协调好住院。

　　患者住院后，按正常流程肯定是完善头颅磁共振、肺部穿刺、病理 HE 染色、免疫组织化学和基因检测，然后确定治疗方案。但是今天患者突然发给我一份基因检测报告，我发现报告上提示 *EGFR 19del*，我马上警觉起来了，我问患者这个基因检测是用什么样本做的。是肺部穿刺的样本吗？患者答复是用下颌下腺组织做的。那就不对了，我高度怀疑下颌下腺肿块不是原发灶，是由肺癌转移过去的。我马上让患者把下颌下腺组织的免疫组织化学检查结果发我，果然是考虑肺癌来源。那么患者就白做下颌下腺手术了，因为肿瘤转移了就不需要做手术了。现在也没有必要再来一遍流程，方案根据之前的检查就可以明确，患者直接服用三代 *EGFR* 抑制剂就可以了（如果患者想再走一遍流程也可以，让患者自己决定，因为转移灶和原发灶或许有差异，只不过差异不会很大）。我马上联系负责患者的专家，把我的想法告诉她，专家决定让患者明天再补做一个检查后就直接出院。

这位患者之所以在当地医院做了手术，是治疗不规范引起的。首先，医生没有让患者做穿刺，想当然地认为下颌下腺肿块是原发灶（虽然肺癌转移到下颌下腺的情况比较少见，但是也不能想当然地认为不会）。其次，检查不完善或者次序颠倒，患者术前应该完善影像学检查，而不是手术都做好了再去补影像学检查。因此，一定要规范化治疗。

不过，手术已经做了，多说无益，主要是接下来不要折腾了。我跟主治医生沟通后，打算让患者明天中午就出院。患者一听就急了："我住院才第二天，怎么就让我出院呢？"我跟他说："检查已经明确诊断了，检查明确了方案也就明确了，当然可以出院，直接吃靶向药就可以了。"患者又提出："我还没有见到病区主任啊。"于是我发微信给病区主任，让主任抽个空见下他，主任回复明天在分院坐门诊，我只能让患者去找主任了。

事情就这么回事，我接下来想探讨一个问题：要不要见主任？我觉得没有必要。很多患者都希望主任亲自来看看自己，其实医院里有工作流程，床位医生负责开检查和处方，主治医生负责日常查房及解决治疗上的大多数问题，带组医生一般每天早晨查一次病房，大主任一般每周查一次病房。患者都是盯着名医来看病，但名医有可能是病区主任或者科室大主任，每周只查一次房。但是有一点请放心，带组医生一般是治疗组的最高负责人（有些科室主任或者病区主任自己也会当带组医生，如果科室主任或者病区主任当带组医生，他们也可能每周查一次房），带组医生没有来看患者不代表他不了解患者的病情，下级医生每天会向带组医生汇报患者的病情，其实患者的治疗方案就是带组医生制订的，所以患者非要见带组医生干嘛呢？遇到像上面这样的情况，特意跑到分院去说 5 分钟的话并不能改变什么。可能有些请托的朋友会觉得主任亲自来看患者很有面子。我觉得这种形式主义就算了，专家都很忙，不要浪费专家的时间，患者也不必折腾。至于外科手术呢，患者只要明确是专家亲自做手术就可以了。内科治疗都是按照指南执行的，带组医生是否亲自跟患者说方案有区别吗？没有区别！

患者要有好心态，要尊重医院的流程和医生的工作职责，要抓大放小、不纠结、明事理。总之，患者住院期间打交道最多的一定是床位医生和主治医生，各岗位各司其职，相信每位医生都有足够的能力处理病情。

2022 年 9 月 14 日

一位找不到原发灶肿瘤的患者

这是一位 60 多岁的女性患者，她的体能状态看上去非常好，但她自述肠胃功能不太好。她做内镜检查没有发现异常，但是肿瘤标志物水平超过正常值几十倍，她女婿找到我，我看了材料后问她女婿："以前老太太肿瘤标志物水平高吗？"他说她去年体检的时候肿瘤标志物水平就高，但只是高了一点点。我下意识就觉得要进一步排查，然后让专家给患者安排做 PET-CT 检查。PET-CT 检查结果显示：直肠黏膜增厚，代谢增高；胃黏膜稍微增厚；腹股沟淋巴结肿大，直径超过 1 cm，代谢升高；锁骨甲状腺 V 区淋巴结肿大，直径超过 1 cm，代谢增高。

于是我赶紧把她的女婿、女儿和老伴叫过来。我分析说大概率考虑黏膜下直肠癌，但是有几种情况要说明。第一种情况，直肠癌伴腹股沟淋巴结转移、甲状腺 V 区淋巴结转移，不能直接做手术，按晚期肿瘤处理，但是如果治疗后临床分期下降，也能手术。第二种情况，甲状腺癌伴淋巴结转移，这种情况可能性较小。第三种情况，双原发灶肿瘤，虽然是双原发灶，但是分期靠前，这是好事情。然后我叮嘱家属：患者病情复杂，患者最好加入肿瘤全程管理。现在最重要的是行颈部和腹股沟淋巴结穿刺。患者老伴是个知识分子，很有主见，他觉得不太可能是恶性肿瘤："她好吃好喝、蹦蹦跳跳的，怎么可能是恶性肿瘤呢？"我说："我安排患者去穿刺，穿刺后你们再决定要不要加入肿瘤全程管理。"然后他们同意了。穿刺结果是：腹股沟淋巴结为黏液性腺癌，免疫组织化学检查结果提示肠道来源；考虑甲状腺 V 区穿刺组织为腺癌，免疫组织化学检查结果同腹股沟淋巴结的性质。

这个结果跟我预料的一样，于是家属又来找我了，希望患者由我管理。我和主治医生商量后，觉得虽然有远处淋巴结转移，但是并没有内脏的实质性占位，争取按局部晚期直肠癌治疗，也就是给予同步放化疗。从怀疑到确诊已经耗去了半个月，我担心肿瘤进展很快，因为病理显示低分化，Ki-67 达 80% 以上，所以先按直肠癌化疗，然后安排直肠磁共振定位。但是肉眼没有找到原发灶就可以按影像学定位放疗吗？考虑到脱靶的可能性，以及放射性肠炎的危害，我建议先肉眼找到病灶，然后再安排做肠镜定位。做内镜检查时又出现了意外，内镜中心副主任做了一遍没找到病灶，请大主任再做，肠道没有发现问题，胃部隆起有增大，于是行胃部活检，发现只是炎症。现在问题越来越复杂，病灶找不到了。随着时间的流逝，我非常担心患者病情进展。另外两处淋巴结组织的基因检测做出来有点不一样，需要我们再次解读基因检测的原始数据，工作量极大。目前，我只能按肿瘤异质性考虑。现在最大的问题是：要不要放疗？放疗的依据可不可靠？肉眼没有找到病灶，影像学定位放疗准不准确？是否考虑不明原发灶肿瘤？如果考虑不明原发灶肿瘤，可能还是局限在肠道，光化疗是不是有点可惜？

作为管理专家，我必须站在患者角度去考虑问题。很多情况下肿瘤治疗比较复杂，需要多学科团队会诊。

2019 年 11 月 28 日

不明原发灶肿瘤的后续治疗

上文的不明原发灶肿瘤患者做完 6 个疗程的化疗后病情完全缓解了，接下来将进行卡培他滨（希罗达）维持治疗。该患者当时找我的时候我判断她患有直肠癌，因为 PET-CT 显示直肠的 SUV 代谢增高，同时腹股沟淋巴结和颈部淋巴结代谢增高。按病情肿瘤其实已经接近晚期了，但是我想给患者积极根治，要求医生给予同步放化疗。患者行颈部淋巴结穿刺，免疫组织化学检查结果是：低分化印戒细胞癌，消化道来源，考虑肿瘤转移。放疗前要定位，所以安排了胃肠镜检查，但没有发现肿瘤，这样就不可能精准定位了。于是我要求医生按消化道肿瘤的治疗方案先上了化疗，因为基因检测结果没有出来，先给予化疗联合贝伐珠单抗。后来因为家属不甘心不做手术，嚷着要去其他医院再看看，于是我亲自带患者去复旦大学附属肿瘤医院接受会诊。患者反反复复做了好几次检查仍旧没有找到原发灶，最终医生按不明原发灶肿瘤处理。

患者的丈夫是位退休的高级知识分子，非常固执，在亲朋的鼓动下他认为肿瘤医院的治疗最权威，特别信任肿瘤医院，但是肿瘤医院也没提供好办法。他提出去肿瘤医院进行化疗，我也同意了。现在，患者 6 次化疗结束，影像学上完全缓解，用卡培他滨单药维持治疗。

我觉得这件事很有启发意义。从事肿瘤全程管理不容易，要求既精通临床，还要擅长交际。管理专家对待家属要斗智斗勇，因为家属是不懂医疗的，很多时候会起负面作用。那么怎么才能安抚好家属情绪，坚定执行自己的方案？多学科团队会诊、陪家属去门诊可以安抚家属情绪，当医生们都这么说时家属也就不纠结了。我也很庆幸我非常果断地处理了这个病案，好在主治医生也是我朋友，很配合我。该患者的一线治疗如果不积极，预后就不会这么好，积极治疗是需要医生冒风险的。

2020 年 4 月 22 日

一位迷信医院规模的患者家属

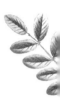

上周五我收到初中同学的求助，他的岳父疑似阑尾炎，在当地县医院做了手术，但是术后病理发现是恶性肿瘤。我问清楚病史，患者想要做二次手术，我第一反应是想拒绝，因为二次手术难度高，万一预后不好算谁的责任？

　　不过我还是动了恻隐之心，把所有材料要来，然后仔细研究，还让他拍了患者的视频，看看患者的体能状态，最后答应帮他联系医院。我认识的一位主任问我患者想住郊区还是市区，我当时想着上海市区限行，患者和家属从外地过来到市区开车不方便，且市区患者太多，检查排队比较久，床位周转也快，患者很有可能术后恢复不好就被要求出院了，所以我就直接回答要住郊区。该医院的东院在临港，离市区比较远，市区患者也不太愿意跑这么远（不过不影响外地患者，外地患者也不差再多跑几十公里），但是这里环境很好，紧邻滴水湖，我想着让患者多住一个星期，这对他的病情康复更有利。

　　周一大清早我还在睡梦中，家属就打我电话了，说已经到了医院。我连忙和主任联系，主任还在班车上，赶紧派他的学生去接待。没想到几分钟后，我同学的小舅子说这个医院太小了，不像大医院，要回去。床位我都帮患者联系好了。我感觉非常不好意思，硬着头皮和主任讲他们不愿意住在东院，主任也很通情达理，回复："如果不愿意在这里治疗，要不要去市区？"我说问问家属。

　　晚上我又接到同学的电话，他说不想住在市里的院区，还是想回到东院。我说市区医院规模够大。同学再三让我问问还能不能回到郊区住，我估计他们是被市区医院的景象吓住了，因为患者超级多。

　　这就是患者和家属的心理啊，他们永远在纠结。说心里话，家属要抱着解决问题的态度，抓大放小，思路不清就会既折腾又耽误病情！

2021 年 5 月 31 日

注：阑尾肿瘤很罕见，一般在阑尾炎手术中被发现，因为阑尾肿瘤的并发症和阑尾炎是相似的，很多外科医生区别不了。如果患者的术后病理诊断为阑尾肿瘤，那么就需要做二次手术。二次手术涉及清腹腔，因为初次手术很有可能造成了癌细胞播散和种植转移，所以种植的地方也要切除，手术难度较大。阑尾肿瘤一般是类癌，类癌属于交界性肿瘤，典型类癌恶性程度低，不典型类癌比典型类癌复发率高。乔布斯得胰腺肿瘤活了8年，其实他得的是胰腺类癌。阑尾肿瘤除了阑尾类癌外，还有阑尾腺癌及阑尾囊性肿瘤。

我要特别强调，二次手术难度大，家属要通情达理，要配合专家。

一位艰辛求医的普通老百姓

老家一位患者的求医路十分艰辛。该患者患有脑膜瘤，首次和第二次手术是在省肿瘤医院完成的，第三次手术是在上海某民营脑科医院做的，第四次手术是在省城第一人民医院做的。患者前后共做了4次手术及一次伽马刀治疗，因病致贫。现在患者腮腺肿大，考虑脑膜瘤转移导致。

脑膜瘤多数是良性肿瘤，但手术若不切除干净很容易复发。去年6月，患者因腮腺肿大又求诊于各大医院，但是被拒绝收治，可能因为患者多次手术却效果不佳。因为求医无门，患者联系了我表哥——某市第一人民医院脑外科副主任医师。我表哥认为腮腺肿瘤是由脑膜瘤转移而来，暂不会致命，可以保守治疗。如果做手术，难度极大，半边脸都要切掉。患者以为没大问题，吃镇痛药就行，直到今年 6 月中旬，患者因头痛再去上海某医院脑外科就诊，脑外科拒绝收治，建议去肿瘤科治疗。患者来找我时，我发现患者腮腺肿瘤直径已达 5 cm，且与脑室相连。目前当务之急是处理腮腺肿瘤。我马上联系口腔颌面肿瘤外科的专家。我整理思路后打算找专家评估，如能手术，待腮腺肿瘤切除后再去处理脑膜瘤占位问题，但手术难度高、风险极大。我接下这个病案时心里也在打鼓：需要协调的资源极多，将花费很大的精力，患者又贫穷，无法支付我的服务费，但是不治疗该患者只有死路一条了。

周一上午 10 点半，我们来到门诊。专家和助手看了片子，认为手术难度太大。我赶紧说明若不收治患者就死路一条了，最终在我的请求下，专家拟订方案，让患者先去病理科做穿刺，再由脑外科专家和口腔颌面肿瘤外科专家联合实施手术。我亲自陪同患者去穿刺。

跑上跑下花了 1 小时我才搞清楚穿刺流程并加到号。我直接挂病理科，但病理科当天没号，为了谨慎起见，我又问了病理科医生腮腺穿刺是否在病理科做，医生答复在头颈外科做；我马上去找头颈外科医生，医生答复在细胞室做；我再去细胞室，医生答复需要头颈外科挂号开单子才能做，我马上再跑回头颈外科，只剩下一位专家被患者层层围着。专家给我加了号。

除了缴费排队，其他一路绿灯（检查由明天协调到今天做）。肿瘤医院的患者实在太多，我也很识相，排队不会插队。

傍晚，穿刺结果就出来了，我把患者送上出租车，今天就结束了。我个人认为没有必要做这个穿刺，患者具有非常明显的影像学特征，术后取病理就行，但还是配合医生吧。穿刺病理结果其实也模棱两可，今天让患者做穿刺，主要是为了提供循证依据，同时来确定到底是由脑外科还是口腔颌面肿瘤外科专家主导手术。

2018 年 6 月 27 日

一位迷信传统医学而耽误了手术的患者

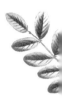

　　这是一位乳腺癌患者，她的丈夫向我求助，我看了她的病史后挺痛心。为什么？因为这又是一位迷信传统医学被耽误的患者。患者在 2017 年 6 月就查出乳腺结节，当时 B 超怀疑恶性肿瘤，医生建议手术，但是患者选择吃草药，吃草药的 2 年半时间就相当于治疗空窗期，这直接导致肿瘤全身骨转移。我看了她的病理免疫组织化学检查结果，乳腺癌属于 Luminal B 型，当时患者如果做手术，后续接受 5~10 年的内分泌治疗，就会彻底治愈。患者为什么要迷信传统医学呢？

　　其实，仅用草药抗癌没有依据，服用草药导致肝肾衰竭或者耽误治疗的情况比比皆是。不过我们看问题要看本质，患者迷信传统医学主要有以下几个因素。其一，中国的肿瘤患者确诊时多数属于晚期，晚期肿瘤是不可能治愈的，针对晚期肿瘤给予放化疗的作用是延长患者的生存期，但患者最终会死亡，然而老百姓就片面地认为是放化疗把患者"毒死"了。其二，大医院采取流水线式治疗，医生没有做到精细化管理，放化疗的副作用比较大，患者在治疗期间很难受，这导致患者排斥放化疗而只求助于传统医学。其三，很多正规治疗很昂贵，尤其是靶向治疗，老百姓不舍得花钱就主观上更愿意相信传统医学有效果。其实放化疗的副作用是可以控制的，多数人可以耐受。

　　这位患者的丈夫在 3 个月前打过我电话，问我肿瘤全程管理是怎么回事，我当时看了患者的治疗方案，认为还算合理，嘱咐按规范治疗就可以了。没想到后面治疗效果又不理想了。这次患者的丈夫再来找我，他非常上心，说要不惜一切代价治疗，说人没了，家就没了。上午我和他就患者的病情谈了 2 小时，我也为患者联系了主治专家，希望接下来在我的管理下患者的病情能改善吧。

2020 年 9 月 22 日

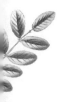

一位到大城市就医的山区患者

　　这是一位 47 岁的乳腺癌伴肝转移患者，患者和家属通过一位教授的介绍找到了我。我看了病案后请某院肝肿瘤内科专家给她会诊，因为考虑肝占位是转移癌，肝动脉栓塞化疗效果不会好，专家认为射频消融术可以除掉肝转移病灶。我认为射频消融术可暂时减轻肿瘤负荷，但对微小病灶无能为力，治疗主要还是要控制乳腺癌原发灶。当天下午挂了肝外科专家的门诊，专家认为手术难度大，建议行腹腔镜下射频消融术。同时我又请乳腺外科专家陆教授会诊，陆教授提出了自己的观点：乳腺癌发生肝转移说明原来的内分泌治疗已经失效（患者患有雌激素依赖型乳腺癌），需要再行化疗，用射频消融术治疗乳腺癌伴肝转移存有争议。

　　今天，我去另一家医院找张教授加了号，打算让患者报名参加氟维司群的临床试验。张教授表示氟维司群的临床试验效果很不错，甚至有肝转移七八年的患者还存活着。这个药物的费用是每月 1 万多元，但参加临床试验可以免费使用，这给患者带来了新希望。乳腺癌伴肝转移患者以往平均生存期不到一年，现在经局部治疗加化疗后生存期可以超过一年。我最担心的是，目前的治疗有局限，射频消融术无法处理微小病灶，同时针对寡转移必须上全身治疗来控制肿瘤，否则肿瘤很快又会复发。氟维司群副作用小，也许会带来意想不到的惊喜。

我非常用心地帮助患者解决问题，一天之内陪患者在上海的三家顶尖医院看专家，来回奔波。办完手续后已经挺晚了，患者很善良，让我先回家，但我坚持留下来，等她丈夫来，因为我知道她是无助的，一个外地人独自留在大医院等丈夫，我怎么会放心，这个时候我就是患者的靠山。我想起当年我们进入医学院时立下的医学生誓言。现在，我建立这个用专业知识帮助患者求医问药的平台，用我的专业知识和人文关怀重拾救死扶伤的梦想，路就在脚下。

2017 年 5 月 20 日

（1）肝动脉栓塞化疗在中晚期肝癌中使用的比较多，不适合这位患者，因为这位患者的肝脏占位是乳腺癌的转移灶。肝脏占位的生物学特征符合乳腺癌，肝动脉栓塞化疗不适合治疗乳腺癌。

（2）乳腺癌伴肝转移属于晚期肿瘤，关于治疗，应该根据乳腺癌的病理特征开展全身化疗。若让我治疗这位患者，我就会让患者行肝脏转移灶穿刺，明确肿瘤的病理类型、分子分型，然后根据具体情况考虑全身化疗或内分泌治疗。上文中提到的氟维司群是新型内分泌药物，用于治疗在抗雌激素辅助治疗后或治疗过程中复发的，或是在抗雌激素治疗中进展的绝经后（包括自然绝经和人工绝经）雌激素受体阳性的局部晚期或转移性乳腺癌。我认为针对乳腺癌的转移灶进行穿刺是有临床意义的，因为肿瘤的转移灶有可能和原发灶存在差异，这个特征叫作肿瘤的异质性。

（3）射频消融术指的是通过物理加热使肿瘤细胞蛋白凝固、坏死，进而消灭肿瘤，其在肝癌中运用比较多。在乳腺癌伴肝转移的患者中，对转移病灶进行射频消融术是有争议的，主要是对是否能延长患者的生存期有疑问。我个人认为，如果肝脏转移灶很小而且转移灶属于寡转移，不妨可以考虑射频消融术。若转移灶直径超过 2 cm，射频消融术就没有意义了，因为在主病灶附近可能已经有微小转移灶，这些微小转移灶肉眼不可见，但随后会如雨后春笋一样冒出来。

（4）寡转移指的是肿瘤（乳腺癌）出现了其他脏器的转移，但是这个转移只侵犯一个脏器，且转移灶的数量有限。所以判断寡转移要行全身影像学检查。临床上，我们认为寡转移患者仍旧有手术机会，可通过手术、立体定向放疗等手段处理转移灶，然后辅以全身治疗。在不同类型肿瘤中，寡转移的治疗方式是有争议的，多数专家支持积极治疗，但是我认为需要考虑肿瘤的恶性程度及有没有全身治疗方案，如果没有全身治疗方案，即使消灭掉寡转移病灶，肿瘤仍会很快复发。

（5）临床试验指的是新药上市前在人体做的试验。临床试验分为四期，二期和三期试验还是很安全的。二期是单臂试验，即患者肯定不用安慰剂；三期有可能是双臂试验，即患者有可能被分到对照组使用安慰剂，但肿瘤药物临床试验中的对照组也不光使用安慰剂，而是采用安慰剂联合标准治疗的方案，所以患者可以放心参加。临床试验的治疗都是免费的，甚至还有可能会有补贴。参加临床试验时患者有相应的权利和义务：权利就是生命安全不能被剥夺，患者可以随时退出试验；义务是在临床试验过程中患者需要配合研究。

（6）大家比较关心的是曲妥珠单抗（赫赛汀）等靶向药能否应用于治疗乳腺癌，我简单和大家讲讲乳腺癌的病理免疫组织化学检查。有一个非常重要的蛋白（HER-2蛋白）在15%左右的乳腺癌患者中存在。通过免疫组织化学检查，可以确定是否存在HER-2蛋白，同时可以发现它的表达程度：0和1个＋被视为阴性；2个＋被视为临界值，建议进一步排查，可做荧光原位杂交（FISH），FISH检测结果阳性建议抗HER-2治疗，可以使用赫赛汀等药物；3个＋被视为阳性，建议抗HER-2治疗。赫赛汀是一种靶向药，可使复发风险下降约50%，死亡风险下降约30%。其他抗HER-2药物有帕妥珠单抗、吡咯替尼、T-DM1等。针对乳腺癌，除了HER-2蛋白外，还可检测雌激素受体（ER）、孕激素受体（PR）、Ki-67等，如果ER、PR阳性，要行内分泌治疗。

（7）在上海，治疗乳腺癌比较有名的医院是复旦大学附属肿瘤医院、上海交通大学医学院附属仁济医院等。

一位因高血压入院而查出肺癌的患者

这是一位肺癌患者，患者因高血压入院，结果发现肺部有一个直径约5 cm的占位。医生很快给他做了PET-CT检查，结果显示肿块的SUV代谢很高，恶性肿瘤肯定是无疑的。于是，患者在亲友的关心下入住浙江大学医学院附属邵逸夫医院，该院的专家建议先化疗后手术。患者听到需要化疗，心里很害怕，后来在别人的介绍下找到我。

我看了全部的报告，包括头颅和胸部磁共振、增强 CT 等，如实告知患者他得的是肺癌。我花了近 2 小时安慰患者，讲了不少生存期较长的案例后患者的情绪逐步改善。但是关于需不需要做新辅助化疗，我的观念跟杭州的医生不一样。一方面，因为淋巴结直径才 0.8 cm（一般情况下，直径 1 cm 以下的淋巴结转移可能性不大），没有必要先化疗；另一方面，新辅助化疗对他的体质和心理有伤害，尤其影响患者的意志。医生完全可以先手术，结合病理再确定要不要进一步治疗，包括使用化疗等。如果手术很成功，没有淋巴结转移，我偏向于不要做其他治疗，但毕竟是人命关天的事，为了谨慎起见，我提出让上海的知名专家会诊。

我们首先找了周教授，周教授的意见和我一样，建议患者直接手术。我拜托周教授推荐主刀医生，周教授推荐了胸外科专家朱教授，并且当即给朱教授打了电话。朱教授仔细看了报告，认为可以先手术，后续再根据病理结果治疗，马上为患者安排了床位。

这件事虽然是小事，我觉得有几点值得思考。其一，同样的患者，同样的影像学报告，杭州的医生和上海的医生观念还是有较大差异，上海毕竟是全国医疗中心，上海的专家更权威、严谨。其二，首次方案要选对，不妨多找几个专家听听建议再做决定。其三，如果患者自己不懂怎么求医，可以找管理专家帮助整理思路，以免走弯路。

2017 年 7 月 17 日

（1）新辅助治疗指的是手术前的治疗，包括新辅助治疗。新辅助化疗可以让肿瘤缩小并降期，从而降低手术难度。针对肺癌的肺门淋巴结转移，可以直接手术，因为淋巴结直径小于 1 cm，倾向于良性。

（2）早期肺癌通过手术可以达到根治，做肺癌手术可以选择上海市肺科医院、上海市胸科医院、复旦大学附属中山医院等。

一位被老专家误诊的患者

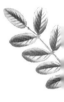

这是一位 76 岁的女性患者，影像学检查怀疑肺癌。我先看了片子，考虑良性可能性大，因为我对比了患者去年 11 月和今年 3 月 29 日的片子，胶片上根本没有变化。但是患者家属又提供了一个信息：肿瘤大小没有变化，但是厚度有变化，影像科医生说以前切 6 层能看到，现在切 10 层还能看到。然后我要求看光盘，光盘上看得更清楚，肿块有分叶、略有毛刺，我怀疑是早期肺癌。我帮她联系了专家。专家也不能立马下结论，考虑肺癌的概率在一半以上，但是也不排除结核的可能性。为了保险起见，我让患者做 PET-CT，检查结果是早期肺癌，我建议患者做手术。

这本是一个很平常的案例，但是该患者的求医过程值得思考。患者在当地县医院做检查，考虑肺癌可能，然后患者托人找到了一位老专家。该专家早退休了，考虑炎症，让患者 4 个月后再查，4 个月后就是今年 3 月 29 日，患者做了新的 CT 检查，恰逢上海的专家在当地县医院坐诊，专家认为是肺癌，最后患者又找了不少其他专家。我是不迷信老专家的。肿瘤症状不典型的时候很多，特别是肺部结节。专家和患者沟通时要说出判断的依据是什么，诊断可能性有多大，不排除什么。

2018 年 5 月 4 日

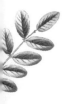

一位初诊没有找对科室的肺癌患者

这是一位男性肺癌患者，他是通过我的一位老患者联系我的，他在某医院中医科住院，但现在症状越来越严重了，他请我想想办法把他转到肿瘤科。我问清楚了情况：原来患者 10 天前突发头痛，在某医院检查出肺癌伴头颅转移，然后转院到了某肺科医院的中医科。我问做了哪些检查，家属说："检查基本都做完了，穿刺也做了，现在就是患者头痛加重，医生也处理不了。"我说："那就等病理结果出来再定治疗方案。"给他们讲清楚道理后，我安抚了他们的情绪，告诉他们大概 5 天会出病理结果，病理结果出来后就有治疗的依据了，我也告诉他们肺癌是怎么治疗的，让他们心里有个谱。

这位患者不是由我管理，但家属每天给我打好几个电话，我看在家属思路清晰的份上，也尽力在帮他们。前天，家属打我电话说："中医科的医生让我们求助于外院，说患者头颅转移的情况非常严重，他们处理不了，患者随时有生命危险。"我问清楚了具体情况，告诉他们："头痛是颅内压增高引起的，是可以处理的。"家属又说肺科医院没有某些药，我不太相信，因为处理脑水肿的药物是常规药，怎么可能没有呢？然后我联系了复旦大学附属华山医院的专家，给患者加了号，因为该院的专家处理肿瘤头颅转移的经验非常丰富。专家很给力，详细写了处理方案，让患者拿回中医科处理，并让患者在后天来华山医院住院。当天晚上家属又打我电话，问能不能明天就带患者去住院，我说也不差一天呀，明天没有床位。昨天晚上家属又打我电话，说和陪护人员视频的时候，医生说患者熬不过今晚了。我说不太可能，照理来说病情不会进展这么快。家属说患者都不能动了，只能翻翻眼皮。我说医生讲话不会这么随意，你和陪护人员在视频，医生在旁边讲这个患者熬不过今晚，这是不可能的事情，医生不会这么随便的。然后我继续和他说："如果熬不过今晚，那么下病危通知书了吗？"他说："没有。"我说："没下病危通知书那怎么说患者不行了。"他说他也搞不清楚，他不在医院，只有陪护人员在。我挂了电话。过了半小时他又打来电话，告诉我医生下病危通知书了，让赶紧去华山医院抢救。我马上和华山医院的专家联系，看怎么处理，又想到华山医院的抢救室现在肯定没有床位，去了也只能在急诊留观，还不如不去。我紧急给患者搞了 2 粒奥希替尼，现在也只能赌一把了，虽然病理和基因检测结果没有出来，我就按最大概率的突变基因给他用药。这是没有办法的办法，通常医生是不会这样做的，但这是我能想到的最好办法。我让家属到我住的酒店里来拿药。同时，我要求家属把患者的视频发过来，看看患者的状态到底怎么样，结果患者是能喝水的，也能认识人。我说："按照这个情况一般能熬过今晚，怎么说不行了？"我想可能是家属去找医生时提到了我说的病危通知书，医生烦透了，就给他开了一张。

今天一早，已经按前天协调的床位让患者住进华山医院，专家加急给他做了各项检查。这件事告诉我们几点道理：其一，家属不要老去找医生，医生很忙的话就会很烦；其二，家属不要听风就是雨，搞得草木皆兵；其三，初诊癌症患者不要去中医科住院治疗，中医科相对不专业。这个患者住院 10 天了，病理结果还没有出来，基因检测也没做。如果住在肿瘤科，5 天内就会出病理结果，基因检测也会同步做。

2022 年 2 月 25 日

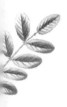

一位被我纠正错误方案的患者

患者今年 66 岁了，8 年前被诊断为类癌，病理为典型支气管类癌，目前 PET–CT 显示患者有全身骨转移、肺转移等。当地医院没有给他做穿刺，直接按类癌复发治疗。后来患者想得到更好的治疗又转院到了上海某医院，某权威科室给他做肺部姑息性放疗。我去探访我全程管理的患者，他正好在我管理的患者的隔壁床，顺便让我给他看看。我看了他的材料和目前的治疗方案，觉得他被误诊了。我马上联系肿瘤科的专家，并让患者把放疗停了，做穿刺明确病理。因为做过放疗就不容易穿刺了，花很大力气穿刺出来的组织仍旧很少，也很难再进一步做免疫组织化学检查。结合血液基因检测和胸部增强 CT，我判断这位患者不太可能得肺癌，也不太可能是支气管类癌复发，因为典型类癌不太可能出现全身转移。患者骨转移很严重，前列腺代谢很高，盆壁淋巴结等部位代谢也很高，而临床上肺癌、乳腺癌、甲状腺癌、前列腺癌的骨转移比较广泛。我凭经验首先考虑前列腺癌，我让患者查前列腺特异性抗原（PSA），结果 PSA 是 55 ng/ml，正常指标应该是 4 ng/ml 以下。

我马上协调医疗资源，把他转到了上海交通大学医学院附属仁济医院（因为之前在专科医院，不治前列腺癌）。我找的是上海治疗前列腺癌的顶尖专家，专家确诊患者是前列腺癌，Gleason 评分 5+5，是最严重的一种。患者状态很不好，嘱咐我一定要跟专家强调用最好的方案，他不考虑经济问题，反复和我强调"如果命都没有了要钱干嘛"。他的病情已经到了非常紧迫的程度，我和专家商量按晚期前列腺癌的临床路径治疗：打去势针、服用比卡鲁胺。考虑恶性程度是最高等级，又做了针对前列腺癌的基因检测，发现了 *BRCA2* 基因突变和 *ATM* 基因突变。*BRCA2* 基因和 *ATM* 基因高频突变说明普通内分泌治疗或新型内分泌治疗药物阿比特龙的有效性很低，需要联合治疗，最好采用奥拉帕利联合内分泌治疗。我跟患者说明奥拉帕利控制病情的时间可能只有一年，患者说先把病情控制住，之后再想其他办法，于是我和专家就直接给他联合使用靶向药奥拉帕利。

治疗小半年后，患者的病情完全被控制住，状态回归正常。考虑到肿瘤的异质性，为了延长靶向药的有效时间，我跟专家商量是否加做冷冻消融，尽可能减少肿瘤负荷。患者最近的 PET-CT 报告也出来了，情况乐观。我私下组织了多学科团队会诊，患者状态暂时看上去越来越好了。我跟患者说："你的小命暂时保住了。"患者说他被我救回来了，其实我认为他是被自己救回来的。他的感觉非常准，思维非常清晰，依从性也非常好。幸亏他做了基因检测，找到了靶点，要不就算明确了前列腺癌诊断，这种类型的前列腺癌仅用内分泌治疗预后也很差。

在与病魔的并肩斗争中，患者和我建立了深厚的友谊。他非常直爽，每次来上海复查都给我带特产，即使我再三拒绝，他也从来不少我一分钱的服务费。我考虑到患者看病不容易，收取的基础管理年费比较低，但是合同中有单次陪同服务费。虽然合同是这样写，但是我从来不主动开口要陪同服务费，自觉的家属会给，不自觉的家属不给就算了，但是这位老先生每次都主动支付陪同服用费，所以我以为他家的经济条件还不错。今天晚上我和他妹妹打电话，才获知这次医药费是兄弟姐妹一起凑的，靶向药仅一年的费用就要 50 万元出头，怎么负担得起，只好兄弟姐妹一起凑。我内心很感动，人世间的冷暖我看得多了，绝大多数人连父母生病了要花很多钱时都会推诿，而兄弟姐妹能够这样，怎么能不让人触动呢？他每次看病都是妹妹陪着，他的妹妹也 60 岁出头了，跑上跑下，还跟我说哥哥生病了，嫂子身体也不好，总要有人照顾他。

平常都是他妹妹陪他来复查，连他儿子都不知道他生病了。有一次患者一个人到上海复查。那天早晨我有事不能陪同，他独自做了 PET–CT。我怕他搞不清楚流程，所有的手续我都提前帮他办理好了。我还帮他办理了赠药手续，奥拉帕利每月费用 5 万元，对符合条件的患者可以买一赠一。我给他找各种材料，最后终于搞定了赠药手续。他想掏钱感谢我，被我拒绝了。看病真的不容易，花钱如流水，怎么忍心收他的钱。我把药交给他，千叮嘱万嘱咐："一个人到上海看病要小心，把药一定放好，丢了就相当于损失 5 万元。"

2019 年 5 月 20 日

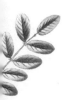

一位被丈夫隐瞒病情的患者

这是一位 37 岁的女性患者，患有胃印戒细胞癌。胃印戒细胞癌恶性程度非常高，好发于年轻患者，非常容易转移，如果不积极治疗的话，晚期胃印戒细胞癌患者生存期在半年左右。该患者确诊后，当地医院建议手术。患者的家属听了能手术就想找个更好的医院做手术。

想到患者 37 岁且患有胃印戒细胞癌，我心里就沉下来了，像这样的患者很可能存在转移，于是我给患者安排了 PET-CT 检查，肿瘤果然存在远处转移，那患者就不能做手术了。晚期胃癌的治疗不复杂，一线方案就几种，常用的是奥沙利铂联合卡培他滨。因为这位患者经济条件不好，我把家属拉到一边，分析利弊："患者已经晚期了，不能手术了，只能靠化疗。你先确定要不要治疗，不治疗的话患者生命就只剩下几个月，治疗的话患者也许能活 2 年左右。你还要考虑经济上行不行，能不能承担治疗费用，不要最后人没了钱也没了，家里 3 个小孩喝西北风。"然后我提出患者可以参加临床试验。参加临床试验可以用新药，且治疗都免费，我认为目前这是最合适的选择。我帮他问了下医生目前针对晚期胃癌有哪些临床试验。其中有一款特拉替尼的临床试验。特拉替尼是抗血管生成药，与治疗胃癌的阿帕替尼有点像，在美国刚刚上市，在中国还没有上市。该临床试验中基础化疗采用 XELOX 方案，就是标准的一线方案——奥沙利铂加卡培他滨。患者家属无法理解，而我却觉得这是千载难逢的机会。他打电话给他的朋友，他的朋友讲用新药风险大，这样他就更加有顾虑了。我跟他讲，化疗方案是一样的，无非是加不加特拉替尼，如果是试验组就是特拉替尼加化疗，如果是对照组就是安慰剂加化疗，不管怎么样，化疗都按一线方案。然后我讲了临床试验的规则，告诉他在治疗过程中患者可以无条件退出。然后他犹犹豫豫签下了字，我让他拿病理切片去会诊，等待研究人员通知患者参加筛选。

我们刚分开十几分钟，他就反悔了，理由是不要当小白鼠。到这一步我还是觉得可以理解，不治疗也是一种选择，至于不参加临床试验是他的认知问题，有些人理解能力差，沟通不了也没办法。但是，接下来的事就让我心痛了。他跟他老婆讲，她被误诊了，没有得癌。然后他老婆开心得不得了，高高兴兴回家，病也不治了。我非常震惊，但又无奈，患者虽然是他老婆，但是他有什么权力剥夺人家的知情权与治疗权？这件事是个案，但是我们很多患者查出来癌症都被家属隐瞒病情，然后又没有进行治疗管理，最后治疗得一塌糊涂。我想想，这真的太可怕了。

2019 年 12 月 9 日

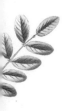

一位回国治疗的患者

今天，我的一个肺癌患者去世了，她 81 岁，也算高龄。老太太有四个女儿，很多年前大女儿也是得肺癌去世的，所以家人对肺癌很重视。老太太得了肺癌，就被转去日本治疗了。患者家里条件很不错，二女儿是官员，三女儿移民在美国，小女儿移民在日本。患者在日本接受手术和质子治疗，但后来肿瘤复发了。日本医院的服务是很好的，但是治疗很刻板，条条框框特别多。

这个患者如果由我处理，她做完质子治疗后我会建议全身辅助治疗，可以选择 4 个疗程的化疗或者靶向辅助治疗。患者的肿瘤都全身转移了，她还没有做上基因检测。家属通过病友找到我，我一看病案，就直接要求患者做基因检测，因为晚期肺癌的一线治疗就是靶向治疗。日本那边不认可血液基因检测，要求一定要先穿刺，但是穿刺要等，再加上检测，需要 2 周时间，老太太身体一天一个样，是等不及的。于是我说那你们回来吧，我来安排治疗，全程由我来管理。家属不了解国内医院的情况，所以表现得比较纠结，但是我还是耐心地跟他们解释了很多问题。因为国内医院治疗效率高，从疾病的治疗角度来看，确实回国更有利于患者治疗，但是国内患者多，服务肯定是粗糙的。

老太太就这样回国了。回国当天我给她协调了住院以及抽血做基因检测。家属还是有疑问，日本医生都不认可血液基因检测，中国的血液基因检测是否靠谱？我和他们做了详细的解释。因为家属经济条件很好，我就建议他们购买无限次检测套餐，以动态监控患者的治疗。我给患者找了两位主诊专家，一位保守、一位激进，再加上我在中间平衡，所有方案由我们三人共同制订。我非常耐心地提供服务，同时跟专家再三交代："家属是华侨，不懂国内情况，希望多多包涵。"

2 周后基因检测结果出来了，*EGFR 19del*，可以用靶向药。不过，因为老太太抽烟 10 年，基因突变谱已经变得很复杂，靶向治疗 2 个月后评估为疾病稳定，我就让患者接受联合治疗。治疗 3 个月后患者就出现了耐药基因，好在我们没有拘泥于指南，一开始就采用联合治疗，患者病情一直控制稳定。老太太最终活了 15 个月，生活质量也很高，家属很满意。

在和家属磨合的过程中，一开始是痛苦的，家属不理解国情，沟通起来费劲，但是后期磨合得很好。他们是外地患者，我也不希望老太太老往上海跑，于是就让患者每隔 3 个月做一次检查，让家属将光盘寄过来，我们来评估病情，有问题再调整方案。

2021 年 1 月 11 日

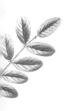

一位切除了肺部巨大肿瘤的患者

　　这是一位 67 岁的男性患者，肺部有巨大占位，他已经在宁波的医院做了检查，但是医生们对能不能手术分歧很大，家属想让患者转院到上海治疗。家属思路清晰，能果断做决定，对我非常信任，我也尽全力给患者组织专家会诊。

　　第一次会诊，专家认为不排除手术可能，也不排除肉瘤或纵隔转移瘤，需要再次穿刺。家属思路清晰，抓大放小，再三叮嘱我要重新做的检查不要省，治疗的依据一定要充分。有了他发话，我就有了底气，我和主任决定再次行穿刺（幸亏重新做了穿刺，过了很多天，宁波那边的医生反馈之前穿刺没有穿到肿瘤组织）。再次穿刺的结果显示是腺癌，然后我把患者的各种报告和影像学材料发给外科主任。第二次会诊，外科医生认为不能直接手术（肿瘤巨大，支气管粘连非常严重，淋巴结有阳性），但肿瘤没有远处转移，可先给予新辅助治疗。我觉得新辅助治疗后做手术的希望非常大，因为肿瘤直径 8 cm，没有转移证明，恶性程度不会太高，我有信心把患者管理好。

　　我请家属放心，我说我尽可能给患者争取手术机会，于是马上为患者协调穿刺、病理活检和基因检测。病理诊断为非小细胞肺癌，基因检测没有发现常见突变，那就上新辅助治疗：免疫治疗联合化疗。我一方面安慰家属，说肺癌长这么大没有转移，说明恶性程度低，一方面积极协调优质医疗资源。（这里我想提醒几句：看病要抓大放小，要重新检查的项目，你不要犹豫，一旦犹豫就耽误了。穿刺到足够组织的，马上行基因检测，如果按医院里的流程，先行免疫组织化学检查，再行基因检测，很快一个月时间就过去了，对于临界分期的患者，本来能手术，最后却会失去手术机会。我之前就遇到过一位肺癌患者，我反复强调要行基因检测，他儿子以为我是在推销，患者去美国治疗，最后基因检测还没有做好人就不行了，患者只好匆忙接受免疫治疗。其实这是盲试，药物盲试的风险很大，万一有驱动基因或者"免疫治疗超进展"基因，病情会爆发式进展，所以家属信任医生和思路清晰很重要。）

行新辅助治疗一次后患者咯血，家属非常紧张，他儿子出差中途紧急飞回老家。家属发来照片，我一看是暗红色血块，同时伴有肿瘤组织，心里就放心了，判定肿瘤在缩小。两次新辅助治疗后行 CT 检查，再次让外科医生评估，医生认为还是不能手术，但我认为还有希望。为了打消家属的顾虑，让患者继续配合新辅助治疗，我协调了上海各大医院的专家给患者会诊，专家们都认为要坚持目前的方案。第四次新辅助治疗后患者终于可以接受手术了，我给患者分析了各位专家的特长，最后确定由擅长高难度肺部手术的胸外科知名专家亲自主刀，肿瘤被成功切除了。

历时 4 个月的转化治疗，把原本不能实施的手术成功实施了。家属满意，患者也满意。接下来我要协调放疗科给予患者术后放疗、肿瘤科制订内科方案、分子病理专家分析患者的全部基因。我始终认为，只有全程管理才能实现高效、准确的治疗。

2020 年 3 月 20 日

一位抓不住重点的家属

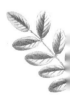

该患者在北京某医院被初步诊断为肝癌，我看了 CT 后认为不排除肝癌，但更可能是肝脏转移瘤，重点应关注胰腺癌和胆道肿瘤。家属思路不是很清楚，一直在无头

绪地折腾，前后折腾了大半个月，但是连患者的诊断也不明确。我也不方便插手，偶尔回复他们，后来在我的要求下患者终于做了穿刺，结果为胆管癌。我为什么怀疑不是肝癌？因为肝脏有多发肿瘤病灶，甲胎蛋白水平稍微升高，但是 CA19-9 水平更高，高达 28 000 U/ml。

　　我们可以从这个案例吸取几个教训。其一，不要认为肿瘤长在哪个部位就是哪个部位的癌，也可能是由其他地方转移过来。转移瘤影像学上表现为规则的多发类圆形肿块。其二，若怀疑肿瘤，应尽快去大医院住院并进一步检查，不要在小医院先查好再到大医院治疗，因为检查也是治疗的一部分。该患者在小医院住院，我要求穿刺，医生不敢穿刺，后来患者几乎奄奄一息了才被送到大医院。其三，家属思路要清晰，若思路不清晰可请管理专家介入。其四，小医院的影像科医生水平参差不齐，尽量把影像学检查拷贝出来带到大医院会诊。其五，大医院门诊检查预约慢，但是住院（或挂床）检查不慢且能报销，要想办法先住院。

2021 年 3 月 25 日

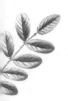

一位鼻咽癌患者的故事

　　年前我的邻居联系我，说他有个亲戚鼻咽癌复发了想来上海看病，问我在哪个医院治疗比较好。我了解到患者在湖南，告诉他中南大学湘雅医院很不错。肿瘤只要诊断明确，就根据指南治疗。我告诉患者，在本省治疗也是一种选择，如果一定要来上海治疗，那来之前告诉我，我再给他想办法，但是到底在上海治疗还是在湖南治疗，最终还要由患者自己决定。

年后我邻居联系我，说患者要来上海。因为鼻咽癌对放疗敏感，我就在微信里问了两位专家。一位是复旦大学附属中山医院放疗科专家，因为中山医院有 TOMO 设备，而 TOMO 是一种精准放疗，副作用小；另一位是复旦大学附属肿瘤医院放疗科专家，因为复旦大学附属肿瘤医院毕竟是权威的肿瘤治疗中心。两位专家都回复我说过完年可找他们。因为邻居委托我对我也是一种信任，我就提前赶回上海见患者以了解更详细的情况。（实际病情跟我之前了解的还颇有差距，所以我认为在电话里问诊是问不清楚的，有些情况还是要当面找医生。）现在的情况是，患者重度贫血，原因不明确，当地的县医院诊断为：骨转移，消化道出血待查。我了解了患者既往的治疗史，患者在北京的医院做过 TOMO 联合化疗，面部的磁共振和 CT 已经做了，骨扫描也做了，但没有做 PET-CT，不排除其他部位是否有转移。鉴于患者目前重度贫血，即使肿瘤复发，再次做放疗的危险性也很大。一个疑虑是重度贫血到底是怎么被引发的？是肿瘤浸润骨髓造血系统还是放射治疗造成的骨髓抑制？是消化道溃疡还是其他的造血系统疾病？这都有待进一步明确。

我跟患者及亲属约好上午 9 点半在复旦大学附属肿瘤医院门口见面。因为我想还是由我亲自带过去比较好，毕竟是让专家看，对专家要有起码的礼貌。我们在 7 楼见到了被患者里三层外三层围着的专家，我之前不是很清楚肿瘤医院放疗科的亚学科分得特别细，还专门有一个鼻咽癌诊治中心。专家讲他主攻胸部肿瘤放疗，头面部肿瘤放疗要找头面部放疗组的王教授，他马上给王教授打了电话并写了条子，让我们去挂王教授的号。王教授问了病史，看了片子，开口就问："在北京的医院花了多少钱？"患者答："20 万。"王教授又说："你真有钱，4 万块就能解决的问题，你要花 20 万。"

我听这话就觉得王教授是心直口快的人，特别是听到"解决"两个字，我心里一下子有了底，这说明之前的治疗效果是肯定的，复发的可能性不大。果然，王教授继续说："我没有发现肿瘤骨转移，你让我怎么治，照哪里？"我意识到王教授已经下结论了，我便把家属引出办公室。对于这个结果我们大家应该高兴，然后我考虑患者的症状主要是贫血，虽然王教授说随访，但我认为这样严重的贫血肯定是有问题的，那就让血液科医生来诊断下。我马上给一位血液科专家打电话，我带着患者和家属见到了专家，她详细看了病史后提议患者做几项检查。

血常规的报告很快出来了：血红蛋白水平极低。这很容易出问题，下一步我给患者解决住院问题。于是我给几位血液科专家发了短信求床位。某医院血液科主任马上回复了我。他看到这么低的血红蛋白水平，把唯一的一张床位给了患者。

2017 年 2 月 6 日

注：对于鼻咽癌，放疗非常重要，因为面部解剖结构复杂，手术难度极大，有可能一次性切不干净，通过对鼻咽部的放疗可以达到等同于手术切干净的效果。放疗分为普通放疗和精准放疗，大家关注的质子重离子治疗是一种非常先进的精准放疗手段，目前国内只有少数几家医院可以开展这项治疗。上文提到的 TOMO 也属于精准放疗，比普通放疗副作用要小。治疗鼻咽癌最好到耳鼻喉科和放疗科都比较强的医院，比如复旦大学附属眼耳鼻喉科医院、复旦大学附属肿瘤医院、复旦大学附属中山医院、上海市第六人民医院等。

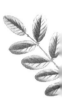

一位听神经瘤患者的故事

某天有朋友问我，听神经瘤患者去五官科医院做手术怎么样。听神经瘤是神经外科疾病，去五官科医院做手术可能未必合适，但是患者说当地医生建议去复旦大学附属眼耳鼻喉科医院。既然患者已经有先入为主的观念了，那我给他打听下复旦大学附属眼耳鼻喉科医院。如我所料复旦大学附属眼耳鼻喉科医院只有一位医生做此类手术。

我跟家属说："你如果一定要找五官科医生，我给你打听打听其他医院，看看有没有专门做听神经瘤手术的五官科医生。"然后我补充道："这是良性肿瘤，我不做良性肿瘤的围手术期管理，只能帮忙找找专家。"

后来我打听到某位专家擅长这类手术。我亲自带患者去找了该专家，专家很快安排了患者住院，第一天手术，第二天出重症监护室，手术做得非常完美。患者感恩戴德。

其实，当地医生可能并不知道上海哪个医院擅长什么。专家做手术好不好应该问问业内其他专家，然后再问问麻醉科医生和手术室护士。

2021 年 3 月 5 日

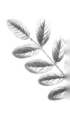

一位晚期前列腺癌患者的故事

我的一位朋友的父亲患有晚期前列腺癌伴全身转移，权威专家都没办法了，只能死马当活马医，给予细胞治疗。患者从坐不起来恢复到可以正常走路，我认为细胞治疗对病情恢复起了一定作用。我现在的态度是不积极推荐细胞治疗，肿瘤本来就是免疫逃逸的产物，普通细胞不能识别肿瘤细胞是肯定的，但是持续的细胞治疗确实能够改善人的状态。因此，现在有患者问我是否需要做细胞治疗，我的回答是我不反对，但请把细胞治疗当作辅助治疗，要是把它作为治疗肿瘤的主要手段那就本末倒置了。其实我朋友的父亲除了接受细胞治疗还使用了内分泌治疗药物阿比特龙，这个才是起决定性作用的治疗手段，当患者对阿比特龙耐药后患者的情况就不行了。如果是在现在，还有其他治疗手段，比如新型内分泌治疗、做基因检测，这种患者大概率是有基因突变的，接受靶向治疗又能活很久，所以肿瘤治疗手段一直在进步，患者要有信心。

2020 年 4 月 20 日

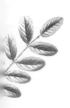

陈先生的故事：一切为了活下去

患者姓陈，是我在 2015 年初认识的，那时他已经服用 2 年厄洛替尼（特罗凯），癌胚抗原（CEA）水平升高，我告诉他他可能对厄洛替尼耐药了，我在一张白纸上给他写下了接下来的各种治疗方案，他把这张纸小心翼翼地叠好，保存起来。后来他做了基因检测，确定耐药，在肿瘤科做化疗，也吃了代号为 9291 的临床试验药。2017 年年中，患者发生了头颅转移，我很伤心，不过我还在想办法救他，我让他去做 NGS 检测，看看有没有新的靶点。后续治疗可能要花很多精力。我有时会想，我要写一本书，书名就叫《我和癌症患者一起战斗》，毕竟我了解很多患者的治疗过程和家庭的变故，每一个患者的故事既凄凉又让人警醒。

某天半夜，我刷朋友圈时看到他写的一句话："我希望能在外太空默默关注我生活的美丽地球和可爱的人们，我想现在可以做到了。"看到这句话，我很悲痛。最近2个月，我没有看到他的微信动态，我暗自伤心：他会不会有事呢。我知道肺癌伴头颅转移患者的日子只能倒数，我不敢给他发微信，因为我不知道如何开口询问。当我看到这么一条动态，我知道他还活着，但是我如此悲伤。在这种悲痛的时刻，我只能流泪，我心里想：但愿来世无癌，但愿有灵魂存在，但愿有奇迹发生！

陈先生，我一定会怀念你！我们萍水相逢，只有一面之缘，偶尔用微信、电话交流病情，但是我们是有缘分的，今夜我为你哭泣。我说过我要做有温度的医疗，我要让患者尽可能有尊严，让家属的无助与悲痛减轻，但是此时此刻我也无能为力。但我会把我的责任坚持下去。

2017 年 9 月 6 日

> 治疗晚期肺癌主要靠靶向治疗，但这要看有没有明确的治疗靶点，通过基因检测可以获知靶点，即驱动基因。如果患者没有驱动基因，才考虑化疗。大多数不抽烟的中国人得肺癌是有基因突变的（尤其是肺腺癌的基因突变率相对更高），常见的有 *EGFR* 突变、*ALK* 融合、*ROS-1* 融合等。该患者有 *EGFR* 基因突变，一线药物有一代、二代、三代 *EGFR* 抑制剂，三代 *EGFR* 抑制剂可以入脑，是优选药物。上文中的厄洛替尼是一代 *EGFR* 抑制剂，平均控制时间是 10 个月，该患者服用此药超过 2 年，治疗非常有效。如果一线治疗用一代 *EGFR* 抑制剂（特罗凯），耐药后要重新做基因检测，约一半患者服用一代 *EGFR* 抑制剂后会出现 *T790M* 突变，二线治疗可以使用三代 *EGFR* 抑制剂，如奥希替尼。

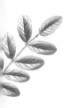

求医治病的最大障碍是认知错误

这是一位肺结节患者，患者随访 2 年了，现在肺结节有所增大，于是他就预约了上海某医院一位老专家的门诊。老专家态度很好，看了片子后告诉他没有问题。来上海之前，朋友告诉他上海市肺科医院治疗肺癌比较权威，建议他也到肺科医院看看专家门诊，如果两位专家看法一致，那么诊断就明确了。

然后他跑去肺科医院看病，医生看了片子，指出了很多问题并建议他做 PET-CT 检查。做 PET-CT 需要自费 7000 元，患者一听就不乐意了，认为医生想骗他钱。患者回去后还是有点不放心，又找一个当地的医生帮忙看片子，当地医生认为没事，若实在不放心就做支气管镜检查看看。支气管镜下穿刺是微创手术，于是患者同意做了，但是病理结果居然是肺腺癌，进一步检查发现肿瘤已经侵犯胸膜，患者一下子感觉天塌下来了，之后经常找医生问病情。患者反复问不治疗行不行，医生说："不治疗会死。"

过了几天，患者又去找原来的老专家，问道："你不是说没事吗？怎么检查出来是晚期肺癌？"老专家说："你的症状不典型，肿瘤不活跃，做个基因检测吃吃靶向药，继续上班没有问题。"老专家和蔼可亲，连特需门诊挂号费都让他退了。患者觉得老专家态度好，有医德，心想："是啊，肺部有结节 2 年了，要是不检查，还感觉不到哪里不舒服。"

我听了他的求医过程后不免深思：我始终认为医生首先要技术好，然后要态度好。很多专家很忙，有时候的确态度不好，但不代表不负责。尤其令人可惜的是，这位患者的肿瘤其实是可以手术根治的，但是最后他直接按老专家的意见用了靶向药，彻底失去了手术机会（我估计老专家听信了患者自己所说的"晚期肺癌"）。

2017 年 11 月 30 日

性价比最高的治疗在于不走弯路

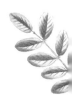

　　这是一位晚期肺癌女性患者，她来自四川成都，是四川的一位医生推荐她来找我的。患者体检发现肺癌，肿瘤不大，直径不到 2 cm，确诊后准备手术，但在进一步的检查中发现了头颅转移。（一，小病灶会不会转移？会。肺癌患者如果有驱动基因，比如 *EGFR* 突变、*ALK* 融合，尤其是 *HER-2* 阳性，容易较早出现头颅转移，且突变频率越高，头颅转移的概率越大；病理为低分化、微乳头型的肺癌也容易转移。二，全身检查只需要做 PET-CT 吗？不。在 PET-CT 的基础上应增加头颅磁共振，PET-CT 对血供丰富的器官，尤其是大脑不是特别敏感，头颅增强磁共振可以弥补 PET-CT 的短板。）出现头颅转移了患者的一般生存期也就半年左右，那肯定不能做手术了。考虑到肺部病灶局限且脑部是单发转移，我强烈要求患者来上海做脑部射波刀治疗，又过了小半个月，患者终于打算来做了。

　　患者的心理就是这样，不敢轻易相信任何人，一定要等到专家意见一致了才会配合治疗。射波刀技术属于局部治疗，在局部强化治疗的同时也要行全身治疗以控制肿瘤，因为患者是 *HER-2* 阳性，所以我建议用吡咯替尼。家属自己打听，其他医生说需要抗 *HER-2* 治疗，建议用 TDM-1。我又带家属去找专家，最终家属决定用吡咯替尼。（为什么用吡咯替尼而不用 TDM-1？因为吡咯替尼是小分子药物，而 TDM-1

是大分子药物，虽然 TDM-1 在外周抗肿瘤效果更好，但是人体有血脑屏障，大分子药物不容易通过血脑屏障。头颅转移对患者的危害性更大，当务之急是处理头颅转移。）通过采用吡咯替尼治疗，患者的状况得到很大改善，但治疗了几个月后患者耐药了，换用免疫治疗，治疗后患者跟正常人一样。这位患者运气好，但最开始也是不幸的，她本来要去体检，正巧她妈妈得了肺癌，她就去照顾她妈妈，大半年时间就过去了，等她检查时她发现自己已经得了肺癌，错过了最佳的治疗时机。所以，人的执行力非常重要。在这里我也要提醒大家，该体检就要体检，不要拖。她又是幸运的，遇到的都是负责任的专家，丈夫也很爱她，不惜一切为她治疗，她的家庭也有经济实力，负担得起治疗。

　　某天，我跟患者及家属又见面了。之前我建议患者在全身治疗的同时针对头颅和原发灶行射波刀治疗（分两次做，先针对头颅，后针对肺部原发灶），对肺部原发灶进行放疗后继续全身治疗，化疗和免疫治疗一起上。这次患者复查，病灶变大了，患者又来上海会诊。我拿到片子一看，很明显是放射性肺炎，就放心了。我找其他专家也看了，专家都认为是放射性肺炎，给患者稍微调整了整体治疗方案。（我一直强调我要亲自看片子，或者找我认可的专家看，放射科出的报告有可能不准确。）商定好方案后，我和患者及家属找了家店喝饮料，我听他们讲治疗过程中的故事，原来在没认识我之前他们也是到处求医，走了不少弯路，花掉不少冤枉钱。患者也遇到很多治疗不规范的病友，钱没少花，命却很快没了。患者丈夫向我感叹，要有辨别能力，才能在治疗上不走弯路。我问他认识我后有没有再走弯路，他说没有。我很欣慰，这个患者初发就出现头颅转移，生存期却超过一年半，我期待我们能再创造奇迹！

2021 年 4 月 1 日

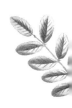

家属需要了解肿瘤全程管理

这位患者做了磁共振检查，发现肝尾状叶占位，且患者有乳腺癌病史，当地医院的医生认为可能是乳腺癌复发伴肝转移，我仔细阅片后认为肝脏占位是原发灶，建议患者来上海做手术。术后病理诊断为胆管癌，且有高危因素。患者的侄子是我的好朋友，希望我能多关照患者，所以术后我给患者写了一份建议。我平常会在朋友圈讲解肿瘤全程管理，患者自然能看到，如果患者需要全程管理，应该主动会来问。患者做完手术后，我只是反复交代术后要做化疗，要不要放疗请放疗科医生定。我跟患者老公说复发时间在一年左右，家属自己一定要上心。之后她老公没有反馈给我，我也就认为患者在规范化治疗了。没想到现在他们连化疗方案也说不清楚，但是跟我说是按医生的要求做的，一点不敢怠慢。你说我信吗？说不清方案，那肯定治疗不规范。治疗肿瘤最好找专业的人管理，很多患者以为自己在一丝不苟地治疗，其实未必。

2020 年 10 月 25 日

以下是该患者的详细情况。

病史简述：患者，女，57 岁，2015 年 3 月发现右侧乳腺癌，做了乳腺癌根治手术。术后病理为乳腺高级别导管原位癌，未见脉管内癌栓，未见神经侵犯，前哨淋巴结阴性；免疫组织化学检查结果为 ER 约 99%+、PR 约 80%+、Ki-67 约 35%+、CerbB-2（导管内癌 2+），未做 FISH 明确。患者未做放化疗，仅内分泌治疗 5 年。2020 年 3 月 9 日，腹部增强磁共振显示肝尾状叶占位，当地医院考虑肿瘤转移可能性大。

　　求医过程：我查阅该患者的磁共振影像后发现肝脏尾状叶可见一个大小约 3.2 cm×4.5 cm 的不规则异常信号影，磁共振增强显示恶性特征；腹腔和腹膜后未见肿大淋巴结。综上考虑，原发性肝癌可能性大。理由是该患者过往病史为乳腺导管原位癌且患者按时接受内分泌治疗，复发的可能性较低。上一次 B 超复查为 3 个月前，肝脏未见实质性占位，所以目前的情况考虑原发性肝癌或肝内胆管癌可能性大。但追问病史，肝癌的肿瘤标志物甲胎蛋白水平并没有升高，患者无乙型及丙型肝炎史。患者复查 PET-CT，结果显示肝尾状叶恶性肿瘤，其他部位未见转移。患者的情况符合手术指征，我联系了肝外科专家给她做手术。

　　术后病理：肝内胆管癌，分化Ⅲ级，癌组织侵犯肝被膜，个别脉管内见癌栓。

　　回溯病史：该患者有肝尾状叶占位，肝癌的肿瘤标志物甲胎蛋白水平并没有升高，患者无乙型及丙型肝炎史，且肿瘤生长较快，可以考虑肝内胆管癌的可能性较大。但是，无论是肝癌还是肝内胆管癌，手术效果都很好。鉴于癌组织侵犯肝被膜，个别脉管内见癌栓，患者术后需要接受辅助治疗。我已经要求患者做基因检测，我准备制订后续治疗方案，现在仅就后续治疗方案进行思考。

　　按 NCCN 指南，有 3 种选择：以氟尿嘧啶为基础的放化疗；先予以氟尿嘧啶或吉西他滨为基础的化疗，接着予以氟尿嘧啶为基础的放化疗；先予以氟尿嘧啶为基础的放化疗，接着予以氟尿嘧啶或吉西他滨为基础的化疗。总体上，化疗治疗胆管癌有效性低，患者预后差。

　　可不可以选择免疫治疗？我认为应先做基因检测。如果基因检测发现存在dMMR，化疗效果尤其差，可以选择免疫治疗，但是存在dMMR的胆管癌患者只占所有胆管癌患者的1%。如果TMB很高，患者也可以选择免疫治疗联合化疗。目前胆管癌的免疫治疗案例不多，尚没有术后一线免疫治疗的数据，但是我认为患者只要排除免疫超进展基因、间质性肺炎、免疫缺陷相关疾病等不适合免疫治疗的情况，可以尝试免疫治疗。至于能获益多少，目前未知。

　　可不可以选择靶向治疗？胆管癌的靶向治疗还没有获批，但是前期的临床研究数据已经非常喜人。不过，临床研究的对象为晚期胆管癌患者，针对术后辅助靶向治疗目前还没有开展头对头研究。虽然没有开展相关研究，但是我们可以参考肺癌术后辅助靶向治疗的模式。鉴于胆管癌的化疗有效性低，体质较弱或不愿意接受放化疗的患者可以尝试术后靶向治疗。而且鉴于晚期胆管癌靶向治疗的喜人数据，我推测术后辅助靶向治疗的数据不会差于辅助化疗。只是理论上术后靶向治疗不能根治肿瘤，其实也没有关系，需要辅助化疗的胆管癌患者一般一年左右肿瘤也会复发，所以如果患者存在驱动基因，术后辅助靶向治疗也是一种合适的选择。

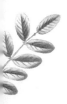

我主动退还了患者的管理费

一位膀胱癌患者的家属已经一个礼拜没有联系我了，我预感不好，询问了下，家属回复我说患者今天早晨去世。这位患者向我求助时肿瘤已经到了终末期，指南内已经没有治疗方法，我唯一能做的就是给他找临床试验和再次分析基因组学信息。这些非常规手段不一定有效果，或者仅略微有效，只有少部分患者可能会有较大的获益。我同情他们求医的艰辛，几次接触下来，家属很信任我。家属主动和我提出要加入肿瘤全程管理计划，但我知道预后肯定不理想，再三强调没有必要了。家属讲哪怕对患者有一点点帮助也好，于是我同意了。他们支付了年费，我心里盘算着患者一旦死亡我就还给他，我想这也是我做人的良知。对终末期患者我并不能发挥太大的作用，所以于心不安。我说明下，对于Ⅱ、Ⅲ期肿瘤患者，需要开展"围手术期"管理，我会接收这类患者；但是我不接收Ⅰ期肿瘤术后患者，患者只要做好随访即可，没有必要再找我。我更愿意接受局部晚期肿瘤患者，该类患者如果没有我的管理，百分之百会走弯路。对于初次确诊或者正在进行一、二线治疗的晚期肿瘤患者，因为提升治疗效果的余地很大，我也会接收。对于终末期肿瘤患者，我无能为力，建议姑息治疗。

2019 年 11 月 24 日

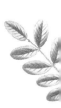

纠结的家属让我失去了耐心

这是一位疑似胆管癌患者，我真的尽力了，没有办法再和家属磨合，今天我主动退还了管理费，我不要再管理这位患者了。家属是今年 11 月初找到我的，我花了一下午时间给她耐心解答各种问题。过了几天她说要让患者加入肿瘤全程管理项目，我说可以，但是需要家属的完全信任。她直接说她问了很多医疗服务机构，我是她遇到的最专业的人，请我务必答应，然后她转了 1000 块钱给我。她说她是华侨，转钱不方便，以后支付，我是明白背后的意思，她还不够信任我。没有信任是不可能配合好的，于是我直接和她说了："你没有完全信任我，我觉得还是不加入肿瘤全程管理项目为好，但是你如果遇到棘手的问题，我愿意给你指引。"但她非常迫切要我接受，还直接把管理费用打给了我。

患者在当地住院一个月了病理诊断也没有搞清楚，PET-CT 和磁共振检查结果也前后矛盾，我急迫需要患者来上海治疗。我明确告诉她，这位患者情况不好，住进去后出院困难，需要和医生说情。我补充说："你要信任我，我帮你找也可以。"但家属托了很多亲戚朋友到处找关系，没有结果，又过了 2 个星期，我实在看不下去了，我说晚期肿瘤患者随时有生命危险，现在患者情况很不好，不要漫无目的托人了。恰在这时，家属联系到了呼吸科，因为患者有肺部转移，她认为应该去呼吸科，而我说要去肿瘤内科。她的意思是先去呼吸科做穿刺，后面医生会帮患者转科室。我一听就觉得不靠谱。她在认识我的第一天就问我基因检测，我说要做基因检测，但过去 1 个月了患者到现在还没做基因检测，家属在比较哪个公司靠谱。我都直接告诉她哪些是大公司了，但家属还是很磨蹭。现在家属终于确定需要做基因检测了，但是时间耽误了，昨天她还问我肺部转移灶要不要做基因检测，我说转移病灶可以做，但一般原发灶做了，转移灶可以不做，原发灶和转移灶有可能会稍微不一样，但是大致相同，我建议转移灶不做基因检测。但她非要把所有的问题吃透，这样一来效率极低，在等待中患者病情更复杂了。

反正我和她说不通，她在国外待久了，我和她相互不理解。这1个月，我每天都是苦口婆心，像开讨论会一样跟她说啊说啊。现在我不要管理这位患者了，我把服务费都退给家属了，她也觉得很委屈。

2020 年 12 月 10 日

> 这位患者家属在一年后又主动联系我，说感谢我当初的指导，患者经过一年的治疗她才觉得我说的每句话、每个建议都非常客观和真实。她不好意思联系我，现在她鼓起勇气告诉我，是她陷入了思维误区。

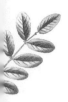

终末期肿瘤患者可以放弃积极治疗

今天接到了一位患者儿子发来的短信：老爷子离世了。我看到后心里五味杂陈。当时是我介绍患者去治疗的。家属把患者的腹部增强 CT 拿给我看时，我看到满肝脏的多发结节，典型的牛眼征，我考虑肿瘤是由消化道转移过来的，后来胃肠镜检查显示消化道无异常，又做了 PET-CT 才确定是由胰腺转移过来。肝内科专家非常负责，觉得没有治疗手段了，客观告知患者病情，让患者出院接受临终关怀。

患者出院时，我交代患者要做好癌性疼痛管理，准备点白蛋白，其他手段千万不要尝试了，没有意义。患者回家后因为癌性疼痛及疾病进展住进当地县医院。2周前我在市区，患者儿子打我电话说县医院的肿瘤科专家提出要给患者化疗，问我怎么办。我就开车赶到县医院，直奔专家办公室。专家1个劲儿地说还有治疗手段，建议给予吉西他滨化疗。我不同意，问现在肝功能和血象怎么样。他说这些指标不重要，治愈是没有希望了，但是可以延长患者的生命。患者的儿子听了专家的话后心动了，对我说要试试。但我的意思很明确：不化疗。如果非常想治疗，建议口服替吉奥，替吉奥用起来方便，单药副作用也不大。我看到患者儿子对治疗还抱有希望，所以最后表态：那就用替吉奥。

刚治疗1个多星期，人没了。我有点后悔当时没有坚持自己的想法：针对终末期肿瘤，其实没必要积极治疗。

2017年9月2日

与奶奶同病房的病友们的故事

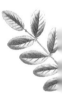

明天早晨第一台手术是排给我奶奶的，今晚我陪她，就睡病房椅子上。这几天很多患者家属都睡在椅子上。奶奶住的病房里共有4位患者，其他3位都做过肝移植，但肿瘤还是复发了。

邻床的老爷爷天天跟我聊天，他治病已经花100多万了，他说年轻的时候拿命换钱，现在是拿钱换命。老爷爷的肿瘤已经侵犯膈肌，医生说要么再穿刺（但是未必能穿到），要么再等等，等转移灶长大了再穿。老爷爷人很好，看他这样的情况我很难过，我能做的就是尽可能给他梳理病情，我让他出院后把所有材料发给我，我给他整理下，下次医生看材料时就能够一目了然。隔壁 1 号床的患者肝移植后没几个月肿瘤就复发并出现肺部转移。他家里经济条件不好，他凑上自己的全部家当才做了肝移植手术，但这么快就复发了，真的是人财两空啊。最里面床位的患者也是肝移植后肿瘤复发，他让家属把孙子带过来看看，他怕再也见不到孙子了，医生说让他再做 PET-CT，自费 7000 元，他还在犹豫要不要做。老百姓真的太难了，他们倾其所有治病，只是想活下去。老爷爷说要打 PD-1，我说移植的患者打 PD-1 风险太大，他说那也没办法，只能搏一搏，说隔壁病房的移植患者也在打。他们只想活着，却要付出这么大的代价。

所以，医生一定要切合患者的实际条件，真实地告知他们哪些情况要积极治疗，哪些情况可以放弃，避免最后人财两空。

2020 年 1 月 2 日

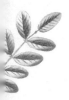

患者可以坦然跟我谈论生死话题了

今天，我陪一位肺癌患者在医院做检查。我们已经打了 3 年交道了。患者第一次找我是因为肺癌术后复发，北京知名专家的方案和美国安德森癌症中心专家的方案不一样，他不再信任北京的专家。患者通过上海的专家认识了我，他还耍了个小心机，没跟我说美国专家的方案，结果我指出了北京专家方案的不合理之处，讲得和美国专家一样，还更清楚，他当场就认可我了，我们就这样建立了合作关系。

患者每 3 个月飞来上海找我一次，我给他安排复查。现在，患者完全缓解有 3 年了，体内无瘤。今天，他做完 CT、磁共振，我和专家马上给他看结果，结果好得很。我跟他聊天，我问："你认为什么是快乐？"

他说："你达到一个目标了就会快乐。"

我说："那就是说快乐是阶段性的。"

他说："我现在的快乐就是复查后发现好好的。只要活着就是快乐。"

我问他怕不怕死。他说现在不怕了。因为该完成的事都完成了，对这个世界就没有牵挂了。然后我就想：我们一切的痛苦不就是因为还有牵挂、欲望和不甘心吗？我之前探讨过人生有没有意义，现在我要研究如何减少患者痛苦。

2020 年 12 月 11 日

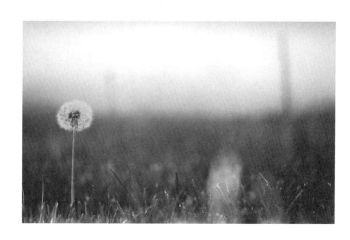

后 记

在编写本书的 2 年中，我的两位亲人——外婆和奶奶——先后去世，我想以此书的出版告慰外婆与奶奶，我想对外婆和奶奶说一声：我很想你们！

我的外婆

冬日的夜来得要早一点，放下碗筷，天已经完全黑下来了。我沿着村道走上一圈，呼啸的寒风格外刺骨，路上没有行人。抬头仰望点点繁星，乡村异常宁静。我想村民们大概已经钻进了被窝，连狗也蜷缩着，懒得叫出声来。

在冬天的农村，人是寂寞的，最感到寂寞的也许是老人吧。我不由想起了我的外婆。今年是外公去世的第 10 年，外婆没有电视，没有手机，她只有一座又破又矮的民房。我不知道这 10 年的寒冬她是怎么熬过来的。我是由外公和外婆养大的，小时候我想我长大成家了就把外婆接到我身边，而现在我 33 岁了还没有成家。我似乎越活越自私，很少去看望外婆，和外婆也没有什么可以交流的，即使我去看望她，待 10 分钟就出来了，然后开车扬尘而去，留下外婆站立在路边。我是外婆唯一考上大学的外孙，在外人眼里我有知识、有文化，但是我能给外婆的东西并不多。外婆不识字，也从来没有说过她很寂寞，但其实在我心里外婆高于一切。

人生下来就是孤独的，我想只有孤独的人才懂得爱，就像外婆的爱在我心里最伟大。

2019 年 12 月 15 日

我和外婆最后的日子

2020年10月15日，我陪夜，半夜外婆又发癔症了，我劝了几个小时外婆才安静。我知道外婆内心的矛盾，她压抑了一辈子的感情需要释放。我们凡事总是理所当然地按自己的想法，从来没有站在老人的角度去思考问题。我很后悔、很自责自己没有真正走进老人的内心。

外婆精神崩溃了，只能转到精神专科医院了。看着救护车里奄奄一息的外婆，我忍不住流泪。我的外婆命太苦了，一辈子辛勤劳动，一辈子省吃俭用，一辈子为了子女，一辈子忍气吞声，难道换来的就是这么悲惨的终点？我不能让她发现我的悲伤，我告诉她我们要回家了，其实我的心在滴血，一瞬间我崩溃了。外婆最后的日子在高墙铁网内，但是我不会离开外婆一时一刻。我绝不让外婆遗憾。我一天一夜未合眼，但我还能坚持住，因为我小时候外婆也是这么照顾我的。现在外婆吃了助眠药，神志不是很清楚，她要下床走路，我试着和她聊天哄着她。我问她平常想不想我，她说想。她说我早晨出门太早了。我问她之前我带她去上海复查她开心吗，她说开心。我问她怎么驼背的，她说小时候割羊草、背箩筐变成驼背的。我问她小时候苦不苦，她说苦。我问她我对她好不好，她说好。最后我说："我对你好，那你就要听我话好好休息一下。"

2020年10月16日，我最亲爱的外婆去世了。

今天，外婆下葬了。外婆去世前最后几小时没啥痛苦，我心里是欣慰的。我只是难过外婆生前没有享过福，连住到我家里都有顾虑。外婆走的前两天一直喊做人太苦了、人生一场空，连我都安抚不了她，回想起这情景我悲痛万分。

2020年10月18日

纪念孤苦坚强的外婆

我是外婆的大外孙，比外婆的孙子大 4 岁。外婆一共有 1 个孙子 3 个外孙。小时候我是在外婆家长大的，作为大外孙在前 4 年我独享了所有人的关爱，直到表弟出生，外婆把爱平分给我和他。我记得很清楚：外婆给我们钱，我和表弟每人一角钱，我得到的是一枚一角硬币，表弟得到的是两枚五分硬币，这样，表弟就不会吵闹了，因为他有两枚我才一枚嘛。过了几年，其他表弟陆续出生，外婆也是一视同仁，但在外婆的所有后代中我算最有"出息"的一个，所以外婆对我的期望很大。

外婆最放不下的几件事有：我作为大外孙还没有结婚；我舅舅家的表弟不成气候，成家立业比较难；我小姨夫身体不好，外婆心疼我小姨。我的婚姻问题其实好解决，只要我愿意把择偶条件放低随时可以处对象，但舅舅家的表弟结婚有点难。外婆内心希望我做表哥的能带带他，但是怎么带呢？他一没一技之长，二没情商，我爱莫能助。

小姨夫是明事理的人，我在心里把他当半个爹，他对外婆也很不错，带外婆看病时别人以为小姨夫是外婆的亲儿子。小姨其实命苦，没出嫁前在石料厂拉石头，我记得小姨嫁给我小姨夫的前一天舅舅和她吵架，理由是嫁妆太多。其实这个嫁妆是小姨打工赚来的，没什么好眼红的。小姨嫁过去后小姨夫一开始喜欢赌博，夫妻俩经常打架，后来小姨夫跟着我父亲合伙开船跑码头，之后就不赌博了，夫妻关系慢慢好起来。我小时候经常在小姨家玩，小姨对我很亲，为我织毛衣、洗衣服，和对待亲儿子差不多，所以我肯定会负责小姨的养老，我也会帮衬下表弟。

外婆非常善良，自己省吃俭用，但是对孙辈很大方，她到我家里每次多多少少要给我点钱。但是可能外婆家以前太穷了，外公和外婆养 4 个小孩负担很大，甚至有时吃不饱饭，所以子女也非常节约，把钱看得特别重，相比较而言小姨对自己人还是大方的。我不能说节约是错，但是过分节约就让人受不了。我自己不算有钱人，但是出手很大方，外婆很舍不得我花钱。外婆晚年的悲剧也是因为她过分为子女着想、不求回报，外婆只知道一味付出，不知道教育子女应该有格局，应该承担责任。

我舅舅、二姨、小姨其实过得不算好，物质上他们没有享受过。尤其是我舅舅和舅妈，他们干活要干到深夜，辛苦得不得了。但是我不赞同他们的做法，他们只知道干活，人情味儿却没有了，三句话不离钱。我以前会劝劝，现在不愿意劝了，他们的性格和思维习惯已经养成了。外婆活得苦，我内心对舅舅不满，但明面上我没有指责舅舅，毕竟舅舅和舅妈也没有享福，我只是气愤他们的愚昧与不明事理。舅舅和舅妈人不坏，只是他们的思维停留在 20 世纪五六十年代，与社会脱节了。舅舅脾气暴躁，也没有教育好孩子，现在只有我能和表弟说得上话，其他人管不了表弟，我预测舅舅和舅妈老了要吃苦头。

在外婆的子女中，二姨应该算是被忽视的一个，她也是节约得不得了。虽然二姨对我不错，但 11 年前我对她发过一次火。那个时候外公生病，我建议大家都出钱给外公看病，但大家各自有自己的想法，就不和睦了，我气得要命。按农村里的说法，女儿嫁出去对父母就没有责任了，顶多出出力。其实现在我也理解二姨，我小时候也是二姨抱大的，我有一段时间还住在她家，二姨是我的亲人。二姨的儿子还算能干，但是思想保守，非常听二姨的话，也是表弟中唯一结婚了的，他有两个孩子，一儿一女。我觉得他的三观深受二姨影响，明明是 90 后小伙子，思想却像 20 世纪七八十年代的人。二姨要管两个孙子，累得够呛，按我说表弟可以让一个孩子跟老婆姓，让丈母娘家也开心点，多出出力。我二姨患有甲状腺功能亢进，脾气有时候会控制不住，带小孩会对孩子的性格有影响，所以我经常交代表弟要陪二姨看病，定期检查。我有点心疼二姨太过操劳，但是她可能也心甘情愿。

外公和外婆的儿女都各有各的命运，可惜外公和外婆没有享到福，尤其是这几年我本来有能力照顾好外婆，但是自己也忽视了。带外婆看病、陪夜和给钱算不了什么，让外婆开心才是真的对她好。现在外婆已经走了，我欲养而亲不在，现在只能对其他亲人更体贴点吧。

2020 年 10 月 19 日

我奶奶的治疗故事

今晚，我陪奶奶打麻将到凌晨 1 点，奶奶状态非常好。回想 2019 年末，奶奶体检查出肝脏占位，医生帮她预约了增强磁共振，说是不是恶性的需要进一步排查。我堂弟是护士，在杭州上班，他让杭州的专家看 CT 片子，专家也说目前还不能明确结节的良恶性。我获知消息后从上海匆匆赶回老家，详细看了 CT 片子，考虑恶性可能性大，当机立断带奶奶去上海做手术。

我短信联系了肝外科的专家，让专家给奶奶留好周一的床位，然后我又把奶奶的医保卡拍给街道办主任，让他帮忙协调异地医保。周一早上五点半，我一个人开着车，载着奶奶直奔医院，也是从那天正式开启了祖孙俩的求医之路。奶奶住院后完善了检查，检查结果证实了我的判断，确实是肝癌，但是好在还有手术机会。手术做得很完美，肿瘤包膜完整，无淋巴结阳性，无神经血管侵犯，说明是早期，而且 Ki-67 只有 2%，这说明肿瘤长得非常慢。理论上早期肝癌术后不用抗肿瘤治疗，因为是乙型肝炎引起的肝癌，所以只需要抗病毒治疗。每个月随访都是我带着奶奶去当地医院查 B 超和生化检查。超声做出来非常好，没有肿瘤复发的迹象。这样随访了半年，我要求奶奶复查一次磁共振，因为我清楚超声检查对小肝癌可能不敏感，磁共振检查看得更清晰。没想到复查磁共振发现肝脏肿瘤已经复发且直径达 1.6 cm。如果我没有要求奶奶做磁共振，肯定还不会发现肿瘤复发，一旦肿瘤广泛转移，那奶奶的性命就不保了。我短信联系了肝外科、放疗科、肿瘤科的专家，商量接下来怎么办。肿瘤局部复发的患者还是有根治机会的，治疗的手段有肝动脉栓塞化疗、射频消融术、手术、立体定向放疗。我也反思了为什么奶奶的病情半年就复发了，我认为这不是真正意义上的复发，而是肉眼不可见的微小病灶长大了。病毒性肝炎引起的肝癌是播散性的，主病灶被手术切掉了，但微小病灶未被发现，迟早要长出来，所以我果断决定让奶奶做肝动脉栓塞化疗。奶奶做了一次化疗肿瘤就小了，继而口服仑伐替尼以全身维持治疗，然后我每隔两三个月就亲自带她去上海做磁共振和生化检查。其实奶奶体内还是有肿瘤存在，直径大概为 1.2 cm，奶奶口服仑伐替尼后肿瘤没有再增大。我和医生商量暂时不动它，因为奶奶有肝硬化病史，肝功能不好，肝动脉栓塞化疗做多了身体可能吃不消，所以我想尽量让她与肿瘤保持和平共存。另外，对于 Ki-67 比较低的患者，抗血管生成药治疗效果会更好，在多靶点抗血管生成药中我选择相对昂贵的仑伐替尼而不是索拉非尼，因为有数据显示仑伐替尼的疾病无进展生存时间（PFS）要优于索拉非尼，PFS 是保证生存质量的重要条件。我没有给奶奶用免疫治疗 PD-1 抑制剂，因为奶奶年纪大了，若治疗手段太多副作用也会大，而且高龄本身就是"免疫治疗超进展"的因素。到目前为止，治疗非常有效，奶奶的生活质量很高。肝癌是癌中之王，一旦复发基本没得救，但是目前奶奶的病情很稳定，因为复查非常及时，在治疗上我也没有完全按照指南，而是根据奶奶的具体情况做出恰当的治疗选择。如果按标准治疗，完全消灭可测量病灶，这对高龄患者来讲到底能带来多少获益？有待商榷。我非常清楚并不是一定要完全消灭肿瘤，让患者与肿瘤维持和平共存是一种科学的理念。过度治疗可能会影响高龄患者的生存质量，也可能反而缩短患者的生存期。我是反复思考了才做出这些决定，肿瘤患者的家属就是这样，如履薄冰，恐怕走错一步。

2021 年 2 月 13 日

> B 超随访没有副作用，肝癌患者每个月做一次 B 超和生化检查是必要的。如果医生要求 B 超随访，我建议 3~6 个月要加做磁共振，因为磁共振看得更清晰。如果术后肿瘤标志物水平仍旧高，哪怕影像学检查阴性，我还是建议做 1~2 次肝动脉栓塞化疗，这就是我讲的需要进一步消灭病毒引起的肉眼不可见的播散性病灶。

奶奶的大限到了

　　奶奶的大限到了，但是她还不知道，我平常都和她说只要病灶不增大就没事。我知道奶奶的治疗欲望很强，所以前晚她病危（只有我知道 pH 6.97 意味着什么），我坚决要送她进 ICU，至少抢救到把 pH 调整过来，运气好大家还能多陪她几天。奶奶的子女都想多看看她，不太愿意让她一个人在 ICU，但是我太了解她了，她对自己的事情非常上心，越是这样的人越不会甘心死。

奶奶可以转出 ICU 时，我让医生去问她本人的意愿，她说想出 ICU。奶奶又回到肿瘤科，我问她想回家还是想在医院住院，她说家人在哪里她就在哪里。我说："今晚我陪你住院，不出院好吗？"她说好的。奶奶让其他人回家，她还在关心其他子女路远、要管小孩等。

奶奶住院时，我只陪过她几晚，其实她心里非常想让我陪，但是她自尊心强开不了口，而我认为她对靶向药还没有耐药，还有不少时间，我在大方向上操操心，陪夜交给姑姑就好。现在回想起来我非常后悔。

今天，我肯定不能让奶奶回家，我想让她在医院里安静地离开，将痛苦减到最小。奶奶的意愿高于任何迷信说法。此刻，我心里还算好受，因为奶奶很平静，虽然我知道她可能撑不过一天了，但只要她不痛苦就好，死亡总归会到来，我能接受，只要她不痛苦、不恐慌。

2021 年 7 月 15 日

纪念平凡、坚强、明事理的奶奶

奶奶于 2021 年 7 月 16 日 16 点 48 分仙逝，享年 77 岁。我的奶奶是个文化人，她没有详细对我说过她的过去，我只是在只言片语中了解了她求学、工作和生活的片段。

　　奶奶有 3 个哥哥 1 个妹妹，奶奶的父母和 3 个哥哥都非常疼爱她，让她从小读书上学。奶奶聪明，成绩好，被保送硖石师范。在 20 世纪 50 年代末，中专相当有含金量，考不上中专的人才去上高中，何况奶奶是被保送的。奶奶上中专后，学校变成了半工半读，最后学校彻底解散了，所以奶奶户口本上的学历是初中。学校解散后，她应该当过代课老师，因为我小时候去她娘家做客，有邻居喊了她一声俞老师。

　　我爸爸出生于 1964 年 1 月，那年奶奶 20 岁，推算来奶奶应该 19 岁就嫁给我爷爷了。19 岁嫁人说明奶奶应该很听父母的话。爷爷也是农村人，只上过小学，我印象中他在村石料厂负责机器运行。奶奶嫁过来后算"知识分子"，做生产大队的财务会计。

　　后来奶奶被选为赤脚医生。赤脚医生就是需要干农活的医生，负责村里的医疗卫生。村里很多晚辈都是奶奶接生的，她给很多家庭带来了希望。奶奶是聪明人，就算做赤脚医生，也非常优秀，公社里推荐 2 名赤脚医生去县里学习系统的医疗知识，她就是其中之一。她白天干活，晚上学习。我听说她背书极快，每天晚上背一遍，第二天清晨爷爷拿着书本考奶奶，她基本不会背错。

　　我出生于 1987 年，1992 年、1993 年的记忆片段还在脑海里。那个时候奶奶已经开了杂货铺，杂货铺的一角是她的卫生室，村里经常有人来配药打针。1994 年，爷爷因癌症去世，我的太公即奶奶的父亲经常来看她，为了让奶奶想开点，太公教她打麻将，所以奶奶会玩各种麻将和纸牌，比我还擅长。爷爷去世，奶奶守寡 27 年，一直一个人住在小店里，吃穿用度都是靠她自己赚出来，没有依靠子女。她这 10 多年的收入主要靠卖香烟，她还开了一个小型棋牌室，只有两三张麻将桌，一天收入也就几十元，她省吃俭用居然存下了将近 50 万元。算到这里，我忍不住泪流满面，奶奶一辈子待在农村，她居然还能攒下这么多钱。是啊，她哪里享受过物质生活。

奶奶有 3 个子女，2 子 1 女。他们虽然都很敬重她，但奶奶没有花子女的钱。奶奶做到了养育子女的义务，却主动放弃了接受子女赡养的权利，这就是一个伟大母亲的爱！

奶奶关爱孙辈。我和堂弟小时候经常待在奶奶家，想吃零食就从奶奶的杂货铺拿。堂弟比我小 5 岁，我们两个争吵时奶奶会偏向堂弟，我一度很伤心，但是只要堂弟打扰我写作业，奶奶会坚决训斥堂弟。

我高考那年，妈妈心里很紧张，奶奶经常劝导她，还让妈妈不要到考场外观看。我上大学后每年放寒暑假回来，奶奶都很高兴，她对我比小时候更慈爱了。我脾气偏，从不听父母的建议，奶奶没说什么，她知道我见多识广，很多方面的想法是正确的，但是当我对父母不耐烦的时候，奶奶会很生气。

奶奶想让我结婚。奶奶有次给我发短信，说给我介绍一个女孩子，对方是老师，年纪也合适。我跟她说我要自己选，选不好就不结婚了。我说结不结婚无所谓，只要过得好就行，现在我的生活质量已超过绝大多数人。奶奶说："你要有个家。"我说我有家啊。她说一个人的家不是家。这是奶奶最大的心愿，她去世前我告诉她，我听进去了。

我对奶奶有很多遗憾：我平常对她照顾得不周，我总以为她还能陪伴我们更多时间，对她的某些要求我置之不理。奶奶的娘家亲戚摆酒席时，奶奶让我陪她去，我这几年从来都是拒绝的。我不喜欢繁文缛节，也不喜欢人情世故。我认为不需要和太多亲戚交往，不要去多管人家的事情，把自己家的事管好最要紧。我只考虑到奶奶年纪大，不希望她跑来跑去增加身体风险，而我却没有考虑到奶奶的哥哥们从小最疼奶奶，奶奶的妹妹和她感情最深。

奶奶于 2019 年末查出肝癌。2019 年 12 月 30 日，天还没亮，我一个人便开车载着她到复旦大学附属中山医院做手术，祖孙俩何等悲壮！因为乙型肝炎肝硬化引起的肝癌是播散性的，主病灶被切除掉后，肉眼不可见的微小病灶很快又长起来了，我很后悔术后没有给她做碘造影和肝动脉栓塞化疗。

在上海检查太折腾，奶奶每次都要空腹过去，所以我找了嘉兴最有名的 B 超医生，每月给奶奶复查一次。B 超检查每次都是正常，术后半年我要求奶奶做腹部磁共振，这一查肝脏肿瘤直径已经有 1.6 cm 了。我马上带奶奶到上海治疗，考虑奶奶年纪大了，最后决定不做二次手术，而是做肝动脉栓塞化疗。一次治疗后肿瘤明显缩小了，但是考虑到肝功能不能过差，医生和我商量只做一次算了，后面用靶向药仑伐替尼维持治疗。我就这样决定了，奶奶的生命就这样捏在我手里。我盼望着奶奶能够吃很久仑伐替尼，正规的仑伐替尼是日本生产的，刚上市时一个月的费用是36000 元，奶奶哪里舍得吃，我只好买印度生产的仑伐替尼。奶奶每天服用 2 粒（共8 mg），肿瘤一直没有增大，我也就放心了。

但今年出事了，卖药人弄错了规格，本来一粒药 4 mg，结果给我们 10 mg 规格的药，一天 2 粒也就是 20 mg 的用量，奶奶误用了差不多一个月我才发现用错了药，奶奶的肝肾功能因此变差。奶奶身体变差后时不时要住院调理。还好主治专家是我的朋友，经常跟我沟通病情。奶奶住院期间主要是由我姑姑照顾，我妈妈白天去陪陪，婶婶要管孩子且在杭州抽不出空，只能偶尔过来。我姑姑尽心尽力，她在我心里的形象一下子变得很高大。我交代奶奶每隔 2 周去县医院复查一次，基本也都是姑姑带奶奶去。

奶奶在身体很差的那段时间住在姑姑家，我也支持她住在姑姑家，只有姑姑照顾她我才放心。后来估计我爸爸跟奶奶说了不能老住在女儿家，会被人看笑话，奶奶又回到小店里。爸爸的愚昧观念间接害了奶奶，奶奶坚决要一个人住在小店里，姑姑和我每天都提心吊胆。

奶奶这一次住院，我以为又像往常那样调理一下就可以出院了。奶奶住进去第二天我来看了一次，奶奶状态还好，我叮嘱姑姑一定要留心尿量，然后我就回市区了。我在微信里建议医生在适当的时候给予营养科会诊。营养科医生开了 500 ml 补液，加上原来的 1000 ml，差不多 1500 ml。这是一个正常人的补液量，但是对有肝肾功能障碍的老人来讲有点过多了，奶奶又心急，把输液速度开到很大，心脏吃不消。

下午 3 点钟奶奶开始难受，这次正巧是婶婶在陪，婶婶是个没主意的人，奶奶让她不要打我电话她就不打，等到我知道时已经傍晚了。我赶紧让医生去看，血气分析做出来 pH 6.97（代谢性酸中毒）。我能想得出奶奶喘不出气来、全身疼痛的样子。人体 pH 6.97 意味着几小时后人就要死亡，乳酸水平超标好几倍了。

我立刻从市区赶来，把小叔也叫来。医生建议送 ICU，姑姑拒绝，姑姑认为人被送进 ICU 就见不到了，但是她哪里见过世面，她只知道这样不能陪奶奶了。但是，肯定要在 ICU 中纠正酸中毒。我还在开车来的路上，便在语音里要求医生必须送。

等我赶到时，奶奶已经被送进 ICU。分析酸中毒的原因，我怀疑是急性左心衰竭，但是症状不典型，我又怀疑是肺水肿。后来查出 D- 二聚体 2000 mg/L，医生怀疑肺栓塞，安排做增强 CT 血管成像（CTA），但是肺栓塞被排除了。所以原因非常复杂，在晚期肝癌的基础上各种成因促成了这次病危。

姑姑一直吵着不能把奶奶一个人留在ICU，我也很心痛，当天晚上我一个人守在ICU外一夜未眠，奶奶在里面挣扎，我在外面挣扎。但是必须先纠正代谢性酸中毒。

第二天晚上小叔和姑姑守夜，第三天大清早小叔发我短信说无创呼吸面罩被拿掉了，奶奶可以转普通病房。我话里听出他也想奶奶转出ICU，我很不放心，马上赶去医院。血气分析结果有所好转，我知道从pH 6.97恢复过来也会出现多器官功能衰竭，我知道奶奶没得救了，现在主要是让奶奶不难受就好，至于出不出ICU，我必须问她本人。我生怕有亲友去影响医生。上午谈话时，关键指标还没有出来。我在等肝肾功能的指标出来，如果指标能好一点，那还有最后一点点希望，不能放弃。如果指标很差，那我就要让医生亲自去问她本人愿不愿意出ICU。后来医生反馈说奶奶想转去普通病房，我就赶紧按奶奶的话照办了。

生病至今，奶奶对自己的病情很上心，吃药非常按时，偶尔身体差不能耐受靶向药时，我就让她停几天，这时她都要问停药要不要紧。她还在调配香烟，把很多工作都抓在手里，这说明奶奶的生存欲望很强。我必须让奶奶自己决定，任何人都不能决定奶奶的生死，所有的迷信习俗都要让位于奶奶的意愿。

2021年7月16日，奶奶说可以回家了，我决定马上带她回家，我希望奶奶在最后时刻不要痛苦。回家后傍晚4点48分，奶奶在全家人的注视下永远离开了，姑姑、小叔、二婶、我妈都哭得很伤心，我哭了一会儿就不哭了。奶奶永生了，活着的时候我想办法照顾她，死了再哭没有意思了，还是坚强点好。

奶奶走完了平凡、坚强、明事理的一生，她在我心里永恒，我永远怀念她。

2021年7月17日

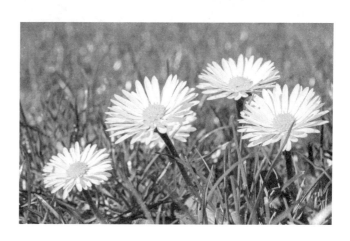

结束语

本书是近 5 年来我探索肿瘤全程管理的所感所悟。我利用碎片化时间在朋友圈写上几句或者一段，所写内容引起了很多朋友的关注，尤其引起了国家健康科普专家、中国科学技术协会 2017 年度"十大科学传播人物"、河南省肿瘤医院（郑州大学附属肿瘤医院）陈小兵教授关注。他建议我把这些所感所悟整理出来并出版成书，我深为赞同。但是，我一开始并没有按出书的逻辑来创作，所以本书的框架有点凌乱，组装起来特别烦琐。

本书内容都是我即兴记录，所有的故事和案例都是真实发生的，我用大家都能读懂的笔调写出来。本书没有参考相关文献，一方面源于我的医学基本功比较扎实，另一方面，所有的案例都发生在顶尖的三甲医院，由我和临床专家共同把关，确保了医学的专业性。在此，我特别感谢帮助过我和患者的专家，比如上海市肺科医院苏春霞教授、上海市胸科医院杨运海教授、复旦大学附属中山医院张勇主任、复旦大学附属华山医院陆录教授、复旦大学附属肿瘤医院朱正飞教授、上海交通大学医学院附属仁济医院董柏君教授、上海市第一人民医院席晓薇教授、上海市第六人民医院汪昱教授，等等。数百位专家，不一一列举了。我也特别感谢《我与癌症这九年》的作者杰人天相给我的指导，他是上海交通大学的一名老师，他的抗癌故事激励着我。我还感谢本书的出版社——北京科学技术出版社，这是一家极其严谨的出版社，责任编辑花费了大量时间逐字逐句地修改、校正，保证了书稿的严谨性。

本书的时间跨度为 5 年，有些治疗方法在当时是正确的，也许以后会被淘汰，所以我在每篇文章的末尾标注了时间，仅代表截至当时是先进的。想了解更多治疗信息，可以关注我的微信公众号"王曙光"。如果书中有不足之处，欢迎批评指正。

王曙光

2024 年 3 月 15 日

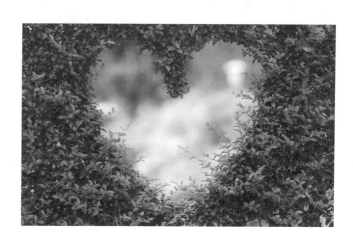

附　录

一例肺癌全程管理案例：治疗记录与分析

患者男性，1962年生，已婚，育一子。

患者目前一般情况尚可，否认吸烟史，偶尔饮酒；否认高血压、糖尿病史，否认过敏史，否认肝炎、结核等传染病史，否认重大手术、外伤史。患者的爷爷患有肺癌，父亲患有肺癌，母亲患有肾癌。

2016年10月20日，PET-CT显示右肺中叶结节FDG代谢轻度增高，最大和平均SUV分别为1.2和0.2，延迟显像提示代谢程度呈升高趋势，最大和平均SUV分别为3.8和1.3。结节大小为2.4 cm×2.2 cm×1.7 cm，边缘不光滑，可见长毛刺和短毛刺。右肺中叶内侧段胸膜下结节状软组织密度病灶FDG代谢轻度增高，腹膜后肠系膜根部多枚淋巴结FDG代谢轻度增高，最大和平均SUV分别为2.0和1.1，延迟显像后代谢程度最大和平均SUV分别为1.3和0.8。由于缺乏既往影像学资料的对比，检查结论有一定局限性，综合考虑为：特殊感染性病变（结核病）可能性大；不能除外不典型肺癌伴淋巴结转移，建议对右肺病变行穿刺活检以进一步明确诊断；身体其余部位未见典型恶性肿瘤样高代谢病灶。

做完PET-CT后，患者回本省接受大剂量的抗感染治疗共10天。

王曙光点评：该患者PET-CT报告上的诊断欠妥，应考虑为肺癌，不排除结核病。原因如下：一，右肺中叶结节直径2 cm；二，FDG代谢轻度增高，延迟显像提示代谢程度呈升高趋势（第一次显像SUV不高，所以做了延迟，延迟后升高应该高度怀疑肺癌）；三，肿瘤形态不好，边缘不光滑，可见长毛刺和短毛刺（恶性肿瘤往往无序生长，所以周边一般不光滑，会有毛刺）。好在报告上写了建议穿刺活检以进一步明确诊断。PET-CT 中肠系膜 SUV 轻度升高且延迟后降低，可考虑为非转移灶。

2016 年 11 月 2 日，患者在右肺中叶穿刺中发现腺癌细胞。

2016 年 11 月 16 日，胸腹部增强 CT 发现右肺中叶分叶状结节，大小约 2.6 cm×2.5 cm×1.6 cm，考虑肺癌；纵隔多发小淋巴结，较大者短径约 0.7 cm；肝脏低密度小结节，直径约 0.4 cm；腹腔肠系膜、腹膜后多发肿大淋巴结，呈融合趋势，包绕肠系膜血管，可测量最大短径约 1.3 cm。

王曙光点评：根据腹部 CT，腹腔肠系膜、腹膜后多发肿大淋巴结（可测量最大短径 1.3 cm，超过 1 cm 了）不排除转移灶。回顾之前的 PET-CT 检查，SUV 低可以解释为转移灶不活跃。建议多学科团队会诊，对最大短径约 1.3 cm 的腹膜淋巴结的性质做判断。如果不是转移灶，直接行肺部手术；如果是转移灶，必须行病理活检明确是否为肺癌腹膜转移，因为根据分期的不同治疗方案将完全不一样。

2016 年 11 月 22 日，患者接受手术：肺叶切除术，右肺中叶内侧端 +24 组淋巴结清扫术。

术后病理提示肺腺癌：低分化腺癌，呈腺泡型、乳头型及微乳头型，肿瘤大小为 2.9 cm×2.8 cm×1.5 cm，邻近但未累及脏胸膜，未累及肺叶、段支气管。肺周围未见明显病变。支气管切缘未见癌。24 组淋巴结未见转移癌。免疫组织化学检查显示：ALK-Ventana D5F3（-），ALK-Neg（-），BRAF-V600E（1+），egfr-19DEL（-），EGFR-858R（部分 3+），HER-2（1+），c-MET（2+）。特殊染色结果显示：弹力纤维。pTNM 分期为 pT1bN0M0。

分子病理实验室检测提示 *EGFR* 基因 21 外显子突变（p.L858R）。

肺癌常见小 panel 基因检测同样显示 *EGFR* 基因 21 外显子突变（p.L858R），突变丰度为 2.59%。

2017 年 2 月 20 日，手术后患者第一次复查，增强 CT 显示：颈部气管前方见明显强化结节，大小约 2.4 cm×2.3 cm，略分叶，性质待定；颈部多发小淋巴结，较大者短径约 0.7 cm；肠系膜、腹膜后多发肿大淋巴结，最大短径约 1.3 cm。

王曙光点评：要明确直径超过 2 cm 的结节的性质，必要时行穿刺。颈部淋巴结可考虑炎症（除非运气不好，处于刚刚转移期）。肠系膜、腹膜后多发肿大淋巴结不变，我个人倾向于考虑非转移灶，因该区域穿刺难度高，应该密切随访。

2017 年 2 月 23 日，B 超显示腹腔肠系膜区域多发低回声结节，较大者约 1.0 cm×2.0 cm，边界清，内回声均匀。超声科诊断为炎症。

王曙光点评：超声测定结节大小没有 CT 准。诊断炎症不是很妥当，应该想办法明确结节性质，最起码也要密切随访。为了增加对比度，其实将腹部超声改成腹部CT 会更好。

2017 年 6 月 22 日，患者第二次复查，增强 CT 检查结果同第一次复查。颈部强化结节大小约 2.4 cm×2.0 cm，形态稍微改变。

王曙光点评：第二次复查情况良好，颈部强化结节没有变大，可以考虑良性，但我没有看到具体的影像学片子，我不能下结论，建议暂时随访。肠系膜、腹膜后多发肿大淋巴结不变，应该再想想办法明确其性质。

2017 年 12 月 6 日，患者第三次复查，增强 CT 检查结果同第二次复查。

2018 年 5 月 29 日，患者第四次复查，增强 CT 发现纵隔（2R、4R/L 区）淋巴结较前增大，较大者短径约 1.1 cm。考虑肿瘤转移可能性大。其他不变。

王曙光点评：考虑肿瘤复发，建议做穿刺明确病理。

2018 年 6 月 15 日，PET-CT 提示纵隔处肿瘤复发，较大者短径约 1.1 cm。肠系膜、腹膜后多发肿大淋巴结部分代谢增高，部分较前增大。考虑：肠系膜脂膜炎？惰性淋巴瘤？

2018 年 7 月 5 日，患者开始服用吉非替尼，服用后出现皮疹、腹泻、肝功能异常。

王曙光点评：应尽快明确腹膜后淋巴结的性质，但是难度高。如果腹膜后淋巴结为良性，那纵隔淋巴结属于局部复发，需要做根治性放疗；如果为恶性，就使用靶向药。主治医生已给予靶向药，此处直接上靶向治疗有点唐突。

2018 年 8 月 30 日，患者在使用靶向药后第一次复查，增强 CT 显示：纵隔淋巴结缩小，最大者短径约 0.5 cm；肠系膜淋巴结部分较前缩小，部分同前，较大者短径约 1.0 cm。

王曙光点评：靶向药肯定是有效的。本次复查肠系膜淋巴结部分有缩小，不排除恶性，但也有可能是因为使用靶向药干扰了肿瘤信号传导。回顾 2018 年 6 月 15 日的增强 CT，肠系膜、腹膜后区域部分淋巴结随纵隔淋巴结一起增大，而纵隔淋巴结肿大考虑恶性，所以肠系膜、腹膜后区域部分淋巴结也可能为恶性，但是非常不典型。

2018 年 9 月 1 日，患者与我见面，我开始负责患者的全程管理。

2018 年 9 月初，患者做全面复查（包括头颅增强磁共振、腹部超声等），头颅增强磁共振检查结果良好，我与呼吸科张教授建议患者继续接受靶向治疗。张教授详细对比现在和之前的腹部 CT，认为腹部情况无大变化，考虑良性可能，并建议针对纵隔放疗。

2018 年 9 月 17 日，患者来上海与我第二次见面。张教授再三对比光盘后认为靶向药效果肯定，可以继续给予靶向药，针对纵隔淋巴结可以放疗，但是最大者短径约 0.5 cm，定位会有困难。患者希望找其他专家会诊，于是我推荐了同济大学附属肺科医院苏教授（教授、主任医师、博士生导师、病区主任、肺癌领域中青年专家、肺癌界新星）和周教授（教授、主任医师、博士生导师、科主任、国内肺癌治疗权威）。苏教授认为：应针对腹部做加强磁共振，如果腹部没有转移灶，停止服用靶向药，只做纵隔放疗；如果明确腹部有转移灶，继续给予靶向药联合纵隔放疗。周教授认为：既然在吃靶向药就不要停了，建议给予纵隔放疗一个半月，因为靶向药完全消灭纵隔淋巴转移灶的概率比较小。至于腹部肠系膜、腹膜区域，服用靶向药后淋巴结缩小，因此高度怀疑是转移灶，但是目前影像学上判断不了性质，除非开腹探查，但是没有这个必要。

王曙光点评：多位专家的意见非常重要，我认为当初术后没有第一时间明确肠系膜、腹膜后淋巴结的性质确实可惜了。患者在服用靶向药前没有进一步检查，其实有可能只需要给予放疗。但是如果术前存在肠系膜转移，患者应该在服用靶向药或接受新辅助化疗后视情况接受手术。现在既然已经服用靶向药了就不要停了。一旦停用靶向药，可能面临肿瘤快速进展的情况。我偏向于行纵隔放疗，我在微信上咨询了放疗科梁教授，梁教授认为针对短径约 0.5 cm 的淋巴结仍能定位，即使继续吃靶向药也能按原来的影像学检查定位。因为患者现在必须继续吃靶向药，腹部磁共振无论能不能观察到定性结果，意义已经不大了。

2018 年 9 月 26 日，患者在日本做了 CT 检查，结果显示几乎看不到纵隔淋巴结转移灶。

2018 年 10 月 23 日，放疗科朱教授（主任医师，博士生导师，放疗科胸部放疗组组长，COSO 肺癌指南编写成员）评估后认为应停止靶向治疗，改成同步放化疗。他认为肿瘤仍可根治，放疗副作用不大。他还认为服用靶向药 2 个月后再放疗行得通，至于服用靶向药 4 个月后停药是否有风险，他偏向于认为风险不大，万一放疗后肿瘤复发还可以吃靶向药，并不影响靶向药的耐药时间。

具体处理意见如下。

（1）患者腹腔淋巴结性质待定：PET-CT 提示 SUV 值略高，与纵隔淋巴结代谢不吻合；酪氨酸激酶抑制剂治疗与纵隔淋巴结缩小程度不吻合；此区域淋巴结于手术前存在，术后在未行全身治疗的情况下稳定较长时间。

（2）患者目前肺癌术后区域淋巴结进展，重新分期后为 T0N2M0，因此考虑给予同步放化疗。患者虽然已采用 EGFR-TKI 治疗且有效，但是出现复发的可能性为 100%，基于此，考虑给予根治性同步放化疗，以期望达到潜在治愈。但考虑 EGFR-TKI 本身可能导致肺损伤，因此考虑在根治性同步放化疗期间将其停用。根治性同步放化疗结束后根据患者的意愿确定是否继续 EGFR-TKI 治疗。

王曙光点评：所有专家都建议患者做放化疗，区别只是在于是否停用靶向药。我又微信咨询了张教授，他认为放化疗加靶向治疗相较于放化疗期间停用靶向药对患者的生活质量更有保障。我个人建议放化疗后停用靶向药并给予 ctDNA 监测，一旦有肿瘤复发提示，马上给予靶向治疗。

2018 年 10 月 23 日，患者抽血，做全外显子 ctDNA。

2018 年 10 月 23 日，苏教授会诊，赞同朱教授的意见。苏教授认为目前肺癌属于ⅢA 期，经放疗可以达到根治，可给予 2 周期同步化疗，同步是为了巩固并协同放疗的作用。后面再做 2 个周期化疗。白蛋白结合型紫杉醇类化疗药联合放疗副作用小，患者体质可以耐受。苏教授建议放疗期间停止使用靶向药，因为放疗可能造成放射性肺炎，靶向药会造成间质性肺炎，所以发生肺炎的可能性较大。后面可给予ctDNA或者影像学监控，如果疾病进展，再服用靶向药。

王曙光点评：今天专家们的会诊意见出奇一致。两位专家逻辑严密，我倾向于使用此方案。肿瘤的综合治疗需要个体化分析。接下来我将根据患者的决定推进同步放化疗的实施。

2018年10月25日，患者停药。

2018年11月1日，肺癌血液180基因检测NGS出报告。全外显子和组织509基因检测结果还没出来。现在仅对血液180基因检测报告做说明。

本数据来源于患者服用吉非替尼约4个月后做的血液基因检测。结果提示*EGFR* p.L858R频率很低，已经检测不到，这说明靶向药吉非替尼的效果非常明显。但检测不到不能说明体内已经没有突变基因或者肿瘤细胞已经被杀灭。靶向药对肺癌肿瘤干细胞的杀灭率在6%以下，后续仍旧需要给予进一步的治疗。在血液180基因检测中检测到*APC* p.R88Q，突变频率为0.35%，该基因主要与胃肠癌、乳腺癌相关，但靶向治疗暂不能明确，后续需要结合全外显子和组织509基因检测结果分析详细的情况，建议所有数据出来后找张教授与谈教授解读。目前认为*APC*基因有可能是腹部疑似肿瘤释放出来的。如果事实如此，那么腹部肠系膜增大的淋巴结就是独立原发病灶，鉴于长时间稳定，可以判定为惰性病灶，暂时不用处理，随访即可。目前肺癌的病理分期是T0N2M0，属于ⅢA期。根据2018年COSO指南，在针对体能状态（PS）评分=0~1的患者的基本策略中，根治性放化疗是Ⅰ类证据。放疗：三维适形调强/图像引导适形调强放疗、选择性淋巴结区域（累及野）放疗为Ⅰ类证据。化疗：顺铂＋紫杉醇、顺铂＋依托泊苷、顺铂＋多西他赛、顺铂／卡铂＋培美曲塞（非鳞状细胞癌）都为Ⅰ类证据。在可选策略中，同步放化疗为ⅡA类证据，顺铂＋紫杉醇、顺铂＋长春瑞滨为Ⅰ类证据。

关于放化疗后靶向药的使用，建议放化疗后做一次 NGS 检测，判定放化疗期间患者病情是否稳定。如果稳定，可停止服用靶向药，每隔 2 个月做一次 NGS 检测，动态监测肿瘤复发情况，直到出现问题后再继续服用靶向药。如放化疗后 NGS 检测发现病情不稳定（可能性较小），马上服用靶向药。

2018 年 11 月 5 日，苏教授会诊意见：同意同步放化疗的治疗方案。化疗方案拟定为白蛋白结合型紫杉醇联合卡铂。放疗期间停用靶向药。建议根治性放化疗后停止服用靶向药，密切观察，给予胸腹部 CT 检查＋ctDNA 检测。如要服用靶向药，在 ctDNA 检测转阴的情况下服用 2 年后就可以停止，再密切观察，如果不再转阳性，就无须服用靶向药。

2018 年 11 月 13 日至 12 月 26 日，患者接受纵隔淋巴结放疗 30 次，照射剂量为 40 Gy/ 次。

2018 年 11 月 15 日、2018 年 12 月 5 日、2018 年 12 月 27 日，给予化疗（培美曲塞＋顺铂）3 周期，过程顺利，截至 2019 年 1 月 4 日，患者血象无异常。

2019 年 1 月 14 日，欲行第 4 次化疗，查血象显示中性粒细胞水平低至 1.2×10^9/L。朱教授建议血象恢复后再化疗，但不建议打"升白针"。根据 PROCLAIW 研究，考虑单药培美曲塞巩固化疗 4 疗程。患者本人提出异议，随即找苏教授咨询。苏教授安排输注重组人粒细胞刺激因子注射液（瑞白）150 μg，建议第 4 疗程继续给予培美曲塞＋顺铂，4 个疗程完成后无须用培美曲塞单药巩固。2019 年 1 月 15 日，患者血象恢复至正常，住院检查，准备在 1 月 16 日化疗。

　　王曙光点评：同意苏教授的处理意见。患者完成同步放化疗后，休息 1 个月后行全面评估（影像学检查 +ctDNA 检测）。如果评估肿瘤进展，就给予靶向治疗。如果评估没有问题，两种选择：停止任何治疗，随访管理；继续口服吉非替尼。如肿瘤无进展，靶向药服用 2 年后可停掉。通过前期近 4 个月的吉非替尼治疗与同步放化疗，如果治疗有效果，理论上患者体内的肿瘤细胞已经被消灭得很干净了。如果继续服用吉非替尼，理论上会延长耐药时间。如果吉非替尼继续服用 2 年肿瘤无进展，我认为可以停用吉非替尼。至于把吉非替尼换成奥希替尼，我不反对但也不建议。毕竟患者之前服用吉非替尼很有效果，在过去 4 个月内，患者体内是否有生物学改变是未知的，如有改变是否会影响奥希替尼的效果也是未知的。所以我建议，如果选择第 2 种方案，靶向药仍旧选择吉非替尼，至于患者担心的头颅转移问题，我认为现阶段不用过于担心，吉非替尼虽然入脑效果差，但是肿瘤转移有个过程，我们完全有时间、有手段在头颅转移前给予干预，具体请张教授定夺。

　　王曙光补充：肿瘤治疗没有绝对标准，主要在于多学科团队会诊、全程管理，以及及时发现复发进展和合适的干预。避免短时间内连续检查，建议患者尽可能做到静养。

　　药物副作用情况：肝功能指标上升，服用保肝药后恢复；服用靶向药后轻微腹泻，2 周后恢复。患者描述左腹部黑痣颜色变深，2018 年 10 月 22 日在皮肤科门诊接受手术，病理结果为良性。

　　2019 年 2 月，患者在美国安德森癌症中心接受会诊，会诊专家高度评价既往治疗方案并肯定治疗效果。

2019 年 3 月初，患者回国后首次大检查：头颅增强磁共振未见异常；胸部增强 CT 未见异常；腹部 B 超未见恶性肿瘤相关特征；血液 ctDNA 检测未见肺癌相关基因突变；其他生化指标全部正常。这标志着该患者的病情已经完全缓解，患者已经回到当初手术后的状态。

现在怎么办？

王曙光建议：随访；口服吉非替尼 2 年，之后停掉。目前我更倾向于第二种选择，第二种选择未被指南推荐，但是更贴合患者的实际。患者患有中低分化非小细胞肺癌，肿瘤恶性程度相对高；原发病灶存在 EGFR 突变，驱动基因较单一，丰度较高，靶向药极其有效。鉴于第一次术后复发间隔时间短暂，第二次复发间隔时间也可能很短，提早用靶向药介入可以延长无进展生存期。国内权威专家吴教授已经证明了非晚期肺癌患者提前使用靶向药可以明显延长无进展生存期，只是研究时间尚短，总生存期还没有出来。目前患者体内已经找不到肿瘤，证明患者体内的肿瘤负荷已经降到了最低，服用靶向药出现耐药的时间会大大延后。患者无须过分担心对靶向药耐药，低肿瘤负荷的肺癌异质性越小，耐药出现得越晚。当然，肿瘤治疗具有不确定性，请患者通盘考虑后再选择方案。

张教授建议，在目前阶段没人知道正确答案，继续服药和暂时停药各有利弊。

目前的检查结果（ctDNA 和 CT）表明肿瘤有可能已经被完全杀掉（有可能但是可能性不大）或者肿瘤负荷已经非常小。无论停药与否，肿瘤再次复发的可能性还是挺大的。问题是哪种方案能更好地平衡患者的生活质量和肿瘤控制时间。如果肿瘤真的已经被完全杀掉，停药肯定是最佳选择。不过，如果停药，若以后肿瘤复发，患者会后悔不该停药。如果患者没有任何副作用，经济上能够承受，又担心以后后悔，可以继续服药。

2019 年 6 月下旬，同步放化疗并后续服用吉非替尼后患者接受随访，所有指标正常。

2019 年 8 月底，患者接受第三次随访。血液出现低频 *T790M* 插入突变，影像学检查与生化检查未见异常。

王曙光建议：血液出现 *T790M* 插入突变，意味着患者对吉非替尼已经出现耐药。从第一次纵隔肿瘤复发服用吉非替尼到现在一共 1 年 2 个月（中途同步放化疗期间停用吉非替尼 1 个多月，实际用药 12 个月）。本次血液基因检测阳性提示原来的腹部淋巴结有可能真的是转移灶。2019 年 9 月 2 日，患者飞赴上海，与我详细交流，我建议做 PET-CT 或其他影像学检查。如果影像学检查阳性，建议使用奥希替尼。如果影像学检查阴性，是否修改成 PACIFIC 方案，用 PD-L1 维持治疗？或改成奥希替尼？抑或继续服用吉非替尼 1 个月后再详细检查，如果突变频率变高则换成奥希替尼，如果突变频率不变则继续予吉非替尼并密切监测影像学变化和 ctDNA？建议专家会诊共同决策。

2019 年 9 月 3 日，张教授会诊赞同王曙光的意见，建议换成奥希替尼，具体等影像学检查结果出来后再探讨。苏教授会诊认为影像学评估很重要，但是 ctDNA 的证据已经很充足，建议马上换成奥希替尼。

王曙光建议：安排明天行 PET-CT、头颅和腹部磁共振检查。综合以上专家的意见，我认为要换成奥希替尼。而且奥希替尼对头颅转移也有控制，虽然目前影像学上没有头颅转移。当然也有专家认为如果继续给予吉非替尼治疗能保持影像学上的稳定，可以继续给予吉非替尼。但是针对该患者，我不建议予吉非替尼，一是因为患者能够负担得起奥希替尼的费用，二是因为除了一线使用奥希替尼会延长无进展生存期外，最新的 FLAURA 研究数据显示，与吉非替尼或厄洛替尼相比，耐药后使用奥希替尼预估中位总生存期长，因此越早用奥希替尼越好，建议目前就用。

2019 年 9 月 5 日，张教授会诊，认为影像学上未出现病理性占位，建议给予奥希替尼。但是直接用奥希替尼观念超前，张教授也同意继续给予吉非替尼联合抗血管生成药，因为后者临床使用更多。

王曙光点评： 直接给予奥希替尼，如果继续予吉非替尼，可能控制不住耐药株，肿瘤会更快发展成实质性占位，变成Ⅳ期。

2019 年 9 月中旬，患者开始服用奥希替尼，10 月中旬复查 ctDNA，*T790M* 插入突变消失。笔者要求患者继续服用奥希替尼，并每隔 3 个月进行一次随访。

2019 年 12 月底，患者复查，影像学上无变化，ctDNA 检测未查出耐药基因。至于患者一直在考虑的免疫治疗，全程管理专家认为目前不需要，因为距离同步放化疗的时间比较长，目前已经上了靶向治疗且效果很不错。另外，PACIFIC 方案入组的多数是无驱动基因的患者，只有少数患者存在驱动基因，且没有做亚组分析。

2020 年 4 月中下旬，患者复查，影像学上无变化，ctDNA 检测未查出耐药基因，目前情况属于完全缓解。

2020 年 4 月至 2021 年 6 月，患者每隔 3 个月复查一次头颅增强磁共振、腹部增强磁共振、胸部增强 CT，并行生化检查及 ctDNA 检测，情况一直非常稳定，无新发转移灶。

2021 年 6 月下旬，腹部磁共振显示肠系膜淋巴结有增大，长径约 4.8 cm，笔者与张教授认为仍旧可以随访，故未做处理。

2021 年 8 月 17 日，ctDNA 检测发现：*BRCA2* 错义突变，频率为 0.3%；*CARD11* 错义突变，频率为 0.2%；*FAM135B* 错义突变，频率为 0.2%；*PPM1D* 无义突变，频率为 0.6%；*TET2* 无义突变，频率为 0.3%。其余检查未发现变化。

王曙光点评：目前 ctDNA 检测发现突变基因，这些基因和肺癌无关，但是考虑到腹部淋巴结增大，故安排患者近期做 PET-CT。如果腹部淋巴结直径超过 5 cm，建议外科会诊后处理。

2021 年 9 月 15 日，PET-CT 检查未发现转移灶，腹部肠系膜淋巴结大小为 4.6 cm×1.9 cm，SUV_{max} 为 9.15，专家根据病灶为长条形，判断为良性。

王曙光总结：目前病情仍旧属于完全缓解，患者可按原方案服用奥希替尼，2 个月后再行影像学与生化复查。

2023 年 9 月 19 日

注：截至 2023 年 9 月 19 日（本书初稿定稿时），患者仍旧处于完全缓解中。

肺部恶性小结节手术注意事项

（以在上海的医院手术为例）

一、入院

按医院程序挂号、开住院单等，非当天入院的患者等到医院通知后再去办理入院。等到入院通知后，带着住院单、住院押金、患者本人身份证到入院办理登记处办理入院手续。办好入院手续后，单独收好押金条，带着其他物件到病区，联系护士安排床位。指定床位后，等待护士来量血压、测身高和体重并宣教（住院注意事项）。如果该床位上的患者还没有出院或床位还没有消毒整理好，请患者耐心等候。其间可能会有医生来问病史，家属和患者不要随便走开。如果患者想出去吃午餐，问问刚才的护士可不可以出去吃，护士同意后方可离开。医生问完病史后会下医嘱、开很多检查单，一般有头颅磁共振、心电图、胸部增强 CT、腹部 B 超等。患者可把所有检查单按时间顺序排好，按上面的时间去做各项检查，做完检查后无须把报告带回来，病区有专人去取。如果遇到预约时间很晚而手术又提前做的情况，家属不要慌，医生会提前协调好。和医生、护士搞好关系。如果检查结果有异常，医生会找家属谈话。如果没有找家属谈话，检查结果一般就是正常的。

二、手术

检查做完符合手术条件就可以手术了。（另有部分患者被呼吸科收治，在呼吸科做完检查，若符合手术条件，呼吸科医生会联系胸外科主刀医生，在手术的前一天把患者转到胸外科病区。）当天可以去门诊配第二代头孢菌素，万一术后有感染可以用。手术前，医生会让患者签字，麻醉师也会过来评估麻醉风险，决定是否需要镇痛泵。主刀医生很忙，一般只出现在手术室，家属不要老想着找到他，心态放好就行。医生还可能让患者去药店买防栓塞袜子，请注意规格。手术前一天晚上十点后，患者不得进食进水。

手术一般需要4~5小时（包括麻醉和苏醒，实际上手术本身只需要1小时左右）。患者接受手术的时候，家属不要在病房和手术室门口等待，统一到手术等候区等待，这里有显示屏显示患者在手术中的状态，有什么事手术室工作人员会把电话打到这里。至于手术途中切下的标本，医生会通知家属去看，家属可以拍照。家属看完标本后回到手术等候区，等待患者被推回病房的通知，然后家属就可以回病房了。

手术完患者返回病房，医生和护士会过来评估患者的生命体征并交代注意事项。患者若有术后疼痛，可以调节镇痛泵，不要忍着。患者不要喝水、进食。因麻醉的原因，患者会口干舌燥，可以用棉签蘸温水湿润嘴唇。家属最好请护工照料患者，注意每隔1小时让患者轻轻咳嗽，保证肺活量。患者第2天可以进食，但要征得医生和护士的同意才能吃东西，可以先吃流质、半流质的食物，然后慢慢过渡。术后第2~3天，患者可以被人扶着下床走走。住院大概4~5天后，患者就可以出院了。

三、出院

家属带着患者本人身份证、押金条、就诊卡去出院办理处办理出院手续，然后带着收费清单和发票返回病区拿出院小结。家属可把出院小结拍照发给我。患者出院1周后，家属可以去病房拿病理报告单，也拍照发给我。患者出院2周后，可以带上患者身份证和就诊卡去病案室复印病案，复印好病案后再复印一份邮寄给我备案。

患者回家后可以买一个肺活量训练器，每天吹吹以锻炼肺功能。

患者术后拿到病理报告单和出院小结后联系我，我来判断需不需要做基因检测、后续治疗等。如果不需要治疗，我没有特别交代的，患者术后第一年每 3 个月复查一次，第二年每 6 个月复查一次，第三年以后每年复查一次。复查项目包括头颅磁共振、胸部增强 CT、腹部磁共振或者 B 超、肝肾功能、肿瘤标志物。

外地肿瘤患者接受会诊需提供的材料

姓名：_____　性别：_____　年龄：_____　联系方式：_____

地址：_____

工作：_____　婚姻及子女状况：_____　是否有家族史：_____

既往治疗医院：_____

肿瘤类别：_____　肿瘤分期：_____

病理报告：_____

影像学资料：_____

基因检测报告：_____

化验报告：_____

既往治疗史（病程记录／出院小结）：_____

求医诉求：_____